巻頭言

日本における救急医療の将来

　私がはじめて獣医療の夜間救急を体験したのは約30年前のことで、アメリカノースカロライナ州で開業していたアメリカ人獣医師の病院であった。その病院は昼間は紹介病院、夜間は救急病院として運営されていた。当時夜間救急に興味があった私は、彼に頼み込み学会の帰りに数日間診療をみせてもらうことにしたのだった。大病院ではなかったが、設備も整い、看護師をはじめとしてスタッフも充実していた（当時の日本の動物病院と比較して）。夜間には絶え間なく症例が来院し、彼は忙しく働いていたが、一緒に診察をみさせてもらっていた私をいちいち東京から来たドクターだと紹介してくれるのがいささか気恥ずかしかった。来院する症例の抱える問題は実に様々で、それにテキパキ対応し、必要があれば麻酔をかけて処置していく姿は何とも頼もしくみえた。しかし、夜通し働くという経験がほとんどなかった私にとって、夜間診療は思いのほか身に応えた。2日目か3日目かには自分が夜間救急のお世話になることになってしまった（過労だろうということで点滴だけ受けて数時間で戻ることができたが、後日請求が来た診療費には腰が抜けるほど驚かされた）。

　以前から夜間救急病院は少数存在していたが、そのような経験からしんどい仕事だというイメージが強く、そこで働く獣医療関係者は強い信念で働いているのだろうというぼんやりとした印象しかもっていなかった。次第に地域の病院が連帯して夜間診療を行う事例が増え、さらには夜間救急を専門に行う病院も多く登場してきた。その原動力となったのが、この書籍に登場する若い筆者たちである。彼らは高い理想を掲げ、お互い切磋琢磨しながら知識や技術の向上、さらにそれらの情報の発信に積極的に取り組んでいる。今後日本の獣医療における救急医療さらにはその先につながる集中治療が大いに発展していくことは間違いないだろう。しかし、そこには先達たちがコツコツと積み上げた獣医救急医療の土台があることは忘れてはならない。日本の獣医救急医療体制の充実は、急な病に苦しむ動物たちやその飼い主に希望を与えるものだろう。また獣医療のなかの専門化と分担化は働き方改革を迫られている獣医師にも大いに役立ってくれるはずだ。若い世代の今後の活躍と世界に向けた情報発信を強く願っている。

東京大学大学院農学生命科学研究科
西村　亮平

目次

救急医療編

トリアージ 身体検査 ... 6
中村篤史　Atsushi Nakamura
一般社団法人東京城南地域獣医療推進協会／TRVA夜間救急動物医療センター

心肺蘇生法 ... 15
川瀬広大　Kodai Kawase
札幌夜間動物病院

循環血液減少性ショック ... 27
中村篤史　Atsushi Nakamura
一般社団法人東京城南地域獣医療推進協会／TRVA夜間救急動物医療センター

心原性ショック ... 36
川瀬広大　Kodai Kawase
札幌夜間動物病院

血液分布異常性ショック〜敗血症とアナフィラキシー〜 ... 45
中村篤史　Atsushi Nakamura
一般社団法人東京城南地域獣医療推進協会／TRVA夜間救急動物医療センター

閉塞性ショック ... 55
川瀬広大　Kodai Kawase
札幌夜間動物病院

呼吸器の救急疾患 ... 67
上田 悠　Yu Ueda
カリフォルニア大学デービス校

内分泌系の救急疾患 ... 81
Guillaume Hoareau、上田 悠　Yu Ueda
カリフォルニア大学デービス校

泌尿器の救急疾患 ... 91
杉浦洋明　Hiroaki Sugiura
DVMsどうぶつ医療センター横浜 救急診療センター

てんかん重積 ... 101
金園晨一　Shinichi Kanazono
どうぶつの総合病院

外傷 ... 109
上田 悠　Yu Ueda
カリフォルニア大学デービス校

熱中症 ... 123
神津善広　Yoshihiro Kouzu
北摂夜間救急動物病院

食道および胃内異物 ... 131
高橋雅弘　Masahiro Takahashi
高橋ペットクリニック

中毒 ... 139
中村篤史　Atsushi Nakamura
一般社団法人東京城南地域獣医療推進協会／TRVA夜間救急動物医療センター

産科救急 ... 155
小嶋佳彦　Yoshihiko Kojima
小島動物病院アニマルウェルネスセンター名誉院長／ヤマザキ動物看護大学

緊急手術を必要とする動物の麻酔 167
~腹腔内穿孔による腹膜炎・敗血症、急性腹腔内出血、GDVを中心に~

佐野洋樹　Hiroki Sano
マッセー大学

輸血 179

荻野直孝　Naotaka Ogino
ALL動物病院行徳／日本獣医輸血研究会

【Column】
テレフォントリアージ 191

塗木貴臣　Takaomi Nuruki
一般社団法人東京城南地域獣医療推進協会／TRVA夜間救急動物医療センター

救急集中治療編

Report
アメリカにおける救急医療および集中治療の実際 202

上田 悠　Yu Ueda
カリフォルニア大学デービス校

Report
東京大学附属動物医療センターにおける集中治療・救急の現場 209

長久保 大　Dai Nagakubo
東京大学大学院附属動物医療センター　集中治療科・麻酔科

Topics

PharmPress RECOVER CPR Training & Certification 216

〈救急集中治療専門医の視点から〉上田 悠　Yu Ueda　カリフォルニア大学デービス校
〈動物看護師の視点から〉八木懸一郎　Kenichiro Yagi〈Cornell University College of Veterinary Medicine〉

救急の現場から
診察室内で呼吸停止した犬の1例 227

小吹貴之　Takayuki Obuki
熊谷夜間救急動物病院

特別座談会
Yagi氏と考える獣医救急医療 233

座長：西村亮平　Ryohei Nishimura
東京大学大学院 農学生命科学研究科／日本獣医麻酔外科学会

パネリスト：
八木懸一郎　Kenichiro Yagi〈Cornell University College of Veterinary Medicine〉
上田 悠　Yu Ueda　カリフォルニア大学デービス校
中村篤史　Atsushi Nakamura　一般社団法人東京城南地域獣医療推進協会／TRVA夜間救急動物医療センター

犬と猫の臨床救急医療

―動画視聴等に関するご案内―

写真の下の説明文に、「動画」「(Movie)」とある画像Ⓐがストリーミングでご覧いただけます。
ご利用には専用のアプリ(無料)が必要です。

①APP Store、もしくはAndroidから、"ファームプレス99"を検索してください。
②該当のアプリをインストールしてください。
③アプリを起動させてマーカー(写真そのものがマーカーとなります)にかざしてください。
※はじめに読み込む際、時間がかかる場合があります。

専用アプリのインストール方法(3ステップ)

① App Store 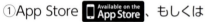、もしくは Android から
 "**ファームプレス**"を検索してください。

②
 アプリをインストールしてください。

③ アプリを起動させて**マーカー**にかざしてください。

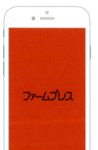
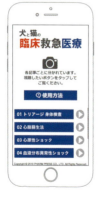

※はじめに読み込む際
 時間がかかる場合があります。

図6 有機リン中毒と診断したビーグル犬に認められた縮瞳

動画2 有機リン中毒と診断したビーグル犬に認められた中枢神経症状 (Movie)

タミンK1は、静脈内あるいは筋肉内投与も可能であるが、殺鼠剤中毒に対しては、皮下投与あるいは経口投与が一般的な投与経路である。静脈内投与はアナフィラキシーを引き起こす可能性があり推奨されない[86]。筋肉内投与では、疼痛あるいは筋肉内出血の可能性があり使用されない。ビタミンK1は缶詰食と一緒に食べさせることで生体利用率を4～5倍に増強させることができるといわれている[86]。また、吸収過程において、胆汁酸塩やカイロミクロンが必要となる[87]。殺鼠剤中毒に対するビタミンK1の一般的な投与量は、1.25～5mg/kg1日2回投与となっており、毒物摂取量や感受性により調節する。ビタミンK1による副作用の報告はないが積極的な投与が推奨される。投与期間は中毒物質が完全に排泄されるまで投与しなければならず、多くの場合3～4週間は継続しなければならない。治療中止か否かの判断には、プロトロンビン時間や活性化全血凝固時間(ACT)を測定し、正常値であれば治療を中止する。また、延長が認められればさらに1週間継続する。

有機リン系殺虫剤

有機リンは動物の神経機能を麻痺させる殺虫剤で、経口摂取、吸入、経皮的にも吸収され中毒作用が発現する。有機リン系殺虫剤の殺虫および動物に対する毒性は、不可逆的なコリンエステラーゼ阻害作用の結果、アセチルコリンが異常に蓄積することによって生じる。ムスカリン受容体(副交感神経の節後線維末端部)、ニコチン受容体(運動神経末端部、交感神経、副交感神経神経節)、中枢神経に蓄積し各種の臨床症状が出現する。

症状

有機リン中毒での臨床症状は過剰なアセチルコリンによるムスカリン様作用、ニコチン様作用、中枢神経作用により発現する。ムスカリン様作用による症状は、縮瞳(図6)、流涙、流涎、気道分泌亢進、低血圧、徐脈、放尿、排便、嘔吐、下痢などがある。ニコチン様作用による症状は、交感神経節刺激により、頻脈、高血圧、散瞳、高血糖、尿糖陽性などが認められる。中枢神経作用による症状は、意識障害、沈うつ、興奮、発作などがある(動画2)。有機リン中毒での死因は、呼吸不全であり、呼吸中枢麻痺、呼吸筋麻痺、気道分泌物の増加、気管支攣縮などムスカリン様作用、ニコチン様作用、中枢神経作用が複合して生じる[88]。

合併症

急性期症状に引き続き、曝露後24～96時間後に生じる神経麻痺、四肢および呼吸筋麻痺が認められることがあり、これを中間期症候群とよぶ。筋損傷およびアセチルコリン受容体のダウンレギュレーションによるもの(ニコチン様作用および中枢神経作用)とされている。小動物では少量の長期的曝露(皮膚からの吸収)によって認められることがある。

診断

有機リン剤の曝露歴があり、縮瞳、流涙、流涎、気道分泌亢進などのムスカリン様作用による症状が認められれば比較的診断しやすいかもしれない。また、血清コリンエステラーゼ活性の測定を実施することで正常値の50%以下に減少している場合は、著しい阻害を示す。中毒症例では25%以下の値を示すものが多い(正常:1,000IU/L以上、異常:500IU/L以下)[70]。

治療

1時間以内摂取であり、意識レベルが清明であれば催吐の適応となる。液体溶媒の場合は炭化水素溶剤を使用しているものが多く吸引の危険性があるため注意すべきである。胃洗浄および緩下剤(ソルビトールなど)

150

● 注意事項
- インターネット回線に接続した状態でご利用ください。
- ARコンテンツの視聴は無料ですが、通信料金はご利用される方のご負担になります。
- パケット定額サービスにご加入でない方は、高額になる可能性がございますのでご注意ください。
- Wi-Fi環境推奨です。
- 初回の起動に設定読み込みを行いますので、多少時間がかかります。
- 通信状況、OSのバージョンなどによっては動作しない場合がございます。
- 読み込みたい動画にカメラを寄せてください。

救急医療編

トリアージ 身体検査
※MVM168号（2017年4月発行）「01　トリアージ　身体検査」掲載内容を一部更新して掲載

心肺蘇生法
※MVM168号（2017年4月発行）「02　トリアージ　心肺蘇生法」掲載内容を一部更新して掲載

循環血液減少性ショック
※MVM171号（2017年9月発行）「ERプラス　2循環血液減少性ショック」掲載内容を一部更新して掲載

心原性ショック
※MVM173号（2018年1月発行）「ERプラス　3心原性ショック」掲載内容を一部更新して掲載

血液分布異常性ショック～敗血症とアナフィラキシー～
※MVM173号（2018年1月発行）「ERプラス　4血液分布異常性ショック」掲載内容を一部更新して掲載

閉塞性ショック
※MVM174号（2018年3月発行）「ERプラス　5閉塞性ショック」掲載内容を一部更新して掲載

呼吸器の救急疾患
※MVM168号（2017年4月発行）「03　呼吸器疾患の救急対応」掲載内容を一部更新して掲載

内分泌系の救急疾患
※MVM170号（2017年7月発行）「ERプラス　1内分泌系の救急疾患」掲載内容を一部更新して掲載

泌尿器の救急疾患
※MVM168号（2017年4月発行）「04　泌尿器の救急疾患」掲載内容を一部更新して掲載

てんかん重積
※MVM168号（2017年4月発行）「05　てんかん重積へのアプローチ」掲載内容を一部更新して掲載

外傷
※MVM177号（2018年7月発行）「ERプラス　6外傷性の救急対応」掲載内容を一部更新して掲載

熱中症
※MVM168号（2017年4月発行）「08　熱中症」掲載内容を一部更新して掲載

食道および胃内異物
※MVM168号（2017年4月発行）「07　食道および胃内異物」掲載内容を一部更新して掲載

中毒
MVM168号（2017年4月発行）「06　中毒」掲載内容を一部更新して掲載

産科救急
※MVM175号（2018年4月発行）「01　誕生・新生子期」掲載内容を一部更新して掲載

緊急手術を必要とする動物の麻酔
～腹腔内穿孔による腹膜炎・敗血症、急性腹腔内出血、GDVを中心に～
※MVM168号（2017年4月発行）「Special Topic　緊急手術を必要とする動物の麻酔」掲載内容を一部更新して掲載

輸血
※MVM168号（2017年4月発行）「Special Topic　輸血」掲載内容を一部更新して掲載

【Column】
テレフォントリアージ

救急医療編
トリアージ身体検査
Triage and physical examination

中村 篤史
Atsushi Nakamura, D.V.M.
一般社団法人東京城南地域獣医療推進協会
TRVA夜間救急動物医療センター

はじめに

　救急診療では、来院した動物が「生命維持にかかわる異常があるかどうか」を迅速に判断できることが重要になる。この生命維持にかかわる異常の有無を評価することを「プライマリーサーベイ」(図1)とよび、呼吸、循環・組織灌流、中枢神経の3つの機能評価をもとに実施する。これらどの機能に異常をきたしても、生命予後に関連するため、優先的に確認する必要がある。また、この3つの機能に加え、排尿障害(とくに猫)、外傷、中毒、体温異常なども確認および評価していく。

　身体検査を行う際に重要なことは、実施しているそれぞれの身体検査にどういった意味があるのかを理解したうえで実施することである。たとえば、CRT(毛細血管再充填時間)といって、歯肉を圧迫して解除した際、何秒間で圧迫前の粘膜色に戻るか、といった検査がある。これは、末梢組織である歯肉の毛細血管の組織灌流量を意味している。延長している際は、歯肉の血液量の減少もしくは、毛細血管が収縮しており組織灌流が低下していると考えなければならない。聴診も重要な身体検査の1つであるが、不整脈や心雑音、顕著な徐脈だけでなく、頻脈も組織灌流量の低下を疑う非常に重要な所見となる。循環血液減少に伴い、酸素運搬能を維持するため、カテコールアミンを放出させ、心拍数が上昇するのである。

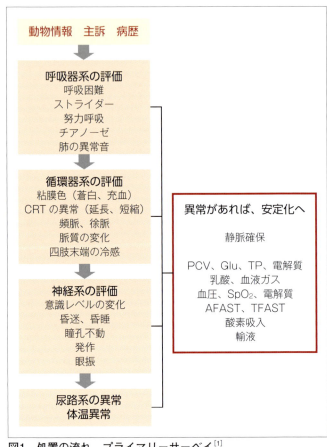

図1　処置の流れ　プライマリーサーベイ[1]

心拍数、呼吸数、体温、血圧や意識レベルなどをバイタルサイン（生命徴候）とよび、死の危険に陥った場合、どの検査系よりもリアルタイムにこれらの徴候として現れる。つまり、目の前の動物が生命の危機に陥っているかどうかは、まさにバイタルサインを含めた身体検査での仕分けが必要になる。

問診

救急診療において、問診は動物の状況や臨床的背景、経過を正確に把握するために重要である。主訴だけで完結させるのではなく、症状は急性発症なのか、慢性発症なのか、今にいたるまでの症状の回数や継続時間、進行性に悪化しているのか、徐々に緩和しているのか、症状が生じた環境、同時あるいは随伴しているその他の臨床症状とその順番なども、診断を進めていくヒントになる。たとえば、2回の嘔吐と食欲不振を主訴に来院した動物がいたとする。2週間以上前から嘔吐や下痢など症状があるのであれば、消化器系の慢性疾患を考えるべきかもしれないし、数時間前からであれば、急性突発性の異常である消化管内異物、胆嚢破裂、胆管閉塞、膵炎、胃拡張捻転などを考えなければならない。さらに随伴する下痢、軟便症状もあり、嘔吐がはじまる2日前から軟便が認められていたのであれば、膵臓、消化管障害の可能性および評価を進める必要性があり、軟便や下痢がまったくなければ、消化管内異物などを鑑別に挙げていかなければならない。

TIPS
急性突発性の異常は、以下の3つを考える。
- つまる（閉塞、梗塞、血栓）
- 捻れる（捻転：胃捻転、腸間膜捻転、肺葉捻転、脾捻転など）
- 破れる（出血、穿孔）

急性の嘔吐、意識レベル低下、疼痛、頻回嘔吐、呼吸困難など、さっきまで何もなく過ごしていた動物が急性突発性に臨床症状を示した場合、上記の3つの異常が、血管、消化管、肺、脳などで生じている可能性がないかを考える。

呼吸器の評価

来院した動物に対してまず最初に評価すべきポイントは、呼吸不全があるかどうかである。酸素の入口である呼吸器（上気道、気管、肺実質、胸腔、胸郭運動）の異常を確認する。まず全体的な評価として、呼吸回数や異常呼吸様式（吸気時間の延長、呼気時間の延長）、異常呼吸音（ストライダー、いびき音）、呼吸姿勢、チアノーゼの有無を確認する。正常であれば、呼吸回数は、20〜40回／分であり、呼吸運動の際、胸郭のみの運動であり、診察台の上などで緊張している状態では動いているかどうかも評価しにくい（動画1、2）。吸気時間：呼気時間の比率は、1：2である[2]。吸気時間の延長は、上気道閉塞（喉頭麻痺、軟口蓋過長など）で一般的に認められ、呼気時間の延長は、肺実質の病変や気管・気管支疾患が考えられる（動画3）。また、腹部の運動を伴う際も異常呼吸として考える（動画4）。チアノーゼは酸素と結合していない還元型ヘモグロビンが3〜5g/dL以上増えた場合（貧血のない動物では動脈血酸素飽和度（SpO$_2$）が80％前後まで低下した場合）に認められる。つまり重度の低酸素血症に陥っている状態で認められる臨床症状であることを理解しておかなければならず、チアノーゼを認めた場合、即座に酸素吸入を実施する必要がある（図2）。また、貧血によるヘモグロビンの減少がある場合は、低酸素状態であってもチアノーゼを確認しにくいことが生じるため、注意しなければならない。

次に聴診器を用いて、肺音および心音の評価を実施

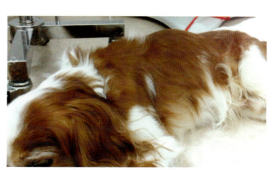

動画1　正常犬の呼吸状態①（Movie）
吸気時間：呼気時間が1：2であることに注目する

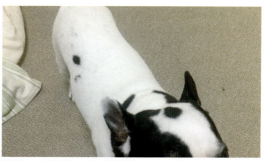

動画2　正常犬の呼吸状態②（Movie）
胸郭運動が目立たないことに注目する

犬と猫の臨床救急医療

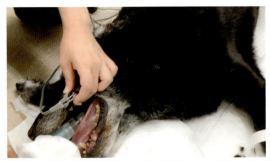

動画3　喉頭麻痺を呈しているラブラドール・レトリーバー (Movie)
吸気時間の延長に注目する

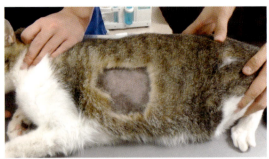

動画4　胸水貯留の猫で認められた努力呼吸 (Movie)
胸郭だけでなく腹部も動いていることに注目する

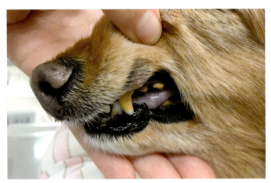

図2　チアノーゼ
肺炎による重度呼吸困難を認めたダックスフンドで認められたチアノーゼ

表1　SpO₂の測定を妨げる要因[3]

動物関連性要因
色素沈着
被毛
測定部の乾燥
パンティング
震え
攻撃的な性格
黄疸
循環不全、浮腫
カルボキシヘモグロビンの増加（一酸化炭素中毒）
メトヘモグロビンの増加
モニター機器要因
プローブのダメージ
充電されていない
設定異常
プローブの位置が正しくない
プローブの汚れ
環境要因
蛍光灯
光ファイバー

する。左右ともに3〜4区画に区分し、まんべんなく評価する。軟口蓋過長症や気管虚脱などを合併している場合は、肺実質領域や心音の聴診は評価しにくくなることもある。一般的に、腹側での肺音や心音の減弱が聴取された際は、胸水貯留や心膜液貯留を疑い、背側での肺音の減弱が聴取された際は気胸の可能性が考えられるといわれてる。しかし聴診所見のみを過信せず、より正確でストレスのかからない胸部FASTエコー検査(FAST、外傷を含む、体腔内液体貯留の迅速エコー診断、Focused Assessment with Sonography for Trauma)などを補助的に用いることも有効である。

これらの検査で呼吸器における異常が示唆された場合、可能であればパルスオキシメーターによる血液酸素飽和度の評価を実施する。プローブを耳介、口唇、包皮に装着するだけでストレスなくSpO₂を測定することができる。SpO₂が95％以下の場合、何らかの原因で低酸素血症の可能性を考える必要がある。犬や猫の場合、人と異なり体動や被毛や色素により測定が難しい場合があるため、身体検査で呼吸器の異常を認める場合は、測定できないからといって時間をかけすぎないように注意しなければならない(表1)[3]。

胸部エコーについて

身体検査にて呼吸器の異常が疑われた場合、胸腔内疾患を迅速にスクリーニングするための手技の1つとしてFAST検査を実施する。胸部に限定したFAST検査をTFAST³検査とよび、胸水貯留、心膜液貯留、気胸、肺実質障害の有無を判断することが可能となる(図3)[4]。

CTS(Chest Tube Site) Viewでは気胸診断ならびに肺実質障害有無を判断し、PCS(Pericardial Site) Viewは心膜液貯留、胸水貯留を検出する。DH(Diaphragmatico-Hepatic Site) ViewはPCS Viewの追加確認として横隔膜越しに画像描出を行う。左右それぞれのCTS、PCS ViewとDH Viewを測定

救急医療編　トリアージ 身体検査

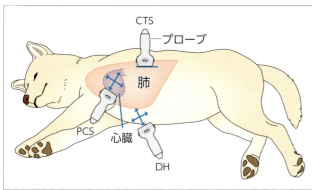

図3　TFAST³検査
CTS：Chest Tube Site→胸水、肺実質の評価（肺エコー検査）
PCS：Pericardial Site→心膜液、胸水貯留の評価
DH：Diaphragmatico-Hepatic→心臓の形態評価（心膜液、FSの評価）

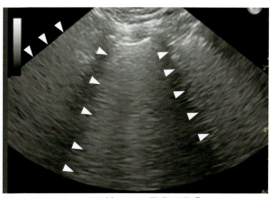

図4　CTS Viewでの肺エコー異常所見①
胸膜より垂直に伸びる高エコーライン ▷（Bライン）を認める。肺炎、肺水腫、肺出血などを疑う

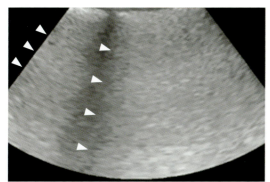

図5　CTS Viewでの肺エコー異常所見②
胸膜より垂直に伸びる高エコーライン ▷（Bライン）を認める。重度の肺炎、肺水腫、肺出血などを疑う

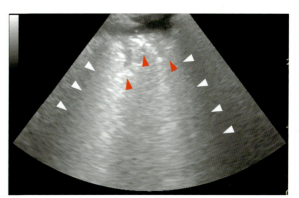

図6　CTS Viewでの肺エコー異常所見③
胸膜がいびつに変化する所見（Consolidation）▶ が認められ、重度の肺炎、肺水腫に伴う無気肺などを示唆する。胸膜より垂直に伸びる高エコーライン ▷（Bライン）を認める

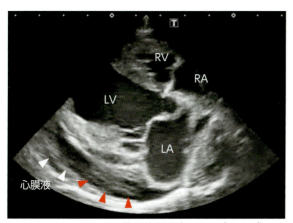

図7　PCS Viewでの心臓形態異常（心タンポナーデ）
僧帽弁閉鎖不全症に伴う左房破裂による心タンポナーデ。▷ 心膜液、▶ 血餅を認めた

するため計5ヵ所の画像描出を実施することとなる。

肺エコー検査はTFAST³検査から、さらに肺野に焦点を絞った検査であり、肺炎や肺水腫などの肺実質障害を描出することが可能で、近年、小動物獣医療においても徐々にその有用性が認識されている（図4〜7）。

呼吸器の評価において異常を認める場合は、動物の安定化のために酸素吸入を実施する必要がある。酸素吸入には、マスクやエリザベスカラーを用いた酸素フード、酸素テント（ICU）を利用する方法があるが、効率よく酸素吸入ができ、動物にストレスを与えないような方法を選択するべきである。軟口蓋過長症や喉頭麻痺、喉頭および気管内異物症例など上気道閉塞を疑う状態において、マスクやテントなど外から酸素を吸入させても改善が乏しい場合は、躊躇なく鎮静後、気管挿管を実施する必要がある。鎮静のみで動物が不動化した際、換気不全に伴い高CO_2血症を引き起こすことがあるため注意しなければならない。高CO_2血症では、脳圧の上昇、アシドーシスにより昏迷、昏睡といった意識障害を引き起こし、一見安定しているようにみえるが、最終的に脳ヘルニアや脳幹部障害により呼吸停止となり死にいたる。

なにより、呼吸不全状態にある動物を扱う際、最も気を付けなければいけないことは、無理なストレスをかけないことである。力ずくでの保定やX線検査およびエコー検査での無理な体位などは、酸素消費量を増やし、呼吸不全をさらに悪化させ、死にいたらしめる。

犬と猫の臨床救急医療

表2　ショックの4分類[5]

分類	病態	臨床所見	病因
循環血液減少性ショック	前負荷の減少による心拍出量の低下	静脈圧の低下	出血性ショック 脱水：下痢、熱傷、腸閉塞
心原性ショック	心機能の低下による心拍出量の低下	静脈圧の上昇	心筋症、大動脈弁狭窄、不整脈
血液分布異常性ショック	体血管抵抗の低下	末梢体温の上昇	敗血症性ショック アナフィラキシー 神経原性ショック
閉塞性ショック	心コンプライアンスの低下による心拍出量の低下	静脈圧の上昇	肺血栓栓症 心タンポナーデ 緊張性気胸

TIPS

■呼吸不全を示す動物のX線検査の体位はDV像のみ
■SpO₂に異常がない、あるいは呼吸数が安定している場合は、ラテラルでの撮影も考慮する

循環および組織灌流不全の評価

　呼吸器の評価の次に循環・組織灌流障害の評価を行う。
　急性あるいは亜急性に重度の循環・組織灌流異常を認める状態を「ショック」といいかえることもできる。呼吸、循環、中枢神経の3つのなかで（生命維持に関連するにもかかわらず）、ここが最も見落とされやすい。頻呼吸や呼吸様式異常、チアノーゼを呈しているような呼吸器に異常をもっている動物や、けいれん発作が続いているような中枢神経に異常がある動物は、生命にかかわる重大な異常がおきていることをイメージしやすいが、循環・組織灌流障害をもつ動物はなかなかイメージしにくい。元気がない、ぐったりしている、ふらつく、嘔吐など、いわゆる不定愁訴として来院し、特徴的な所見も見当たらない。このため意識して身体検査を行わない限り、循環・組織灌流障害を検出することはできない。検出されることなく適切な治療がなされない場合、組織（臓器）は低酸素状態となり臓器不全へと進行し、その結果死にいたる。こうした状態をきたす疾患は腹腔内出血や脱水などの循環血液減少性疾患、不整脈や心筋障害などの心原性疾患、敗血症やアナフィラキシーなどの血液分布異常性疾患、心タンポナーデや胃捻転などの閉塞性疾患の4つに分類される（**表2**）[5]。
　循環・組織灌流障害の評価はほとんどが身体検査所見であり、心拍数、可視粘膜色、意識レベル、CRT、脈質、呼吸数、血圧測定がこれにあたる。循環・組織

灌流障害が生じた場合、初期では代償反応として心拍数の増加や可視粘膜色の蒼白化が認められるため、ここから評価すべきである。可視粘膜の蒼白化は多くの場合、貧血所見として考えられるが、循環血液減少による末梢血管の収縮所見も同様に蒼白化として認められるため、鑑別が必要である（**図8〜11**）。代償期であれば、血圧は多くの場合変化することなく、カテコールアミンの放出に伴いCRTは短縮する。その後ショックが進行し続け、生体として代償できなくなり、このタイミングではじめて血圧が下がりはじめ、CRTは延長する。それぞれのステージにより各身体検査所見の推移を理解しながら、動物がどの状態にあるのかを評価する（**表3**）[6]。

TIPS

身体検査で組織灌流障害が認められたら、
■FAST で原因を探索
■血圧測定でショックの程度を把握

　身体検査所見にて、意識レベルの低下に伴い、頻脈や粘膜色の蒼白化が認められた際は、ショックの鑑別のため、FASTを実施する。2004年、Boysenらにより犬100頭の交通事故症例に対する腹部FAST実施の前向き研究が行われ、その有用性が示されている[7]。同様に2009年、Lisciandroらによって、犬101頭の交通事故症例に対する前向き研究が行われ、腹水の検出のみならずAFS（Abdominal Fluid Scoring）と題し、4つのスクリーニング箇所のなかで何ヵ所に腹水が検出されるかをスコアリングすることで、外傷の重症度や治療の目安として利用するといった報告がなされている[8]。
　いずれの報告においても、腹部FASTは貯留液（心膜液、腹腔内）の検出のみが目的であるため、救急現場において迅速に実施できる。また腹部超音波の経験

10

救急医療編　トリアージ 身体検査

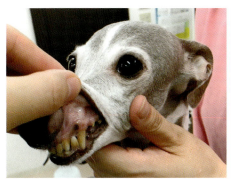

図8　心タンポナーデ症例における可視粘膜の蒼白化　PCV：40%

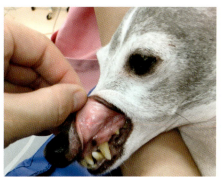

図9　図7の症例に心膜穿刺後、粘膜色の改善が認められている

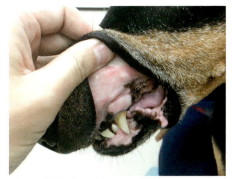

図10　拡張型心筋症による心原性ショック症例による可視粘膜の蒼白化　PCV：45%

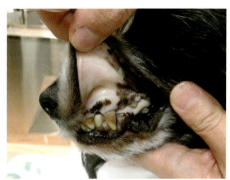

図11　脾臓腫瘤の破裂による腹腔内出血症例　PCV：28%

表3　循環血液減少性ショックにおける組織灌流指標の変化

組織灌流指標	正常値	代償性ショック	早期非代償性ショック	遅期非代償性ショック
心拍数（回/分）	犬：60〜120 猫：170〜200	犬：↑ 猫：↑	犬：↑ 猫：↑↓	正常または↓
粘膜色	ピンク色	赤い	薄いピンク色	グレー、白
CRT（秒）	1〜2	<1	>2	>2
呼吸回数	12〜36	↑↑	↑	正常または↓↓
意識レベル	清明	清明	沈うつ	昏迷
直腸温（℃）	37.5〜39.2	正常	正常	↓
平均血圧（mmHg）	80〜100	正常または↑	正常または↓	↓
尿量（mL/kg/h）	1〜2	正常または↑	↓	↓
乳酸値（mmol/dL）	<2.0	正常または↑	正常または↑	↑
中心静脈圧（cmH₂O）	0〜2	正常または↑	↓	↓

　の少ない獣医師でも簡単に実施することができる。

　FASTのターゲットは、心タンポナーデ、腹腔内出血である。腹部にのみ意識がいきやすく、心臓に当て忘れ心タンポナーデを見逃さないよう、筆者は心臓から当てるように心掛けている。動物の体位は、右側横臥位、あるいはうつ伏せ、立位でも実施可能である。循環不全を呈している動物は、体位変換による血行動態の変化により急変する可能性があるため、仰臥位など無理な体勢にしないよう心掛けるべきである。毛刈りは必要であれば実施する。腹部は横隔膜-肝臓視野より時計回りに脾臓-右腎視野、膀胱-結腸視野、肝臓-左腎視野と4ヵ所を順に確認する。それぞれの視野で短軸および長軸の2視野を確認していく（図12）[7]。

　液体貯留が認められた場合は、腹腔穿刺により液体を採取し、血様であれば、PCVを測定し、混濁した色調であれば、比重、TP、細胞数、沈渣塗抹による細胞のバリエーションの確認を行う。

犬と猫の臨床救急医療

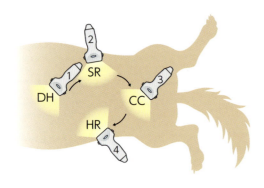

図12　ショックを疑う症例に対するFASTの実施
・必ずしも毛刈りする必要はない
・一般的には右横臥位（あるいはうつ伏せ）
1：心周囲領域 pericardial site (PCS)
2：評価する臓器の名前が、視野の名称となり、4ヵ所を順に時計回りに実施する
　①横隔膜-肝臓視野 Diaphragmatic-hepatic (DH) View
　②脾臓-腎臓視野 Spleno-renal (SR) View
　③膀胱-結腸視野 Cysto-colic (CC) View
　④肝臓-腎臓視野 Hepato-renal (HR) View

表4　猫のショックの病態分類とその病因

循環血液減少性ショック	心原性ショック	血液分布異常性ショック	閉塞性ショック
出血（外傷、止血異常）脱水	心筋症（拡張型、肥大型、分類不能型）重度不整脈	敗血症膵炎アナフィラキシー	心タンポナーデ収縮性心内膜炎肺血栓塞栓症

TIPS
■ FASTは、心臓1ヵ所、腹4ヵ所
■ 心疾患（心タンポナーデ、収縮不全など）の見逃しを防ぐため、心臓から当てるようにする

　猫の循環・組織灌流障害におけるバイタルおよび身体検査所見は、犬と異なることに注意しなければならない。犬であれば、ショックの代償期に血圧の低下は認められないものの、頻脈や可視粘膜の変化、意識レベルの低下など、何らかの異常を身体検査において捉えることが可能である。いっぽう猫では、代償期において循環不全がおこりはじめているにもかかわらず、バイタルサインの異常として表れにくい。しかしながら、代償期を過ぎ、非代償期へ進行したとき、急激に全身の血管抵抗の減少、心機能障害が生じる。また、猫の循環不全では、犬のような頻脈症状が認められることが少なく、徐脈傾向が進行していくのが特徴である。また、低体温に陥りやすく、低体温は心収縮障害を引き起こし、血圧が低下していく。また低体温が洞結節の抑制をかけることでさらなる徐脈を引き起こす。徐脈や心拍出量の低下はさらに低体温を助長させ悪循環に陥る。循環不全に伴う粘膜色の変化や、CRTの評価、大腿動脈の触知もわかりにくいため、ショックのステージの評価基準としてこれらのパラメーターを使用しにくい。
　このため、意識レベルの低下がある猫に対し、徐脈、低体温、低血圧のいずれかを認めた場合は積極的にショックを疑い、ショックに陥る原因を考えるべきである（表4）。
　猫で循環・組織障害が生じた際、最も障害を受ける臓器の1つとして肺が挙げられ、ショック状態にある猫では、頻呼吸、呼吸障害、粘膜色の変化が生じることがある。そのため、ショックを疑う猫に対して、SpO_2の評価や初期治療の際、酸素吸入は積極的に実施すべきである。

TIPS
猫のショックの3徴
■ 徐脈（160回／分以下、とくに140回／分以下は重度の徐脈と考える）
■ 低体温
■ 低血圧

中枢神経の評価

　3つめに神経障害の有無を評価する。なかでも頭蓋内圧の上昇は、最終的に小脳ヘルニアを引き起こし脳幹部および延髄領域が圧迫されることで呼吸および心停止が生じ死にいたる。そのため、意識障害を認める場合、頭蓋内圧亢進所見あるいは脳幹部での異常所見はプライマリーサーベイにおいて評価を行う。これらを迅速かつ客観的に評価できる指標として、人の意識障害の評価法を小動物向けにアレンジしたModified Glasgow Coma Scale (MGCS) がある。MGCSでは、意識レベル、運動能、脳幹反射をそれぞれのカテゴリーに分けて点数評価を行い、合計点数で神経学的予後の評価や、治療反応性の評価を行うことができる（表5）[9]。
　また、頭蓋内圧上昇時にはクッシング徴候とよばれる、血行動態異常が生じることがある。これは頭蓋内

12

表5　MGCS（Modified Glasgow Coma Scale）

徴候および反応	点数
正常な起立および歩行	6
四肢あるいは片側前後肢の神経障害　見当識障害	5
横臥、間欠的な伸筋固縮（強直）	4
横臥、持続的な伸筋固縮（強直）	3
横臥、持続的な伸筋固縮（強直）と除脳固縮または後弓反張（除小脳固縮）	2
横臥、筋弛緩、脊髄反射の低下および欠如	1
脳幹反射	
正常な光瞳孔反射、正常な生理的眼振	6
光瞳孔反射の低下、正常または低下した生理的眼振	5
両側性の縮瞳、正常あるいは低下した生理的眼振	4
ピンホール状瞳孔、生理的眼振の低下あるいは欠如	3
片側の無反応性散瞳、生理的眼振の低下あるいは欠如	2
両側の無反応性散瞳、生理的眼振の低下あるいは欠如	1
意識レベル	
意識清明	6
意識レベル低下、環境に対する不適切な反応＝抑うつ（傾眠）	5
意識レベル低下、視覚刺激に反応可能＝抑うつ（傾眠）	4
意識レベル低下、大きな音に反応＝抑うつ（傾眠）	3
意識レベル低下～欠如、痛覚刺激により覚醒＝昏迷	2
意識レベルの欠如、痛覚刺激により覚醒しない＝昏睡	1

合計点：運動活動の得点＋脳幹反射の得点＋意識レベルの得点
18～15点：正常～予後良好　14～9点：予後良好～不良
8～3点：予後不良

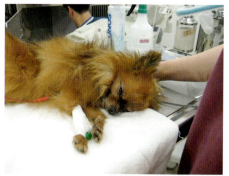

図13　水頭症症例で認められた意識レベルの低下

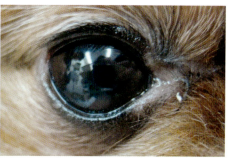

図14　水頭症症例（同症例）で認められた瞳孔サイズの萎縮

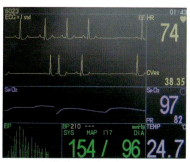

図15　水頭症症例（同症例）で認められた徐脈、軽度の血圧上昇

圧亢進に伴い脳血流が減少し、それに応じて脳血流を確保するため交感神経を刺激して心拍出量の増加および末梢血管の収縮がおこり高血圧状態になる。この結果、全身性の高血圧に対して大動脈弓および頸動脈洞が反応し、徐脈が生じる。つまり、頭蓋内疾患を示唆する症例において、徐脈および高血圧は頭蓋内圧の異常亢進を疑う所見として考えなければならない（図13～15）。

　重積および群発性発作など、けいれん発作が継続することに随伴し、低酸素血症、高体温症、横紋筋融解症などを引き起こし、これら合併症により状態をさらに悪化させることもある。そのため、けいれん発作が生じている場合、呼吸状態やSpO$_2$での酸素飽和度の評価、体温の安定化も同時に行わなければならない。また、迅速に抗けいれん薬を投与することで発作症状を沈静化させる必要がある。抗けいれん薬でも鎮静化しない場合は、プロポフォールの持続点滴、ジアゼパムやペントバルビタールの持続点滴により、麻酔状態にて数時間管理する。

おわりに

　呼吸、循環、中枢神経、これらをプライマリーサーベイとして最初に評価することで、症例が死へ向かっている原因を迅速に判断することができる。異常があれば、酸素化やラインの確保、輸液、抗けいれん薬や脳圧降下処置など優先的に処置をすすめていく必要がある。処置を優先しつつ、状態が安定したところで基礎疾患の探索および治療を実施していく。重症例を目の前にしたとき、プライマリーサーベイの概念で動物をみることができるか？これこそが救急診療において最も重要なポイントになる。

犬と猫の臨床救急医療

––––––––––––––––––––––––––––– 参考文献 –––––––––––––––––––––––––––––

［1］Silverstein DC, Hopper K, Small Animal Critical Care Second edition—St. Louis : Elsevier Saunders, 2014.

［2］Dodam, J, Ventilating the Anesthetized Patient. Western Veterinary Conference. 2002.

［3］Jamie M, Burkitt Creedon, Advanced Monitoring and Procedures for Small Animal Emergency and Critical Care 2012, Wiley-Blackwell.

［4］Lisciandro GR, Abdominal and thoracic focused assessment with sonography for trauma, triage, and monitoring in small animals. J Vet Emerg Crit Care. 2011 Apr ; 21(2) : 104-22.

［5］Kansuke Koyama,Shin Nunomiya, ショックの定義：病態と分類、救急医学、35 : 379-383 2011.

［6］Tonozzi et al., Perfusion versus hydration : impact on the fluid therapy plan.Compend Contin Educ Vet. 2009 Dec ; 31(12).

［7］Boysen SR.Evaluation of a focused assessment with sonography for trauma protocol to detect free abdominal fluid in dogs involved in motor vehicle accidents. J Am Vet Med Assoc. 2004 Oct 15 ; 225(8) : 1198-204.

［8］Lisciandro GR.Evaluation of an abdominal fluid scoring system determined using abdominal focused assessment with sonography for trauma in 101 dogs with motor vehicle trauma. J Vet Emerg Crit Care. 2009 Oct ; 19(5) : 426-37.

［9］Platt, SR et al., The Prognostic Value of the Modified Glasgow Coma Scale in Head Trauma in Dogs, J Vet Intern Med 2001 ; 15 : 581-584.

救急医療編

心肺蘇生法
Cardiopulmonary resuscitation

川瀬　広大
Kodai Kawase, D.V.M., Ph.D.
札幌夜間動物病院

はじめに

　心肺停止は最も緊急性が高く、迅速な対応が要求される緊急状態である。犬猫における心肺蘇生成績は、人医療に比較して蘇生率は低く、心拍動再開（ROSC）率40〜60%、生存退院率5%前後であったと報告されている[1]。2012年、大規模かつ組織的な文献調査によって犬猫における心肺蘇生ガイドライン（RECOVER、Reassessment of Campaign on Veterinary Resuscitation）が策定され[2]、日本でも多くの施設でこのガイドラインに基づいた心肺蘇生法が認識され始めている（図1）。日本国内においてもこのガイドラインに則った心肺蘇生を実施し、海外における治療成績と同様な結果が得られ、過去に比較し治療成績は向上している[3]。本稿では、心肺蘇生ガイドライン「RECOVER」に基づいた心肺蘇生法を解説する。

CPRガイドライン『RECOVER』

1次救命処置：BLS（Basic Life Support）

心肺停止の認識とCPR開始

　心肺停止（CPA）の認識の遅れは心肺蘇生（CPR）開始の遅れにつながることから、CPA診断は15秒以内に迅速に診断する必要がある。動物が横たわり、無呼吸・無反応な状態であればCPAと診断する（動画1）。
　呼吸はしているようにみえるが機能に酸素の吸入や二酸化炭素の排出ができていない呼吸様式として死戦期呼吸があり、これらの呼吸様式もCPAに含まれる。CPAの早期診断には循環評価は含まれていない。CPA診断には、脈の触知は必ずしも必要ではなく、人医療における研究では、脈の触知の信頼性は低いということが報告されている[4]。また、CPAで認められる心電図波形は、心静止（Asystole）、無脈静電気的活動（PEA）、心室細動（VF）、無脈性心室頻拍（PVT）であり、これらの心電図波形もCPA診断するうえでは診断の遅れにつながる可能性があることからCPAの早期診断の中には含まれていない。
　CPA診断したら助けを呼びながら1次救命処置を開始する。
　1次救命処置は、胸部圧迫と人工呼吸から構成され、2分間を1周期として原則中断せずに実施する。CPRは胸部圧迫から開始し、少しでも循環停止時間を減らすことが重要である。血液中にはわずかではあるが酸素は含まれている。気道を確保し人工呼吸を行ったとしても循環停止している状態では酸素は運搬されず重要な臓器に酸素は提供されない。したがって、胸部圧迫による循環の再開を最優先として行い、その次に気道確保および人工呼吸を行う。つまり従来のCPR方法である、A（気道確保）→B（人工呼吸）→C（循環：胸部圧迫）の順ではなく、C→A→Bの順で開始する（動画2）。

胸部圧迫法（図2）

　胸部圧迫の目的は心臓と脳へ血液（酸素）を供給し、心拍動を再開させることである。効率的な循環を得る

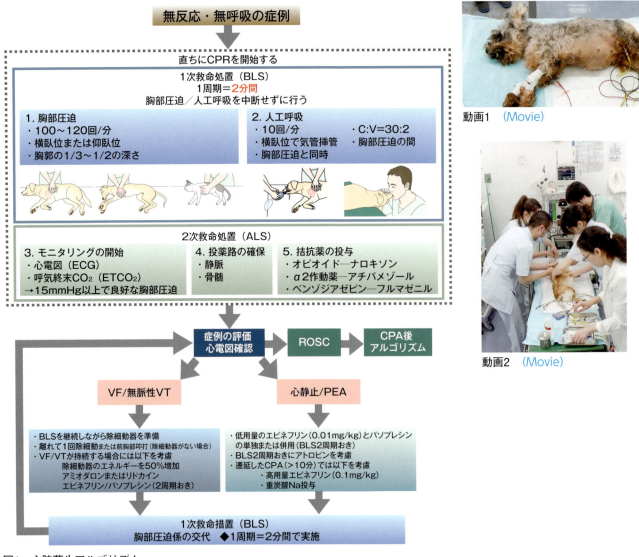

図1 心肺蘇生アルゴリズム

ためには動物の胸郭の形に合わせた圧迫部位の選択が必要であり、小型犬や猫、胸郭が平坦な犬（胸郭の幅＜深さ）では、動物を横臥位にし、前肢を曲げ、肘と胸骨との接地部位付近（心臓の直上）を圧迫する（心臓ポンプ理論）。胸郭が円筒形の犬（胸郭の幅と深さが同等）では、胸郭の高さが最大となる部位を目安に、横臥位に保定し胸部圧迫を行う（胸郭ポンプ理論）。また、ブルドッグのように胸郭の幅が深さよりも長い胸郭をもつ犬の場合は、仰臥位に保定し、胸骨の上を100〜120回/分のスピードでテンポよく2分間は中断せずに圧迫する。圧迫は胸壁が1/2〜1/3ほど沈むくらいの強さで行い、圧迫解除とともに胸壁が元の位置に戻るようにすることが重要なポイントである（図3）。実際の症例を前に100〜120回/分のテンポで胸部圧迫をすることは困難なことが多く、メトロノームを使用するとテンポの補助になる（動画3）。

胸部圧迫の中断はROSC達成率を低下させることが報告[5]されている（図4）。ROSCを達成するには、冠灌流圧＊を上昇させること（≧15mmHg）が必要であり、冠灌流圧は胸部圧迫の持続や圧迫の強さ、圧迫回数などに影響される。冠灌流圧は約1分間の胸部圧迫の継続によりピークを迎え、胸部圧迫の中断によりすぐに冠灌流圧は0（ゼロ）に近づいていく。したがって、胸部圧迫は2分間中断せずに継続することが心拍動再開には重要であり、圧迫の中断は少なくとも10秒以内にするべきである。

CPR中の胸部圧迫により得られる心拍出量は正常時の30％以下にまで低下する。心拍出量と呼気二酸化炭素分圧（EtCO$_2$）は相関することから、効率よく胸部圧迫が実施できているかの判断はEtCO$_2$を指標にすることができる。胸部圧迫中のEtCO$_2$の上昇は自己心拍再開率の上昇に関連することが報告されており[6]、

救急医療編　心肺蘇生法

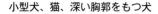
小型犬、猫、深い胸郭をもつ犬

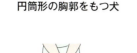
円筒形の胸郭をもつ犬

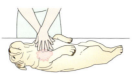
平坦な胸郭をもつ犬

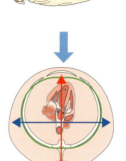

図2　胸部圧迫法

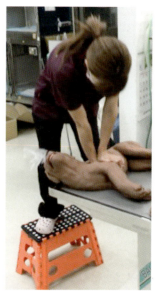

動画3　(Movie)

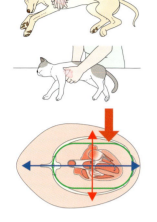

図3　心係数と呼気二酸化炭素分圧の関係グラフ
心係数が増加するとEtCO2も増加する。つまり、胸部圧迫により心係数が増加すればEtCO2も増加し、胸部圧迫の質の評価として使用することができる

EtCO2を指標として、胸部圧迫の強さや位置、圧迫テンポを調節する（後述）。また、自己心拍が再開された場合には急激なEtCO2の上昇が確認されることからEtCO2は自己心拍再開の指標としても利用できる。

*灌流圧とは、組織に血液を流すための圧力のこと。
　⇨冠灌流圧＝心臓の冠動脈に流すための圧力
　　＝大動脈圧（AoD）− 右心房圧（RAD）
　　D：拡張期

人工呼吸法

人工呼吸の目的は、肺に還流してきた血液のうち、循環停止中に全身に蓄積した二酸化炭素を体外に排泄にさせ、酸素を供給することである。胸部圧迫法でも述べたように、CPR中の胸部圧迫により得られる心拍出量は正常の30％程度であり、過度に人工呼吸を行っても血液は酸素化されない。むしろ、人工呼吸は胸腔内圧上昇により心臓への静脈還流を低下させ、冠還流圧を低下させてしまう。したがって、CPR中の人工呼吸は過換気を避け、10回/分、1回換気量（TV）＝10mL/kg、吸気時間1秒以内を目安に気道内圧も上昇させすぎないように注意しなければならない。

●病院施設内で2人以上の救助者がいて気管チューブがある場合

胸部圧迫をしながら気道を確保し、胸部圧迫に関係なく（胸部圧迫と同時でもよい）1分間に10回のペースで人工呼吸を実施する。

●院外などの医療器具がない場合や救助者が一人しかいない場合

胸部圧迫を30回実施したのち、口―鼻による人工呼吸を2回実施する（胸部圧迫（C）：人工呼吸（V）＝30：2）。この場合、胸部圧迫を継続しながら、胸部圧迫と同時に口―鼻呼吸をしてしまうと気道ではなく食道内に送気してしまうため、たとえ2人いても胸部圧迫を中断してから人工呼吸を行う必要がある（**図5**）。

人工呼吸は常に一定の条件で実施することで前述した胸部圧迫の質としてEtCO2を利用することができる。同じ条件で人工呼吸をした場合に、EtCO2が上昇すれば心拍出量は増加していることを意味し、胸部圧迫が適切かどうかの指標となる。以上のことより、EtCO2の値により呼吸条件は変化させる必要はなく一定の条

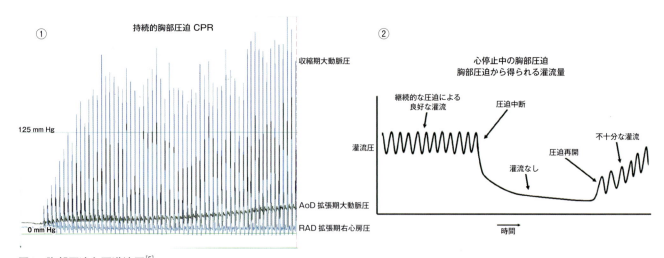

図4 胸部圧迫と冠灌流圧[5]
①胸部圧迫を持続することにより冠灌流圧は上昇
②胸部圧迫の中断により冠灌流圧は0に近付く[5]

件で実施することが重要である。

2次救命処置：ALS (Advanced Life Support)（図1）

2分間のBLS（胸部圧迫と人工呼吸）の間に、①モニタリングの開始、②投薬路の確保（動画4）、③拮抗薬の投与を行う。そしてBLS開始から2分後に症例の評価をする。

モニタリング

CPR中に必要な生体情報モニターは心電図とEtCO$_2$である。心電図はBLS2分後の「症例の評価」に必要であり、心電図波形（図6）により治療が異なる。VFまたはPVTであれば電気的除細動を、心静止またはPEAであればエピネフリンやアトロピンを4分ごと（BLS2周期に1度）投薬し、再度2分間のBLS（胸部圧迫と人工呼吸）を実施する。

EtCO$_2$は前述したように心拍出量と相関することから、胸部圧迫が効率よく行われているかの判断指標となる。犬では＞15mmHg、猫では＞20mmHgのEtCO$_2$が得られている場合にはROSCの可能性は高くなる[1]。また、ROSCに伴い、急激に肺および全身血流は増加しEtCO$_2$も急上昇することから、ROSCの判断材料にもなる。注意しなければいけないことは、重炭酸ナトリウム投与時には急激にEtCO$_2$が上昇するのでROSCと混同してはならず、また的確な胸部圧迫の指標にもならない。

その他、CPR中に確認すべきことは、電解質異常や気胸である。前述した通り、低カルシウムや高カリウムであれば電解質補正がROSCの一助になる。

投薬経路の確保

CPAまたはCPR中に血管を確保することは困難であることが多い。虚脱した血管は駆血帯を使用しても浮き上がることは少なく、通常の血管留置よりも難易度は高くなる。駆血部位よりも末梢部位を何回も揉むことで血管が確認されれば静脈留置を行う。CPR中に胸部圧迫による体動の影響を受けづらいのは後肢や下側にある前後肢である。迅速に血管を確保し投薬することができればどの部位でもよい。

もし、上記静脈の確保が困難である場合には迷わず骨髄路を確保し投薬するべきである。電動式骨髄路確保システム（EZIO：テレフレックスメディカルジャパン株式会社、ARROW® EZ-IO、図5-1、2）を使用することで、迅速かつ容易に骨髄路を確保することが可能であり、血管が確保できない場合の代替法として推奨されている[7]。血管や骨髄路が確保できない場合には、気管内投与や鼻粘膜投与が選択される。気管内投与には、エピネフリン、アトロピン、リドカイン、ナロキソンが使用できるが、一般的な投与量は静脈内投与の10倍量必要になり、約5mLの滅菌精製水または生理食塩水で希釈し、気管分岐部を越えて投与する必要がある[8〜11]。

拮抗薬投与

心肺停止の前にオピオイド、ベンゾジアゼピン、そしてα2作動薬などの投薬がされ、CPAの一要因として疑われる場合には、投薬経路確保後すぐに拮抗薬を投薬する。

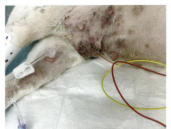
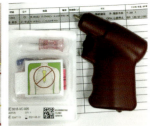

図5-1　骨髄留置
左脛骨内側に設置。EIZO骨髄ニードル（テレフレックス社）使用

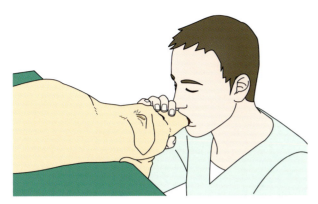

図5　口ー鼻呼吸
動物の口を閉じ、口と鼻周囲をくわえこむようにして2回送気。このとき、犬の顔を持ち上げてしまうと首（気道）が曲がりうまく送気できなくなるため、曲げないように注意する

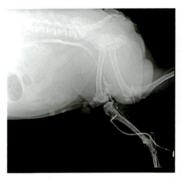
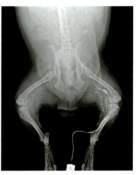

図5-2　骨髄留置した症例の骨髄造影写真
左脛骨内側に設置。脛骨内の骨髄からすぐに脛骨周囲の静脈へ入り、大腿静脈、後大静脈へ流れていく

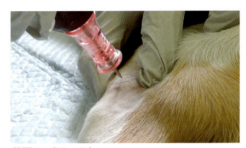

動画4　(Movie)

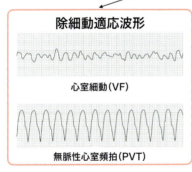
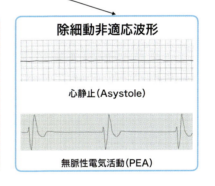

図6　心電図の評価

症例の評価

2分間のBLS後は胸部圧迫を中断して心電図および症例の評価を行う。心電図の波形図6により除細動適応波形（VF、PVT）と除細動非適応波形（Asystole、PEA）、そして自己心拍再開に分類する。除細動非適応波形であれば投薬を第一選択とし、除細動適応波形であれば除細動を第一選択する。投薬および除細動のどちらの処置後も再び2分間のBLSを再開する。

除細動非適応波形

心電図波形が除細動非適応波形（Asystole、PEA）の場合には、エピネフリンを中心とした投薬を実施する。薬剤投与各薬剤の投薬量は表1（本記事最終頁）を参照。

● エピネフリン

アドレナリン作動薬であり、血管収縮作用（α受容体作動）と陽性変力・変時作用（β受容体作動）がある。心拍動再開には大動脈圧を上昇させ、冠灌流圧を上昇させる必要がある。CPAより早期にエピネフリンを投与することでROSCや生存退院率の向上が期待できる。エピネフリンは除細動非適応波形であるAsystoleとPEAの波形時に3〜5分ごと（BLS2周期に1回）に投薬することが推奨され、初期は低用量

（0.01mg/kg）で開始する。10分以上持続するCPAの場合には高用量（0.1mg/kg）を考慮するが、高用量を使用するエビデンスレベルは低い。高用量エピネフリンはROSC達成率を増加させるが、心筋虚血や不整脈などの有害事象発生率が増加し、また、低用量と比較し生存退院率や神経学的転機を改善することができないことが報告されており、現段階では第一選択としては推奨されていない[12,13]。

除細動適応波形時におけるエピネフリンの投薬のタイミングは人医療においても議論されている問題であり、除細動発見時または除細動2回目あるいは3回目に投与するべきかはさらなる研究が必要である。本ガイドラインでは、持続する難治性心室細動や脈なしVTの場合に投与を考慮する。

● バソプレシン

バソプレシンは強力な血管収縮薬であり、末梢血管を収縮（V1受容体作用）することで大動脈圧を上昇させる。エピネフリンのように陽性変力・変時作用がないため、心筋虚血を悪化するような有害作用はないことが特徴である。犬猫においてエピネフリンと比較しバソプレシンの有効性を示した研究はほとんどなく[14]、人医療においても現段階でエピネフリンに変えてバソプレシンを第一選択にするという根拠は乏しく、またその逆もいえるのが現状である[15~17]。また人医療において、エピネフリンとバソプレッシンの併用投与エピネフリン単独と比較してその有効性は示されていない[18]。本ガイドラインでは0.8単位／kgを3~5分ごと投与することを推奨している。

● アトロピン

迷走神経遮断薬であり、心拍数の増加が見込める薬剤の一つであるが、CPRにおいて有効性を示した報告は乏しいのが実際である[19]。しかし、アトロピンによる有害作用も少ないため、現段階ではCPRの標準薬として使用されている。

● 重炭酸ナトリウム

CPAにより循環停止した各臓器では嫌気的代謝が行われ、代謝性アシドーシスに陥っていることが一般的である。重炭酸ナトリウムの使用が転機を改善したという報告もある[20~22]が、短期および長期の転機悪化と関連していたという報告または有効性は認められなかったという報告[23,24]が多く、ルーチンに使用する

ことは推奨されない。10分以上経過したCPAにおいて、重炭酸ナトリウム1mEq/kg投与することが推奨されている。当院では、血液ガス検査を実施し、重度代謝性アシドーシスを認めた場合に、上記投与量を考慮している。呼吸性アシドーシスの場合には、重炭酸ナトリウム投与によりさらに呼吸性アシドーシスを招く可能性が高いので禁忌または注意が必要である。

● カルシウム剤

CPR時にルーチンにカルシウム剤を投与することは有害である[25~27]。カルシウムの過負荷は、心筋および神経損傷と関連していることから、重度の高カリウム血症、低カルシウム血症そしてカルシウムチャネルブロッカーの過剰投与時のみ考慮される。

● 抗不整脈薬

心電図で心室細動（VF）または無脈性心室頻拍（PVT）を確認した場合には、電気的除細動が適応となるが、電気的除細動に抵抗性の場合にはアミオダロンが第一選択薬になる。アミオダロンが使用できない場合にはリドカインが選択されるが、これら薬剤による化学的除細動の効果は乏しく、電気的除細動の補助的な役割であることを留めておく必要がある。

● 輸液

CPR中のルーチンな輸液剤投与は冠灌流圧の低下に関連しているとの動物実験報告[28,29]があり、前述した通り冠灌流圧の低下はROSCの可能性を低下させる。このRECOVERガイドラインでは、多量の出血や重度の脱水が認められる場合のみ輸液投与を推奨している。

除細動適応波形

心電図波形はVFとPVTであり、これらの心電図波形を示すとき、心室筋細胞は無秩序かつ非規則性に異常活動している（動画5）。この状態を放置しておくと心筋の酸素消費量は増大し、さらに心筋のエネルギーは枯渇し、除細動が1分遅れるごとにROSC率が10%低下すると報告されている。したがって、VFまたはPVTを認めた場合にはすぐに除細動しなければならない。除細動の目的は、無秩序な異常活性を終息させて 細動波を停止させることが目的であり、除細動成功時の心電図はAsystole、PEAまたは正常洞調律となる。前胸部叩打法は、電気的除細動を利用できない場合にのみ考慮されるが無効に終わるだろう。

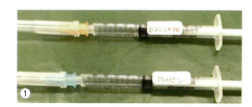
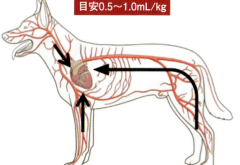
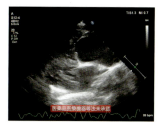
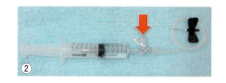
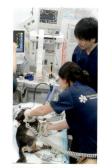

図6 薬剤投与の準備
①低用量エピネフリンは微量になるため、正確に投与するために10倍希釈液を用い、0.1mL/kgの投与量になるよう調節しラベルを貼っている
②投薬を簡単にするために翼状針＋三方活栓＋フラッシュ用生理食塩水を留置針に接続しておく。↓から緊急薬を投薬

動画5 (Movie)

動画6 (Movie)

除細動方法（図7、動画6）

除細動器には一相性または二相性の2種類があり、二相性除細動器は低い放電エネルギーで効果的にVFを停止でき、心筋損傷が少ない利点がある[30]。胸腔外除細動を実施する場合、一相性であれば4〜6J/kg、二相性であれば2〜3J/kgに近い放電エネルギーに設定し、除細動パドルには除細動用ゲルを十分に塗布する。アルコールなどで濡れている場合には引火の恐れがあるため拭き取る必要がある。心臓を挟み込むようにパドルを押し当て、動物に触れていないことを確認したら除細動する。除細動後実施後は、心電図を確認するのではなく、すぐに2分間のBLS（胸部圧迫と人工呼吸）を開始する。最初の電気ショックで除細動できなかった場合には、放電エネルギーを約50％増加させ再度除細動を実施する。それでも除細動に成功しない場合には、アミオダロンやリドカインなどの薬剤投与を考慮する。

ROSCの確認

ROSCが成功したか否かを判断するには、脈拍の触知、急激なEtCO₂の上昇、ECGでの洞調律の確認を確認する。ROSC直後は脈拍も弱いため困難なことが多いが、EtCO₂は明らかに上昇するので確認しやすい（図8、動画7）。ROSC直後に自発呼吸が回復する症例もいれば、意識レベルが低く集中的な治療が必要な症例まで様々である。ROSC後は、再度CPAにならないように、CPA原因を探索し各種検査を行っていく。ROSC達成後は、「心拍動再開後の治療（PCA Care）のアルゴリズム」に則って状態が安定するまで集中治療が必要になる。

心拍動再開後の治療（Post-Cardiac Arrest Care）

心拍動再開はゴールではなくはじまり（スタート）である。一度CPAに移行した動物では状態は不安定であり、またROSC直後はCPAになった原因が除去されているわけでもない。したがって、原因の究明と状態安定化に努める必要がある。海外での報告になるが、ROSC達成した症例の約60％は再度CPAになるか安楽死の処置を受けたという報告がある。そして、現在の獣医療では実際に生存退院できた犬猫はCPRを実施した症例の1割にも満たないことが現実である。少しでも救命率および生存退院率を上昇させるためには集中的な治療体制が要求される。

安定化のための治療指針（図9）

心停止後は複雑な病態が絡み合って、呼吸、循環、脳神経、代謝が不安定または不全状態になっている。RECOVERガイドラインのPCA Careアルゴリズムに沿って①呼吸状態の至適化、②循環動態の至適化、そして③神経保護戦略を開始する。

PCA Careのモニタリング（図10）

CPR中のモニター（ECG、EtCO₂）に加え、血圧（観血的動脈血圧、可能であれば中心静脈圧も）、経皮的酸素飽和度（SpO₂）、体温、尿量、血液ガス（PaO₂、PaCO₂、乳酸など）を準備する。後述するが、呼吸循

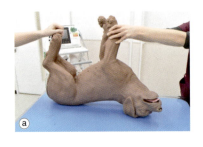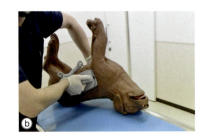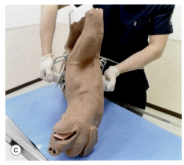

図7 除細動の方法
動物を仰向けにし、除細動パドルで胸壁を左右から挟み込むようにする。周囲の人間や除細動実施者が動物の体と触れないように注意する

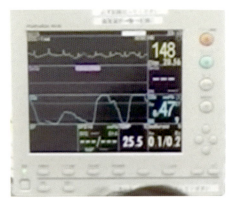

図8 自己心拍再開後のEtCO₂の急激な上昇

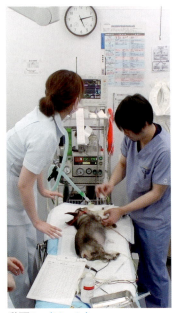

動画7 (Movie)

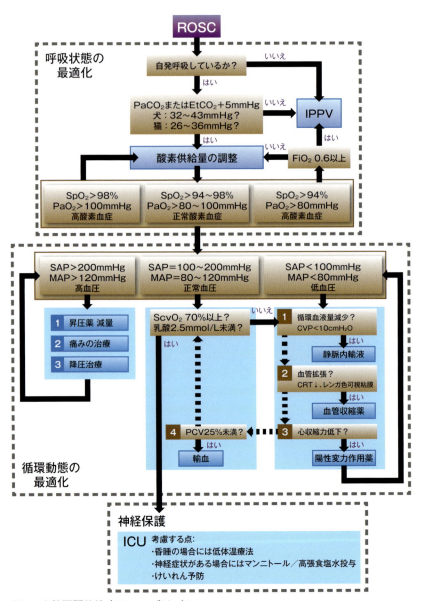

図9 心拍再開後治療のアルゴリズム

環動態の把握には血液ガス(動脈血)や観血的動脈圧測定が必要になるため、動脈ラインの確保も必要になる。
動脈ラインは足背動脈を第一選択とし、留置困難であれば大腿動脈に留置している。

呼吸至適化戦略

ROSCが達成され自発呼吸が再開されても気管チューブを抜去してはならない。必ず換気能、酸素化能の評価を行い、かつ循環動態が安定している状態を確認してから抜管を行う。

換気能

　換気能とは十分に肺でガス交換が行え、二酸化炭素を排泄でき血液中に二酸化炭素が蓄積していないか確認することであり、血液ガス($Pa(v)CO_2$)や$EtCO_2$が指標になる。

　至適二酸化炭素分圧は、犬$PaCO_2$＝32〜43mmHg($EtCO_2$＝27〜38mmHg)、猫$PaCO_2$＝26〜36mmHg($EtCO_2$＝21〜31mmHg)になる。$PaCO_2$の上昇は血管拡張作用があり、脳血流を増加させ脳圧を亢進する可能性があり、また、逆に過換気による$PaCO_2$の低下は脳血流の減少を招く。適切な脳血流を保ち、脳を保護することが重要である。何らかの理由で自発呼吸が弱いまたは消失している症例では、人工呼吸なしでは体内に二酸化炭素は蓄積し呼吸性アシドーシスを招く。自発呼吸では換気能を維持できない場合には、間欠的陽圧換気(SIMVモード)や補助換気(PSVモード)を適応するか、自発呼吸を消失させ強制換気(P／VCVモード)を行う必要がある。人工呼吸を継続しながら換気能低下の原因の検索を行い換気能回復に努める。換気能低下の原因には、頭蓋内疾患、神経疾患、呼吸筋疲労、気胸や胸水貯留などがある。

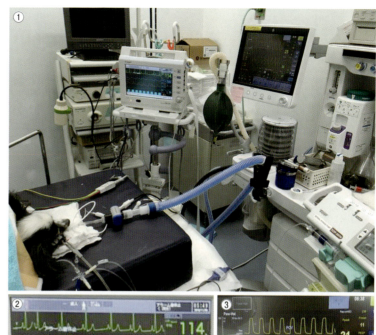
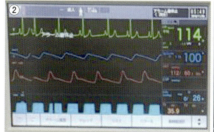
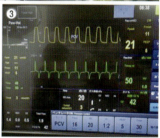

図10　PCA Careの集中治療モニタリング
①ECG、観血的動脈血圧、SpO_2、$EtCO_2$、体温、尿量モニタリング、エコーマットの上に保定し、動かさずにエコー検査を実施
②生体情報モニター、FUKUDA DENSHI DS-8100
観血的血圧2ライン測定可能、Masimo社のSpO_2を搭載
③人工呼吸グラフィックモニターGE：Carestation 620　人工呼吸モード：PCV FiO_2＝0.4、呼吸回数20回／分、気道内圧Max 21cmH$_2$O PEEP 5cmH$_2$O、1回換気量50mL(15mL/kg)吸気：呼気＝1：2

酸素化能

　酸素化能とは、血液中に十分な酸素があり各臓器へ提供できているかどうかを確認することであり、血液ガス(PaO_2)や経皮的酸素飽和度(SpO_2)が指標となる。至適酸素分圧は、犬猫ともにPaO_2＝80〜100mmHg(SpO_2＝94〜98％)になる。ROSC達成後は100％酸素(FiO_2＝1.0)吸入を行なっているが、十分な酸素化が得られている(前述した至適酸素化が得られている)場合には、吸入酸素濃度を少しずつ減少させ、肺酸素中毒を回避する。十分な酸素濃度にもかかわらず至適酸素化が得られない場合には、原因の検索と呼気終末陽圧(PEEP)などにより酸素化を補助する必要がある。酸素化能低下として多い原因には、肺水腫や肺炎などが多く、これらの疾患では十分な酸素化能に改善するまでに長時間の人工呼吸治療が必要になることが多い。

循環至適化戦略

　ROSC後は呼吸同様に不安定であり、再灌流障害や心停止後心筋障害(βアドレナリン受容体減少など)により十分な循環や心拍出量を維持することが困難であることが多い。前負荷の是正、心収縮力の補助、血管収縮性の維持が循環管理には必要である。血圧の目標は収縮期100〜200mmHg、平均80〜120mmHgである。オシロメトリックのような非観血的動脈血圧測定では測定できないことが多く、動脈に留置やカテーテルを挿入して直接的に測定することが必要である。循環動態が至適化のゴールは、血圧(収縮期・平均)、尿量、乳酸値、中心静脈血酸素飽和度($ScvO_2$)を指標に判断する。

前負荷

　前負荷が十分であるかの評価は難しい。RECOVERガイドラインでは中心静脈圧(CVP)＜10mmHgを一

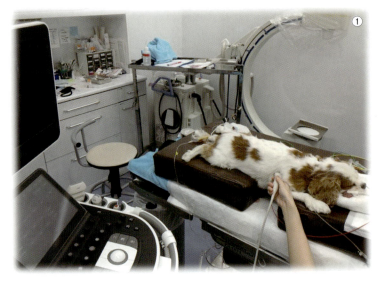
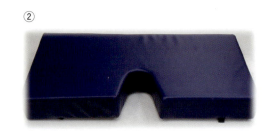

図11 PCA Care時のエコー検査
①エコープローブを入れることができるエコーマットを使用して体位変換せずに実施できる
②エコーソフトマット(L)厚さ13cmのタイプ
[(株)IS Vet Medical http://www.is-vet-medical.com]

つの基準とし、輸液負荷が必要か判断することを推奨している。当院では、心エコー図検査により心腔サイズや1回拍出量の呼吸性変動を指標に輸液負荷が必要か判断している(図11)。

心収縮性

収縮力の評価には心エコー図検査が必要である。収縮力低下が認められた場合にはドブタミン(7~20μg/kg/min)などの陽性変力薬の投与を行う。僧帽弁閉鎖不全症などの左心不全ではピモベンダン注射剤(輸入薬：0.15mg/kg IV)なども有効である。

血管収縮性

上記2項目が問題ないにもかかわらず遷延する血圧低下の場合には、血管拡張が低血圧の原因である可能性が高い。ドパミン(5~20μg/kg/min)やノルアドレナリン(0.1~2.0μg/kg/min)などの血管収縮薬を投与し血圧維持に努める。

循環至適化のゴール

十分な血圧や循環が得られれば尿が産生され、血漿乳酸値は低下する。尿量＞1~2mL/kg/時、血漿乳酸値＜2.5mmol/L、また測定可能であれば中心静脈血酸素飽和度($ScvO_2$)≧70%を治療目標に循環管理を行う。

神経保護

意識状態が回復しない動物では脳障害の可能性がある。循環停止による低酸素またはその他の原因で受傷した脳へのダメージが可逆的なものかまたは不可逆的なものかの判断は困難である。ROSC後数分から数時間のうちに12~24時間軽度低体温療法(32~34℃)をした場合に、神経学的障害のない生存退院率が向上したことが人医療で報告されている[31]。昏睡状態にある動物に対して、脳とその他の臓器を保護するために軽度低体温療法は有効な治療法になる可能性がある。もし、自然に軽度ないし中等度低体温(32℃以下)になっている場合には能動的な復温は避けるべきである。また、復温する場合には急激な体温上昇を避け0.5℃/時の速度でゆっくり復温する必要がある。

いっぽう、ROSC後に正常体温を超える体温上昇は、脳の回復を阻害することがある。高体温を認める場合には正常体温域まで冷却する必要がある。

その他の重要事項

CPRの定期的なトレーニング

RECOVERガイドラインでは少なくとも6ヵ月ごとのCPRトレーニングを行うことを推奨している。定期的なCPRトレーニングを行うことで、胸部圧迫や人工呼吸などの様々な処置に着手するまでの時間が短縮される。また、CPR実施後に手技の再確認や知識の共有を行うこともCPR治療成績向上に貢献するであろう。

参考文献

[1] Hofmeister EH, Brainard BM, Egger CM, et al. Prognostic indicators for dogs and cats with cardiopulmonary arrest treated by cardiopulmonary cerebral resuscitation at a university teaching hospital. J Am Vet Med Assoc 2009；235(1)：50-57.
[2] Fletcher DJ, Boller M, Brainard BM, et al. RECOVER evidence and knowledge gap analysis on veterinary CPR. Part 7：Clinical guidelines J

Vet Emerg Crit Care 2012；22(S1)：S102-S131.

[3] J Vet Med Sci. 2018 Mar 30；80(3)：518-525. doi：10.1292/jvms.17-0107. Epub 2018 Jan 29. Clinical outcome of canine cardiopulmonary resuscitation following the RECOVER clinical guidelines at a Japanese nighttime animal hospital. Kawase K1,2, Ujiie H1, Takaki M1, Yamashita K

[4] Dick WF, Eberle B, Wisser G, Schneider T. The carotid pulse check revisited：what if there is no pulse? Crit Care Med. 2000 Nov；28(11 Suppl)：N183-5.

[5] Berg RA, Sanders B, Kern KB, et al. Adverse Hemodynamic Effects of Interrupting Chest Compressions for Rescue Breathing During Cardiopulmonary Resuscitation for Ventricular Fibrillation Cardiac Arrest. Circulation 2001.13；104(20)：2465-70.

[6] Hogen T, Cole SG, Drobatz KJ. Evaluation of end-tidal carbon dioxide as a predictor of return of spontaneous circulation in dogs and cats undergoing cardiopulmonary resuscitation. J Vet Emerg Crit Care (San Antonio). 2018 Sep；28(5)：398-407. doi：10.1111/vec.12755. Epub 2018 Aug 17.

[7] Allukian AR, Abelson AL, Babyak J, Rozanski EA . Comparison of time to obtain intraosseous versus jugular venous catheterization on canine cadavers. J Vet Emerg Crit Care (San Antonio). 2017 Sep；27(5)：506-511.

[8] Efrati O, Barak A, Ben-Abraham R, et al. Hemodynamic effects of tracheal administration of vasopressin in dogs. Resuscitation 2001；50(2)：227-232.

[9] Paret G, Mazkereth R, Sella R, et al. Atropine pharmacokinetics and pharmacodynamics following endotracheal versus endobronchial administration in dogs. Resuscitation 1999；41(1)：57-62.

[10] Paret G, Vaknin Z, Ezra D, et al. Epinephrine pharmacokinetics and pharmacodynamics following endotracheal administration in dogs：the role of volume of diluent. Resuscitation 1997；35(1)：77-82.

[11] Manisterski Y, Vaknin Z, Ben-Abraham R, et al. Endotracheal epinephrine：a call for larger doses. Anesth Analg 2002；95(4)：1037-1041, table of contents.

[12] Gueugniaud PY, Mols P, Goldstein P, et al. A comparison of repeated high doses and repeated standard doses of epinephrine for cardiac arrest outside the hospital. European Epinephrine Study Group. N Engl J Med. 1998 Nov 26；339(22)：1595-601.

[13] Brunette DD, Jameson SJ. Comparison of standard versus high-dose epinephrine in the resuscitation of cardiac arrest in dogs. Ann Emerg Med 1990；19(1)：8-11.

[14] Buckley GJ, Rozanski EA, Rush JE. Randomized, blinded comparison of epinephrine and vasopressin for treatment of naturally occurring cardiopulmonary arrest in dogs. J Vet Intern Med 2011；25(6)：1334-1340.

[15] Aung K, Htay T. Vasopressin for cardiac arrest：a systematic review and meta-analysis. Arch Intern Med 2005；165(1)：17-24.

[16] Wyer PC, Perera P, Jin Z, et al.Vasopressin or epinephrine for out-of-hospital cardiac arrest. Ann Emerg Med 2006；48(1)：86-97.

[17] Mukoyama T. Kinoshita K. Nagano K. Reduced effectiveness of vasopressin in repeated doses for patients undergoing prolonged cardiopulmonary resuscitation. Resuscitaion 2009：80：755-61.

[18] Gueugniaud PY, David JS, Chanzy E, et al.Vasopressin and Epinephrine vs. Epinephrine Alone in Cardiopulmonary Resuscitation. N Engl J Med 2008；359：21-30.

[19] DeBehnke DJ, Swart GL, Spreng D, et al. Standard and higher doses of atropine in a canine model of pulseless electrical activity. Acad Emerg Med 1995；2(12)：1034-1041. Blecic S, Chaskis C, Vincent JL. Atropine administration in experimental electromechanical dissociation. Am J Emerg Med 1992；10(6)：515-518.

[20] Weaver WD, Fahrenbruch CE, Johnson DD, et al. Effect of epinephrine and lidcaine therapy on outcome after cardiac arrest due to ventricular fibrillation. Circulation 1990；82：2027-2034.

[21] Bar-Joseph G, Abramson NS, Kelsey SF, et al. Improved resuscitation outcome in emergency medical systems with increased usage of sodium bicarbonate during cardiopulmonary resuscitation. Acta Anaesthesiol Scand. 2005 Jan；49(1)：6-15.

[22] Bar-Joseph G, Weinberger T, Castel T, et al. Comparison of sodium bicarbonate, carbicarb, and THAM during cardiopulmonary resuscitation in dogs. Crit Care Med 1998；26(8)：1397-408.

[23] Weng YM1, Wu SH, Li WC , et al. The effects of sodium bicarbonate during prolonged cardiopulmonary resuscitation. 2013；Am J Emerg Med.；31(3)：562-5

[24] Bleske BE, Rice TL, Warren EW. An alternative sodium bicarbonate regimen during cardiac arrest and cardiopulmonary resuscitation in a canine model. Pharmacotherapy 1994；14(1)：95-99.

[25] Papastylianou A, Mentzelopoulos S. Current pharmacological advances in the treatment of cardiac arrest. Emergency medicine international. 2012；20121-20129.

[26] Harrison EE, Amey BD. The use of calcium in cardiac resuscitation. Am J Emerg Med. 1983 Nov；1(3)：267-73.

[27] Stueven HA, Thompson BM, Aprahamian C, Tonsfeldt DJ . Calcium chloride：reassessment of use in asystole.Ann Emerg Med. 1984 Sep；13(9 Pt 2)：820-2.

[28] Yannopoulos D, Zviman M, Castro V, et al. Intra-cardiopulmonary resuscitation hypothermia with and without volume loading in anischemic model of cardiac arrest. Circulation 2009；120(14)：1426-1435.

[29] Voorhees WD, Ralston SH, Kougias C, et al. Fluid loading with whole blood or Ringer's lactate solution during CPR in dogs. Resuscitation 1987；15(2)：113-123.

[30] Leng CT, Paradis NA, Calkins H, et al. Resuscitation after prolonged ventricular fibrillation with use of monophasic and biphasic waveform pulses for external defibrillation. Circulation 2000；101：2968-2974.

[31] Bernard SA, Gray TW, Buist MA, et al.Treatment of comatose sueivors of out-of-hospital cardiac arrest with induced hypothermia. N Engl J Med. 2002；346：557-563.

表1 心肺蘇生に使用される薬剤と除細動エネルギーの体重別換算表

	薬剤	体重（kg）投与量	2.5	5	10	15	20	25	30	35	40	45	50
			mL	mL	mL	mL	mL	mL	mL	mL	mL	mL	mL
心停止	低用量エピネフリン (1mg/mL) BLS周期2回おき×3	0.01mg/kg	0.03	0.05	0.1	0.15	0.2	0.25	0.3	0.35	0.4	0.45	0.5
	高用量エピネフリン (1mg/mL) CPRが遷延した場合	0.1mg/kg	0.25	0.5	1	1.5	2	2.5	3	3.5	4	4.5	5
	バソプレッシン (20U/mL)	0.8U/kg	0.1	0.2	0.4	0.6	0.8	1	1.2	1.4	1.6	1.8	2
	アトロピン (0.5mg/mL)	0.04mg/kg	0.2	0.4	0.8	1.2	1.6	2	2.4	2.8	3.2	3.6	4
不整脈	アミオダロン (50mg/mL)	5mg/kg	0.25	0.5	1	1.5	2	2.5	3	3.5	4	4.5	5
	リドカイン (20mg/mL)	2mg/kg	0.25	0.5	1	1.5	2	2.5	3	3.5	4	4.5	5
拮抗薬	ナロキソン (0.2mg/mL)	0.04mg/kg	0.5	1	2	3	4	5	6	7	8	9	10
	フルマゼニル (0.1mg/mL)	0.01mg/kg	0.25	0.5	1	1.5	2	2.5	3	3.5	4	4.5	5
	アチパメゾール (5mg/mL)	100μg/kg	0.05	0.1	0.2	0.3	0.4	0.5	0.6	0.7	0.8	0.9	1
除細動	体外式除細動 (J) 単相性	4~6J/kg	10	20	40	60	80	100	120	140	160	180	200
	体内式除細動 (J) 単相性	0.5~1J/kg	2	3	5	8	10	15	15	20	20	20	25

救急医療編
循環血液減少性ショック
Circulating blood-reducing shock

中村　篤史
Atsushi Nakamura, D.V.M.
一般社団法人東京城南地域獣医療推進協会
TRVA夜間救急動物医療センター

はじめに

　ショックとは、細胞でのエネルギー産生が十分に行われていない状態という定義で説明される[1]が、臨床的には循環障害を引き起こす各原因により、生命維持が困難となり、死の危険を伴う状況である。この循環障害は、循環血液減少性、心原性、血液分布異常性、閉塞性の4つの原因により生じ、病態の進行に伴い、臓器血流の減少の結果、多臓器不全に陥ることで死にいたる。なかでも循環血液減少性ショックは、最も臨床的に遭遇しやすいものである[2]。循環血液減少性ショックは、循環血液量が減少した結果、組織灌流障害を引き起こし、ショックにいたる。初期は、2,3-ビスホスホグリセリン酸レベルの増加や酸素解離曲線の右方変移や血液粘稠度の減少など、いくつもの代償機構により組織灌流量を維持するように働く。しかしながら、循環血液量の30%を喪失した際、代償機能が限界となり、臓器障害を引き起こす。循環血液減少の原因には、出血（外傷、医原性、腫瘍、殺鼠剤中毒など）、体液喪失（嘔吐、下痢、腎障害など）、熱傷、浮腫、腹水などがある[3]。

　本稿では、循環血液減少性ショックのなかでも最も遭遇しやすいと思われる非外傷性腹腔内出血について初期治療を中心に解説する。

問診

　交通事故や落下、人に蹴られたなど、明らかな外傷イベント後に活動性の低下や起立不能、粘膜蒼白などの臨床徴候があれば、胸腔内や腹腔内での出血を疑うことは可能であるが、自然発症性（非外傷性）の腹腔内出血である主訴は、昨日から食欲がない、元気がない、などの不定愁訴がほとんどである。また、落ち着きがない、歩きたがらない、震える、あるいは嘔吐、流涎といった運動器疾患や消化器疾患と間違えてしまうような場合もある。このような症例に対して、腹腔内出血の初期にもかかわらず、運動器疾患や消化器疾患への対症治療を行ってしまい、後にショック症状を引き起こし運び込まれるといったこともおこり得る（**表1**）。

　また、殺鼠剤や飼い主が服用しているワルファリンなどの誤飲の可能性も確認しておくべきである（抗凝固剤中毒の場合、関節内出血、前眼房出血、心膜液貯留などを同時に認めることもある）[4]。犬種や性別、年齢などシグナルメントにも注意を払うべきである。若齢犬であれば遺伝性の血液凝固異常を引き起こす疾患（フォンビルブランド病、血友病など）を鑑別に挙げて考えなければならない。

表1 非外傷性腹腔内出血症例の主訴

急に歩かなくなった
急に元気がなくなった、ぐったりする
立ち上がらない
ふらつき（後肢に力が入らない）
気持ち悪そう
嘔吐
流涎
震え
食欲がない
お腹の張りが認められる

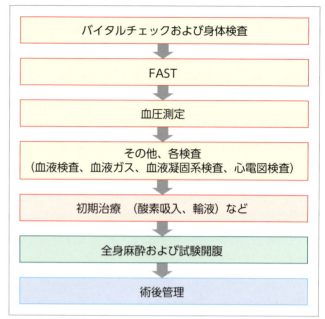

図1　処置の流れ

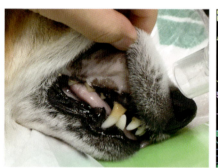

図2　腹腔内出血症例で認められた可視粘膜蒼白

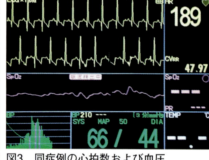

図3　同症例の心拍数および血圧

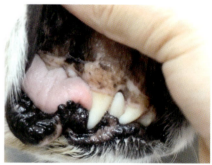

図4　可視粘膜の明らかな蒼白が認められたがこの症例のPCVは33%であった

身体検査

　いずれにせよショックの診察および処置の流れにおいて最も重要なのは身体検査である(**図1**)。

　非外傷性の腹腔内出血は、腹部超音波検査での腹水の検出および穿刺による血様腹水の確認で診断する。この超音波検査を実施するには、問診や身体検査にて腹腔内出血の可能性を鑑別に挙げる必要がある。前述したが、非外傷性の腹腔内出血の場合、不定愁訴であることもあるため、問診内容での特定は困難であることが多い。そのため、身体検査が腹腔内出血の診療の「要」であるといっても過言ではない。

　救急での身体検査の流れは、呼吸器→循環・組織灌流→中枢神経異常の有無→体温や尿路異常などといった生命維持にかかわる問題を順に評価していく。腹腔内出血の場合、2番目の循環・組織灌流の評価において異常が認められる。循環および組織灌流の評価項目には、意識レベル、心拍数、脈質、粘膜色、毛細血管再充填時間（CRT）、体温がある。なかでも、心拍数と粘膜色は初期の腹腔内出血を早期に捉えるために重要な指標であると考える(**図2、3**)。循環動態に影響を及ぼす量の出血がおこると、神経内分泌反応として、数分以内にカテコールアミンやコルチゾールが放出され、心拍数を速め、末梢血管を収縮させることによって脳、心臓、肺、腎臓などの主要臓器への組織循環を補おうとする。この結果、頻脈および粘膜色の蒼白化が認められる。出血量の増加に伴い、起立不能などさらなる意識レベルの低下、頻脈あるいは徐脈、CRTの顕著な延長、四肢末端の冷感が認められるようになる。また、触診での腹部痛、腹囲膨満、腫瘤の触知、腹部波動感を認めることができれば腹腔内出血のヒントになり得るが、腹水貯留に伴う腹部の波動感の検出には、少なくとも40mL/kg以上の腹水貯留が必要であるという報告もある[4,5]。

救急医療編　循環血液減少性ショック

表2　それぞれのショックの状態に対する身体検査所見の変化[6]

		ショック代償期	ショック非代償期の早期	ショック非代償期の遅期
体温		循環確保のため消化管に分布する血管は優先的に収縮がおこり、結腸の血流が減少することで直腸温の低下が認められる。	血管収縮および血流シャントによる消化管の血流減少は継続する。さらに心拍出量の低下もおこりそれに応じて結腸の血流はさらに減少し、低体温は進行する。	血管収縮および血流シャントによる消化管の血流減少は継続するものの、心拍出量の低下が低体温のより大きな原因となる。
心拍数		エピネフリンやノルエピネフリンによるβ_1アドレナリン受容体の刺激により、心拍数の増加が認められる。	心筋への酸素供給の低下に伴い、β_1アドレナリン受容体の刺激にもかかわらず、心拍数は減少しはじめる。	心筋の組織灌流および酸素供給量の低下が心収縮力の低下およびさらなる心拍数の減少を引き起こす。
呼吸数		痛みやストレスにより頻呼吸が生じる。また、呼吸中枢の低酸素を認識することで呼吸数の増加が認められる。	横隔膜や呼吸筋への酸素運搬量の減少に伴い呼吸数は減少していく。	横隔膜や呼吸筋への酸素運搬量の減少によりさらなる呼吸数の減少を引き起こす。
意識レベル		脳組織は十分に酸素を得られているものの、正常時と比較し反応は鈍くなる。疼痛もこれに影響する。	脳の神経細胞は酸素運搬量の減少の影響を受け、意識レベルの低下を認める。	脳への酸素運搬量の減少は継続し、さらなる意識レベルの低下を引き起こす。
可視粘膜色		血管収縮および末梢血流のシャントにより初期に粘膜蒼白が認められる。SIRSに伴う一酸化窒素など強力な血管拡張物質が放出され血管収縮を上回ると充血として認められることもある。	血管収縮および末梢血流のシャントだけでなく、血流運搬能の低下が生じることで粘膜色はさらに悪化していく。	末梢循環の低下に伴い粘膜色はさらに悪化する。細胞の代謝に伴いできた老廃物が組織灌流の低下に伴い除去できなくなったことで、粘膜色は土色に変色する。
CRT		血管緊張度の増加に伴い、CRTは短縮する。	血管内皮細胞に対する酸素運搬の低下により血管の緊張度は低下する。一酸化窒素など血管拡張物質が血管収縮作用を上回る。その結果、CRTは延長しはじめる。	重度の酸素運搬能の低下および一酸化窒素といった血管拡張物質の影響を上回ることで、血管は収縮能を失いCRTはさらに延長する。
平均血圧		血管収縮を引き起こすことで、体はこの段階ではほぼ正常血圧を維持できる。	血管内皮細胞に対する酸素運搬の低下により血管の緊張度は低下する。その結果、血圧は低下しはじめる。	血管内皮細胞に対する酸素運搬の低下により、血管収縮能は失われる。また心拍出量の減少に伴い血管内ボリュームの減少も認められ、さらに血圧は低下する。

循環血液減少性ショックの進行と代償機構について

出血が進行する過程で、生体では重要な生理学的代償反応がおこる。この反応は初期（ショック代償期）、中期（ショック非代償期の早期）、末期（ショック非代償期の遅期）の3つのステージに分けることができる。代償反応を理解することで、それぞれの身体検査所見から動物がどのステージに分類されるのかを把握することができる（表2）。

循環血液減少性ショックの初期（代償期）

脾臓や肝臓などの損傷に伴い、急激に血管内容積が減少すると、末梢迷走神経刺激の減少と交感神経刺激の増加により圧受容器は急性代償性反応を開始する。この結果、①毛細血管動脈平滑筋の収縮、②心拍数の増加、③心収縮力の増加がおこる。毛細血管圧力勾配の変化（血管内膠質浸透圧の増加、血管内静水圧の低下）は、ただちに間質区画から血管内区画に水を移動させる。そして、レニン・アンジオテンシン・アルドステロン系は、腎臓による体液貯留増加をもたらす。

これらのメカニズムは、血管内容量および静脈還流を増加させるのに役立つ。またこれにより心拍出量と動脈血流を増加させる。この代償機構を維持するためにエネルギーが必要とされ、このエネルギー生産のために正常を超える酸素供給が必要とされる。細胞のエネルギー産生に必要な基質であるグルコースは、コルチゾールやACTH、成長ホルモンの作用を介して提供される。

これらの神経内分泌反応は、軽度から中等度の急性血管内容量の減少に十分な代償となり、ショックの代償期をつくりだす。このステージにおける犬での臨床症状は、頻脈、反跳脈、CRTの短縮、正常～やや蒼白した粘膜、そして血圧は正常かしばしば上昇する。猫では疼痛がないかぎり、特異的な代償性ショックの反応（とくに頻脈や毛細血管収縮による可視粘膜の変化はおこりにくい）が表現されにくい傾向にあることを理解しておかなければならない。

循環血液減少性ショックの中期（非代償期の早期）

継続的な出血に伴い、心拍出量が減少すると、交感神経の増幅に伴い末梢血管の収縮と頻脈として現れる。

犬と猫の臨床救急医療

その結果、動脈血流は生命維持に重要な臓器（脳や心臓など）に優先的に分配され、皮膚や筋肉、腹腔内臓器といった末梢臓器は血管収縮により組織灌流が減少する。このため、酸素運搬の減少により嫌気的解糖の結果、乳酸を生じる。この嫌気性代謝時には、乳酸だけでなく、サイトカインやプロスタグランジン、一酸化窒素も同時につくられ、内皮細胞の損傷、細胞の膨化、血管透過性の亢進、血管緊張度の低下を引き起こす。

消化管では大小の潰瘍が発生し、バリア機能は低下する。結果、消化管細菌叢は全身循環内への移行（バクテリア・トランスロケーション）が起こり始める。肝機能の低下により門脈循環でのろ過の低下がおこり、胆汁うっ滞や胆嚢炎が生じる。腎臓では、輸入細動脈の収縮により腎血流量が制限され、平均動脈圧が60mmHgを下回ると乏尿が生じる。虚血により尿細管細胞の壊死が進むことで白血球や尿細管円柱によるネフロンの閉塞を引き起こす。肺循環では、血管収縮によりシャントを形成し、酸素摂取量の減少と二酸化炭素の拡散障害を引き起こす。このような多臓器での細胞機能障害は、非代償期の早期におこりはじめる。このステージにおける臨床症状は、犬では意識レベルの低下は顕著となり、頻脈、可視粘膜蒼白、CRTの延長、大腿動脈の減弱、血圧の低下が認められる。猫では、このステージになりはじめて臨床症状として明らかになる。犬とは異なり、徐脈傾向となり、直腸温の低下、低血圧がおこりはじめる。

このステージにおいて、積極的な体液補正がなされなければ、多臓器損傷および死亡率の増加を引き起こす。

循環血液減少性ショックの末期（非代償期の遅期）

損傷が深刻であり、血管内容量の損失が重度である場合、また、代償応答が無効もしくは不十分である場合、ショックは進行し非代償期の遅期に移行する。長時間の組織低酸素状態は、交感神経を介する血管収縮能は、無効化してしまい、脳や心臓への動脈血液供給も減少していく。その結果、脳の機能不全を生じ、自律神経をコントロールできず、心臓は変時、変力応答を維持できなくなる。これはすべてのショックの最終共通経路である。

炎症や虚血により血管内皮細胞の細胞間隙の分離により、アルブミンや体液は間質へと漏出し、細胞内および間質の水分含有量の増加は、ポンプ機能の低下や毛細血管透過性亢進を引き起こす。さらに循環血液量の減少や浮腫が進行し、細胞内へ酸素を輸送しにくく

なり結果ATPの産生に影響を与える。最終的に細胞膜の機能障害、細胞の腫脹を引き起こし、細胞死をもたらし、臓器機能障害が発生する。

このステージでは、心拍数の減少、白色あるいは灰色の粘膜色、顕著な低血圧、尿産生の停止（無尿）が認められる。このタイミングでの蘇生は非常に困難であり、積極的かつ集中的な治療をしないかぎり（実施したとしても）心肺停止が間近に迫っている。

組織灌流障害（頻脈と可視粘膜蒼白）が疑われれば、FAST

FAST（Focused Assessment with Sonography for Trauma）は、主に循環の異常を認める傷病者に対して、心膜腔、腹腔および胸腔の液体貯留の有無の検索を目的として行う。近年、獣医学領域においても外傷症例に対して体腔内貯留液を検出するための迅速超音波検査についていくつか報告されるようになった。いずれの報告においても、腹部FASTは貯留液（心膜液、腹腔内）の検出のみがターゲットであるため、救急現場において迅速に実施でき、また目的がシンプル（液体の検出）であるため腹部超音波の経験の少ない獣医師でも簡単に実施することができる。FASTでは、右横臥位、立位、伏臥位とし、腹部の4ヵ所にプローブを当てて液体貯留の検出を行う（**図5〜8およびP12図12参照**）。ショック状態にある動物を、仰臥位にすると血液分布の変化により、虚脱を引き起こす可能性があるため注意が必要である。腹水の検出におけるFASTの感度は96%、特異性は100%とされている[7]。FASTにて腹水が確認された際は、腹腔穿刺にて貯留液の性状を確認する。また、4時間ごとにくり返し実施することで貯留液の増減を確認し、病態の進行を判断する。

TIPS

■脾臓VSその他の臓器

出血部位が脾臓であるか、あるいはその他の臓器（肝臓、腎臓、副腎など）であるのかは、このあと実施する手術の難易度に大きくかかわる。そのため事前に把握しておく必要がある。右横臥位にて左肋間部〜腹部正中にかけてプローブを動かし脾臓を十分に観察する。脾臓に明らかな腫大や腫瘤が認められない場合は、腎臓→副腎→肝臓とスクリーニングを進め、腫瘍性病変や周囲の血液貯留を確認する（図9、10）。

救急医療編　循環血液減少性ショック

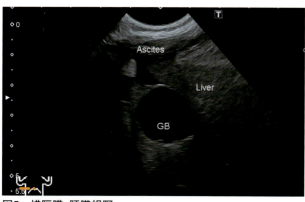

図5　横隔膜-肝臓視野

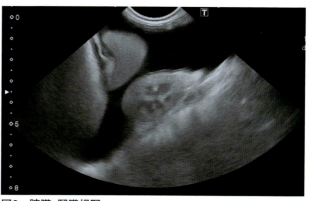

図6　脾臓-腎臓視野

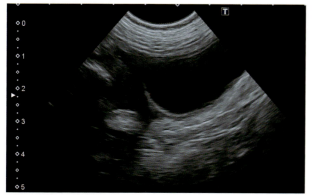

図7　膀胱-結腸視野

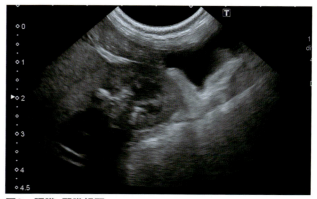

図8　肝臓-腎臓視野

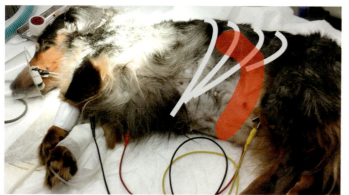

図9　右横臥位にて肋間から臍へとプローブを動かし脾臓のスクリーニングを実施する

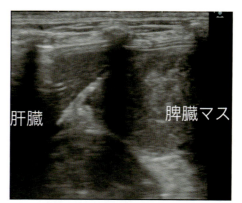

図10　腫瘤の発生が脾臓か否かを判断している様子
脾臓に腫瘤が存在し脾破裂の可能性が考えられた

血圧測定

　FASTにて腹腔内出血が確認された場合、循環血液減少性ショックのステージ（程度）の確認、初期治療での輸液量の検討のため、血圧測定を含めた灌流状態の確認を実施する（図11）。灌流パラメーターのなかでも、心拍数、血圧、CRT、意識レベル、粘膜色、尿量などを指標とする。ここで重要となるのは、血圧の低下がない場合もショック状態であるという認識である。前述したようにショックの代償期あるいは非代償期の早期には、頻脈や粘膜色の変化、意識レベルの変化は認められるものの、血圧は正常に保たれることがある。

同様に血圧が低下している状態はかなりショックが進行した状態にあるということである。

スクリーニング検査

　血液検査では、全血球計算による貧血の程度、血小板数の評価、生化学検査による多臓器不全の評価、血液凝固検査による凝固異常の評価、血液ガス検査による酸塩基平衡、組織灌流状態の評価を実施する。なかでも、貧血の程度の指標になるPCV（ヘマトクリット値）の解釈には気を付けなければいけない。出血初期は、出血の初期では、全血として血液を喪失するため、循

環血液量の減少はあるものの、赤血球の濃度の変化がおこらず、体腔内出血量に対してPCVの低下がおこりにくい。また急性出血に対し、脾臓の収縮に伴い循環血液中に赤血球が放出される。このため、腹腔内出血の判断を、貧血の有無として考えると見落としが生じる可能性もある。時間経過とともに血管内に血漿が以降するため血液希釈がおこり、PCVの低下がはじまる。急性出血の場合は、TPやALBの低下が認められやすいため、必ずTP、ALBの測定を実施する。

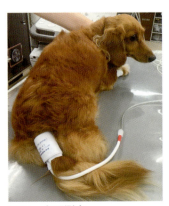

図11　血圧測定
尾根部は心臓の高さと同じ高さになりやすく体動の影響を受けにくいため測定しやすい

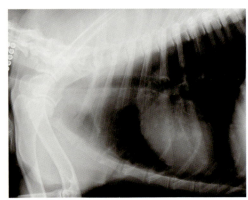

図12　本症例の胸部X線写真
心陰影の縮小化により、心尖部が胸骨から浮上している。また、後大静脈が虚脱している

　胸部X線検査では、腹腔内出血による組織循環の評価、心拡大の有無、肺野の転移巣の確認を実施する。胸部X線検査において組織循環量の低下を評価する際、心陰影の縮小化、後大静脈の虚脱、肺血流の低下に伴う透過性亢進像が認められる(図12)。

　後大静脈径は正常でも、呼吸運動により多少の影響を受けるため、顕著に虚脱している場合のみ、循環血液量の低下を疑う。次に心拡大の有無を検討する。心拡大が認められる際は、うっ血性心不全(僧帽弁逆流や拡張型心筋症など)や血管肉腫に起因する心タンポナーデの可能性を考え、心エコー検査を実施する。また、腹腔内出血の原因が腫瘍性疾患であった場合、肺野の転移の有無、リンパ節などの確認を行う。その他、胸水や気胸の有無、肺炎などの肺実質病変などの確認も実施する。

　心エコー検査では、主に左室内腔の血液量および左室の収縮能、心臓周囲の液体および結節の有無に関して評価を行う。腹腔内出血が生じると、一般的には循環血液量の低下に伴い前負荷が低下し、心臓のなかの血液量の低下(心室拡張末期容積の低下)が認められる。しかし、既往歴としてうっ血性心不全(拡張型心筋症や僧帽弁、三尖弁逆流症など)がある場合は、房室弁逆流、FS(左室内径短縮率)の低下の有無を評価する。うっ血性心不全が認められる際は、ショック時輸液を実施する際、輸液量や投与速度に関して注意しなければならない。その他、心膜液貯留や心臓腫瘍の有無の確認を実施する。

初期治療(酸素化と輸液)

　近年、急速大量輸液による合併症(浮腫、低体温、血液希釈など)が生じることがわかっており、現在では、循環血液減少性ショック時の初期治療の目的は酸素供給と循環ボリュームの確保である。なかでも、輸液による循環ボリュームの確保は重要である。ショック時の輸液において古典的な方法として、循環血液量を晶質液で置換する(犬で1時間あたり80〜90mL/kg、猫では40〜60mL/kgを投与する)急速大量輸液が実施されてきた。多くの場合、目標投与量の1/4量(20〜30mL/kg)を15〜20分間で投与し、灌流指標(意識レベル、心拍数、血圧、粘膜色、脈質、CRTなど)の改善を確認しながら、必要な量を足していくといった方法が主流である。改善しない場合は、再度同じ用量で投与を実施する、あるいはコロイド製剤を5〜10mL/kgを10〜20分間かけて投与する。改善が認められた場合は維持量(5〜10mL/kg/h)で輸液を継続する。2013年、医学領域において、コロイド製剤の使用による死亡率の増加や急性腎障害、出血のリスクについて指摘されており、その使用について議論されている[8]。現在獣医学領域においては、安全性を支持する文献と危険性を提唱している文献が混在し今後さらなる論議を必要としている。また、初期輸液の選択において、晶質液がよいのか、コロイド製剤がよいのかも医学、獣医領域において議論の余地がある[9〜15]。

　急速大量輸液を実施した際、低体温や間質の水腫を引き起こすことがある[16]。さらに、必要以上の輸液により血圧上昇に伴い、止血のために形成された血餅を吹き飛ばしてしまう可能性を増し、血小板や凝固因子を希釈してしまう結果になりかねない[17]。急速大

救急医療編　循環血液減少性ショック

表3　循環血液減少性ショックでの当院における
　　　バランス麻酔の例

麻酔前投与	
アトロピン	0.025～0.05mg/kg SC,IM,IV
ミダゾラム	0.2～0.5mg/kg IM,IV
フェンタニル	5μg/kg IV
麻酔導入	
プロポフォール	3～5mg/kg IV
吸入麻酔薬	
イソフルラン	1～2%
持続点滴	
フェンタニル	5～10μg/kg/h　CRI
(＋/－) リドカイン 50μg/kg/min CRI	

量輸液による合併症を防ぐため、低血圧蘇生や制限輸液蘇生があり、これらの蘇生における目標平均血圧は60mmHgであり、最低限の臓器の血流を維持しつつ、かつ血栓が脱落するリスクを最小限に抑える[18]。

　循環血液減少性ショックに対する適切な輸液量は、動物の状態により異なる。そのため投与している輸液量が適正かどうかの評価が重要となる。これらの評価には、灌流指標（意識レベル、心拍数、血圧、粘膜色、脈質、CRTなど）を用いて絶えずモニタリングすることが重要になる。循環が整えば、血圧が上昇し、心拍数が徐々に低下すると同時に意識レベルの改善が認められる。尿産生が確認できれば循環が改善しつつある指標として考えることができる。

麻酔管理

　輸液による安定化が達成できれば、外科的な止血が必要な動物に対し麻酔処置を実施する必要がある。一般的に使用される吸入麻酔薬は強力な血管拡張作用があり、低血圧を引き起こし、組織灌流をさらに悪化させる。そのため、麻酔処置を実施するためには、術前の安定化は必須であり、血管拡張、低血圧、組織灌流量の低下の原因となり得る吸入麻酔薬の量をいかに減らすことができるかがポイントとなる。もともと循環不全があるため、吸入麻酔薬は適正な鎮痛および不動化に必要な最低用量で維持すべきである。吸入麻酔薬のみで不動化を試みた場合、低血圧を引き起こすため、オピオイド、ケタミン、ベンゾジアゼピン、リドカイン、プロポフォールなどの持続点滴によるバランス麻酔を実施すべきである（**表3**）。

TIPS

■自己血輸血の賛否について

　腹腔内出血症例に対して緊急手術を実施する際、ドナーや血液製剤が必ずしも準備できるわけではない。その際、場合によっては、体腔内の貯留した血液を回収し投与する自己血輸血を実施せざるを得ない場合もある。2015年の自己血輸血を実施した25例を対象とした後ろ向き研究によると、17頭（68%）は生存し、その内訳は外傷性出血が10頭、腫瘍破裂が4頭、殺鼠剤中毒が3頭であった。合併症は、低カルシウム血症、溶血、凝固時間の延長が認められた[19]。報告では、血液製剤が確保できない場合のみ自己血輸血を考慮すべきであると結論付けられていた。腫瘍破裂での自己血液の回収は、腫瘍細胞の播種の可能性も考えられる。

術後管理

　腹腔内出血症例の術後は、循環および呼吸状態、手術侵襲による疼痛、水分のIN／OUTバランス、心電図モニタリングでの不整脈の有無など注意深く観察する必要がある。身体検査での組織灌流指数である心拍数、意識レベル、可視粘膜色、CRT、脈質などは、動物の組織灌流状態をリアルタイムに確認することができるため不安定な動物に対しては、頻度を上げて実施することが望ましい。とくに脾臓摘出後は、不整脈（心室性不整脈）を引き起こす可能性があるため心電図はモニタリングすべきである[20]。

　また、間欠的に血圧、SpO_2、血液検査は定期的に観察し循環および組織への酸素運搬状態を把握する。また、尿量のモニタリングは2つの意味合いで非常に重要である。1つ目は組織灌流量が適切に維持できているかを把握する。術後炎症による血管外漏出により循環血液量が足りないために尿量の低下が認められることがある。輸液量を増やすもしくは少量の血管収縮薬（ドパミン、ノルエピネフリンなど）を使用することで改善することがある。2つ目は腎機能の低下に伴う乏尿、無尿である。術前、術中に腎血流量の低下に伴い、腎不全が生じる。あるいは、DICにより腎梗塞が生じることもある。また、間欠的に血液検査を実施することで、PCVやTPにより出血あるいは血液希釈を確認する。生化学検査項目では、低灌流状態における臓器機能（腎機能はクレアチニン値、肝機能はビリルビン値を評価する）のダメージおよび改善の程度を把

表4　術後のモニタリング

～1時間おきに確認
・灌流パラメーターのチェック
・心電図チェック
・尿量チェック
4～6時間おきに確認
・体温
・血圧、SpO$_2$
・痛みのレベルチェック
12～24時間おきに確認
・血液検査
・体重
・術創の確認

握することができる(**表4**)。

　術後の疼痛管理は循環、治癒、不整脈の発生などにも関与するため実施すべきである。鎮痛薬の選択、用量、投与経路、投与頻度は動物状況を見極めて変更すべきである。また、痛みのレベルが強い、交通事故などの外傷後や、腎臓や副腎にアプローチするための傍肋骨切開を実施した際は、持続点滴でのオピオイドの投与などが推奨される。

おわりに

　循環血液減少性ショックは、腹腔内出血、脱水、アジソンクリーゼなど、ショックのなかでは遭遇しやすい病態である。どのショック病態においても共通していえることではあるが、適切な治療をより早いタイミングで実施できるかどうかが生存に大きくかかわる。治療法に関しては、酸素吸入および輸液治療が主軸となり、輸液量が足りないのも改善は認められないが、過剰輸液となっても病状を悪化させる原因にもなり「ちょうどいい」を維持するのが難しい。また、過剰輸液を恐れて輸液量が足りていない状況を目にすることも少なくない。この「ちょうどいい」を目指すには、モニタリングが重要となる。心拍数や血圧、呼吸数といった基本的な指標に加え、動物の意識レベル、尿量、CRTは、それぞれ脳、腎臓、口腔粘膜の組織灌流をダイレクトに目視できるため、優れた指標となる。また、どれだけ治療が適切であったとしても、治療するタイミングが遅くなればなるほど、臓器の虚血は進行し、臓器不全は不可逆的なものとなるため、どれだけ早いタイミングで捉えられるかも重要な要因となる。そのためには、血圧低下以前に現れてくる異常所見(意識レベルの変化、頻脈、CRTの変化、粘膜色の変化)に注目できるかどうかである。

　モニタリングしかり早期の検出しかり、いずれにせよ、バイタルサインなど身体検査指標がそれぞれ何を意味しているかを意識し、それらの異常に気付けるかどうかが、ショックを呈した動物への対応において重要なのではないだろうか?

参考文献

[1] Silverstein DC. In Silverstein DC, Hopper K (eds) Small Animal Critical Care—St. Louis : Elsevier Saunders, 2009, pp 41-45.

[2] Choosing fluids in traumatic hypovolemic shock : The role of crystalloids, colloids, and hypertonic saline. Rozanski E, Rondeau M. JAHAA 38 : 499-501, 2002.

[3] Hopper K, Silverstein D, Bateman S. In DiBartola SP (ed) Fluid Therapy in Small Animal Practice, 4th ed—St. Louis : Elsevier Saunders, 2012, pp 557-583.

[4] Herold LV.,Clinical evaluation and management of hemoperitoneum in dogs .Issue Journal of Veterinary Emergency and Critical CareVolume 18, Issue 1, pages 40-53, February 2008

[5] ATHIINAYAK ,D.J. Managing Blunt Trauma-Induced Hemoperitoneum in Dogs and Cats.Compend Contin Educ Vet 2004 : 26(4)276-291

[6] Thomovsky E, Johnson PA. Shock pathophysiology. Compend Contin Educ Vet. 2013 Aug ; 35(8)

[7] Gregory R. Lisciandro.,Evaluation of an abdominal fluid scoring system determined using abdominal focused assessment with sonography for trauma in 101 dogs with motor vehicle trauma .Veterinary Emergency and Critical Care 19(5) 2009, pp 426-437

[8] U.S. Food and Drug Administration

[9] Santry HP, Alam HB. Fluid resuscitation : past, present, and the future. Shock 2010 ; 33(3) : 229- 241.

[10] Cocchi MN, et al. Identification and resuscitation of the trauma patient in shock. Emerg Med Clin N Am 2007 ; 25 : 623- 642.

[11] Bulger EM. 7.5% saline and 7.5% saline/ 6% dextran for hypovolemic shock. J Trauma 2011 ; 70(5) : S27- S29.

[12] Silverstein DC, et al. Assessment of changes in blood volume in response to resuscitative fluid administration in dogs. J Vet Emerg Crit Care 2005 ; 15(3) : 185- 192.

[13] Silverstein DC, Kleiner J, Drobatz KJ. Effectiveness of intravenous fluid resuscitation in the emergency room for treatment of hypotension in dogs : 35 cases (2000- 2010). J Vet Emerg Crit Care 2012 ; 22(6) : 666- 673.

[14] Driessen B, Brainard B. Fluid therapy for the traumatized patient. J Vet Emerg Crit Care 2006 ; 16(4) : 276- 299.

[15] Muir W. Fluid choice for resuscitation and perioperative administration. Compendium Cont Educ Vet 2009 ; 31(9) : E1- E10.

[16] Rudloff E et al,.Colloid and crystalloid resuscitation.North Am Small Anim Pract. 2001 Nov ; 31(6) : 1207-29

[17] Ledgerwood AM, Lucas CE.J A,et al. review of studies on the effects of hemorrhagic shock and resuscitation on the coagulation profile. Trauma. 2003 May ; 54(5) : S68-74.

[18] Bickell WH.Immediate versus delayed fluid resuscitation for hypotensive patients with penetrating torso injuries.N Engl J Med. 1994 Oct 27 ; 331(17) : 1105-9.

[19] Higgs VA, Autologous blood transfusion in dogs with thoracic or abdominal hemorrhage : 25 cases (2007-2012). J Vet Emerg Crit Care (San Antonio). 2015 Nov-Dec ; 25(6) : 731-8.

[20] Marino DJ, Ventricular arrhythmias in dogs undergoing splenectomy : a prospective study. Vet Surg. 1994 Mar-Apr ; 23(2) : 101-6.

救急医療編　循環血液減少性ショック

付表　当院における薬の投与量の例

薬剤	用量	考察
輸液製剤		
晶質液（乳酸リンゲル、酢酸リンゲル、生理食塩水）	犬：10〜20mL/kgを5〜15分かけて投与 猫：10mL/kgを5〜15分かけて投与	再評価実施後、足りなければもう一度投与
コロイド溶液	犬：5mL/kgを10分以上かけて投与 猫：2.5〜5mL/kgを10分以上かけて投与	猫は、急速投与で悪心や嘔吐が認められる
7.5%高張食塩水	3〜5mL/kgを5分以上かけて投与	急速投与で一過性の徐脈および低血圧あり
濃厚赤血球、凍結新鮮血漿	10〜20mL/kgを2〜4時間かけて投与	大量出血時の最大急速投与1.5mL/kg/minを20分かけて 心疾患のある動物には緩徐に投与
新鮮全血	20mL/kgを2〜4時間かけて	大量出血時の最大急速投与1.5mL/kg/minを20分かけて 心疾患のある動物には緩徐に投与
血管収縮薬・強心薬		
ドパミン	1〜4μg/kg/min 血管拡張による組織灌流増加 5〜10μg/kg/min 心収縮力の増加、血管収縮作用 10〜20μg/kg/min 強い血管収縮作用、心収縮力増加	
ドブタミン	犬：2〜20μg/kg/min心収縮力の増加血管収縮作用ほとんどない 猫：2〜5μg/kg/min	猫では発作を引き起こす可能性がある
ノルエピネフリン	0.05〜2μg/kg/min 血管収縮作用	
バソプレシン	0.5〜2mU/kg/min（犬のみ）	アシドーシス時における血管収縮作用
鎮痛・鎮静薬		
ブプレノルフィン	0.005〜0.02mg/kg IV IM SC	ミュウ受容体の部分作動薬 猫は経口の吸収がよい 拮抗ができない
ブトルファノール	0.1〜0.4mg/kg（1〜4時間） 0.05〜0.1mg/kg ミュウ受容体部分拮抗 CRI ローディング用量0.1mg/kg CRI 0.1〜0.4mg/kg/h	カッパー受容体作動薬 ミュウ受容体拮抗薬
フェンタニル	犬 CRI ローディング 1〜2μg/k CRI 2〜10μg/kg/h 猫 CRI ローディング 1μg/kg CRI 1〜4μg/kg/h	
モルヒネ	犬 0.25〜1mg/kg IM SC（4〜6時間） 猫 0.05〜0.5mg/kg IM SC（4〜6時間） CRI ローディング 0.15〜0.5mg/kg IV CRI 0.1〜1mg/kg/h	急速静脈内投与によりヒスタミンを放出させ嘔吐を引き起こす 必ず緩徐に投与
ナロキソン（オピオイド拮抗薬）	0.002〜0.2mg/kg IM IV SC	20〜30分おきに再投与が必要かもしれない
リドカイン	犬 CRI ローディング 1〜2mg/kg CRI 20〜80μg/kg/min	猫は静脈内投与禁忌
ケタミン	鎮静 2〜10mg/kg IV CRI ローディング 0.5〜1mg/kg CRI 0.1〜0.6mg/kg/h	高血圧に注意（とくに心疾患） 禁忌：頭部外傷および眼外傷
ミダゾラム	0.1〜0.5mg/kg IM IV CRI 0.1〜0.5mg/kg/h	
ジアゼパム	0.1〜0.5mg/kg IM IV CRI 0.1〜0.5mg/kg/h	
フルマゼニル（ベンゾジアゼピン拮抗薬）	0.01〜0.02mg/kg IV	20〜30分おきに再投与が必要かもしれない

救急医療編

心原性ショック
Cardiogenic shock

川瀬　広大
Kodai Kawase, D.V.M.
札幌夜間動物病院

はじめに

　ショックとは、「組織への灌流が不十分なためにおこる臨床的症候群」と定義される。灌流は臓器に酸素を運搬することであり、ショックとは酸素供給と酸素需要のバランスが崩壊した状態である。ショック初期には血管収縮や心拍数上昇により血圧は維持（代償期）されるが、進行に伴い血圧は低下し（非代償期）、確実に死に近付いていく。ショックの原因の1つである心原性ショックは、①心筋障害（心筋梗塞、拡張型心筋症、心筋炎、弁膜症、心損傷）、②不整脈（洞不全症候群、房室ブロック、心室頻拍、上室性不整脈など）などの原因により心ポンプ機能（心拍出量）が著しく低下することで、末梢および全身の臓器の循環障害が引き起こされる重篤な病態である。

　犬においてよく遭遇する心原性ショックは、僧帽弁閉鎖不全症の急性増悪で低血圧を呈した状態が多く、その他には、徐脈性または頻脈性不整脈などがある。いっぽう、猫の場合には心筋症による両心不全である。本稿では、心原性ショックに対するアプローチと治療法について解説する（**図1**）。

急性心原性肺水腫と心原性ショック[1]

　急性心原性肺水腫と心原性ショックの血行動態的特徴を**表1**、**図2**に示した。急性心原性肺水腫では、急性の呼吸促迫、肺野聴診での水泡音（coarse crackles）、粘膜色の悪化（チアノーゼ）、ピンク色血性泡沫状喀痰を排出する。心原性肺水腫の多くは、血圧は保たれており、むしろ、やや高血圧であることが多い。いっぽう、心原性ショックでは肺水腫の所見に加え、血圧低下（収縮期＜90mmHg）、意識レベルの低下、末梢冷感（体温低下）、粘膜色蒼白、乏尿または無尿を認める。脈拍は微弱で頻脈または徐脈傾向を認める場合もある。実際に、血行動態の問題が組織の酸素化に及ぼす影響を評価できなければ心原性ショックと代償性心不全を鑑別することはできない。組織酸素化の不足を示すマーカーを**表2**に示す。現在獣医学領域で利用しやすいマーカーは乳酸値である。しかし、組織の酸素負債から乳酸値が最初に上昇するまで数時間の遅れがある点は、乳酸値を組織酸素化の不足を示すマーカーとして利用する際の問題点である。

心原性ショックへのアプローチ

問診

　心原性肺水腫またはショックに罹患している動物では、頻呼吸や努力呼吸を主訴に来院するのが大半である。これらの稟告に加え、ぐったりしている、動かない、意識朦朧などの稟告が得られた場合にはショックへ移行している可能性が高くなる。まずは飼い主に、臨床症状・発症時期・症状の進行速度など注意深く問診する。また、心疾患既往歴や現在の内服薬は重要な問診項目である。吐きそうで吐けない、喉が詰まっているなどの稟告は消化器症状ではなく発咳症状の場合でもよく聴取される稟告であることに注意する。投薬歴がある場合には、その後の治療にも影響することから内容量の把握もしておく。

救急医療編　心原性ショック

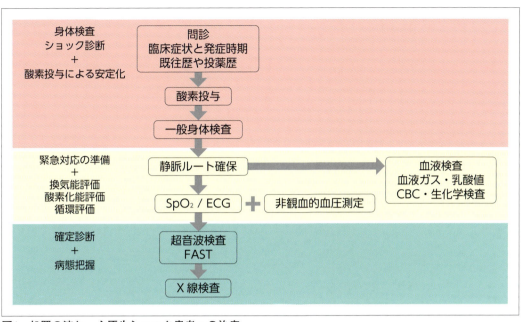

図1　処置の流れ　心原生ショック患者への治療

表1　心不全の各病態と血行動態的特徴

	HR	収縮期血圧（mmHg）	心係数	平均肺動脈楔入圧	Forrester分類	利尿	末梢循環障害	重要臓器への血流低下
急性心原性肺水腫	上昇	正常／上昇	低下	上昇	II／IV	あり	あり／なし	なし／あり
心原性ショック	上昇	低下／正常	低下	上昇	III／IV	低下／乏尿	あり	あり

平均肺動脈楔入圧上昇は18mmHg以上を目安とする

表2　組織酸素化の不足を示すマーカー

酵素マーカー	VO_2 ＜200mL/minまたは110mL/min/m²
	(SaO_2-SvO_2) ≧50%
	SvO_2 ≦50%
化学マーカー	乳酸値＞2mmol/L（または≧4mmol/L）
	動脈血塩基欠乏＞2mol/L

VO_2：酸素摂取量　SaO_2：動脈血酸素飽和度
SvO_2：混合静脈血酸素飽和度

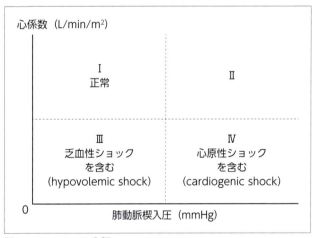

図2　Forresterの分類

酸素投与

　身体検査をはじめる前にまずは酸素投与を行う。酸素投与法には、フローバイ法、酸素フード法、カテーテル法、酸素室などの方法（「呼吸器の救急疾患　図3」（P72）参照）があるが、同時に検査をすすめるためには、酸素室以外の酸素投与法が適応される。酸素カテーテル法はストレスが強く呼吸状態を悪化させる可能性があるため注意が必要である。ストレスが少なく、また必要なマンパワーも少なく、高濃度酸素吸入可能な酸素フード法を当院では好んで使用している（動画1）。

TIPS
■酸素投与による動物の安定化が最優先
■酸素フード法は急性期に利用しやすい酸素投与法であるが、カテーテル法はストレスが強いため急性期には使用しない

身体検査

　心拍数、呼吸数、体温、体重などの一般的な身体検査に加え、粘膜色、CRT、心肺音、脈圧をとくに注

犬と猫の臨床救急医療

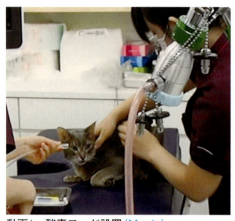

動画1　酸素フード設置(Movie)
エリザベスカラーとシャワーキャップを使用。酸素投与量は動物の換気量により異なる。動画の猫では初期に5L/minの酸素量を流し、呼吸状態やシャワーキャップに曇りが出ないか確認しながら酸素流量を調節

表3　ショックの診断基準

大項目
収縮期血圧90mmHg未満
小項目
頻拍または徐脈
微弱な脈圧
CRTの延長
意識レベル低下
末梢冷感または体温低下
乏尿または無尿

大項目を満たすまたは小項目で3項目以上満たした場合はショックと診断

意して身体検査を行う。肺水腫の場合には両側肺後部を中心に水泡音が聴取され、左側で最強点の収縮期雑音が聴取される。胸水貯留を認める場合には肺音や心音が遠く聴取されることもある。呼吸状態が悪い患者だからこそ慎重に聴診し、他の疾患を除外することが重要である。また、呼吸様式にも注目する。犬の僧帽弁閉鎖不全症による肺水腫の場合には、犬座姿勢で首を伸ばして努力性頻呼吸を認め、重度になると口や鼻からピンク色泡沫状喀痰を排出している。猫の場合には、鼻翼呼吸または開口呼吸をしながら何度も姿勢を変える落ち着きのない様子を認めることが多い。身体検査を行いながらショックの診断項目(表3)にとくに注意し、ショック状態か判断する。3項目以上該当する場合にはショックと診断する。

TIPS
- 一般身体検査を怠らない！
- ショックの診断は大項目（血圧）ではなく、小項目で診断し、早期治療に進むべき！

静脈ルート確保

身体検査にてショックと診断されれば心肺蘇生を含めた緊急処置の準備を行い、静脈血管を確保する。静脈確保と同時に血液ガス分析や血液検査を行う。血液ガス分析（静脈）において、血液pH、PCO_2（換気能の評価）、Lacの評価を行う。静脈血から得られる血液ガスは、酸素分圧以外の項目（pH、PCO_2、乳酸値、過剰塩基）は動脈血同様に評価することができる。呼吸性や代謝性アシドーシスの評価を行い、とくにPCO_2や乳酸値（循環の評価）に注目する。重度のアシドーシス（pH＜7.20）の場合には心肺停止（CPA）が切迫している可能性が高い。

TIPS
- 静脈ルートをすぐに確保し、CPAに備える！
- 血液ガス測定は静脈でも有効な情報が得られる（換気能評価）！
- 循環の評価には乳酸値測定を行う！

経皮的酸素飽和度(SpO_2)と心電図の装着＋血圧測定

酸素化能の評価として動脈血酸素分圧(PaO_2)を測定したいが、覚醒している動物に、かつ呼吸状態の悪い動物に動脈採血は危険である。また、クリップ式の耳または舌用SpO_2プローブを用いて測定することも困難である。当院では、Mashimo社の新生児・乳幼児用のL型センサ(図3)を用い、これを毛刈りした尾根部に装着することで低侵襲かつ連続的にSpO_2を測定している(動画2)。SpO_2とPaO_2は相関することから、PaO_2＜60mmHgはSpO_2＜90％を意味する(図4)。酸素投与にもかかわらずSpO_2＜90％は重度の低酸素血症を意味し、CPA切迫を意味する。

心電図は必須の検査であり、不整脈を確認する。発作性心室頻拍を認める場合（虚脱を認める大型犬で比較的多い）には、抗不整脈薬（例、リドカイン2mg/kg IV、50～70μg/kg/min）の投与が必要になる(図5)。また、発咳時には迷走神経刺激による徐脈やブロックなどの不整脈を認めることもあるので可能な限り装着しておくとよい。

また、血圧測定は、前肢・後肢・尾根部のいずれかで可能な限り測定し、患者の血行動態を把握する。しかし、呼吸困難を認める動物では体動により測定でき

救急医療編　心原性ショック

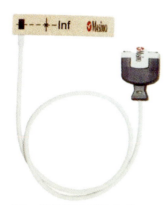

図3　乳幼児用L型センサ
(LNCS：Low Noise Cabled Sensor、Masimo社)

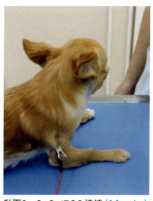

動画2　SpO₂/ECG接続 (Movie)
ICUモニター (FUKUDA DENSHI社、ベッドサイドモニタDS-8100)

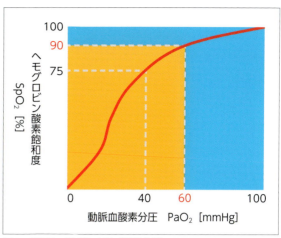

図4　酸素ヘモグロビン解離曲線

ないことが大半であり、測定できない場合には無理に測定しない。測定できずかつ脈圧も弱い場合には、血圧が低下していることにより測定できない可能性が高い。もし、測定できた場合には同部位に血圧カフを装着した状態にしておき、経時的に測定し血圧の推移を評価していく。

> **TIPS**
> ■心電図とSpO₂は必須検査!!
> ■酸素化能の指標となるSpO₂は、尾根部等で連続的に測定する
> ■血圧は可能な限り測定する。測定できない場合は低いと考えるべき！

超音波検査

呼吸困難を認めている患者では、診察台上でストレスを最小限にして検査をすすめていくほうがよい。したがって、X線検査による全体の把握も必要だが、先に超音波で貯留液検査(FAST)および肺エコー検査を実施する。とくに、心膜液貯留による心タンポナーデは除外しておくべき疾患である(FASTに関しては「トリアージ　身体検査」P6〜14参照)。

超音波検査はすべて立位姿勢または動物が許せば伏臥位で行い、動物のストレスを最小限にするよう十分注意し、呼吸状態を最優先にする。肺エコー検査では、Wet lung（湿った肺）を示唆するBラインやBラインが癒合したWhite lungサインが両側性（左右肺）に描出されると、肺水腫に罹患している可能性が高い(動画3)。

心エコー図検査では、左心房／左心室拡大、弁装置、異常血流（ドプラ法）、壁運動そして壁厚を精査する。

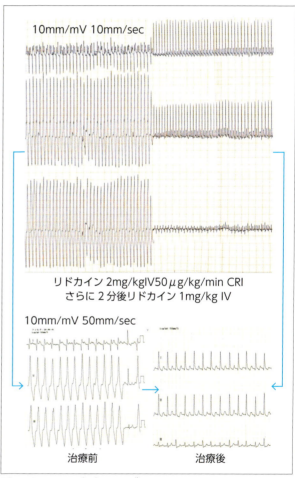

図5　ショックで来院したラブラドール・レトリーバーの心電図
発作性心室頻拍を認めリドカインによる治療を開始し、投与から2分目に洞調律へ。本症例は心筋炎が疑われた

拡張型心筋症のような心室壁の菲薄化と壁運動の低下、そして球形の心室が認められれば比較的診断は容易である。ショック診断に重要な心ポンプ機能評価は、収縮能と拡張能に分けられ、収縮能は左室内径短縮率(FS)や左室駆出率(EF)により、拡張能は左室充満圧（左室流入動態）により評価する。拡張能の評価には様々な方法があるが、パルスドプラ法を用いた左室流

入波形（急速流入期血流速波形：E波と心房収縮期血流速波形：A波）を指標にする方法が多くの施設で利用しやすい。また、E波の減衰時間（DT）を測定し、左室弛緩障害パターン、偽正常化パターン、拘束パターンをみることにより左房圧、左室充満圧の上昇の有無を予測する。心拍出量の測定は1回拍出量に心拍数の積で算出される。1回拍出量は左室または右室流出路のパルスドプラ法を用いて求めた駆出血流速波形から、1心拍あたりの時間速度積分値（velocity-time integral：VTI）を求め、これらの積より得られる。ただし、1回拍出量の精度はドプラ法による流出路径や駆出血流速波形の正確度に左右されることから評価には注意が必要である。

僧帽弁閉鎖不全症による急性肺水腫では、収縮能は保たれているが（FSは亢進）、左室の拡張能が障害されていることが多く、拡張型心筋症などでは両者が障害されている。また、肥大型心筋症では左室壁肥厚が明らかであり、左室腔の狭小化が認められ、拡張期心不全を認める。

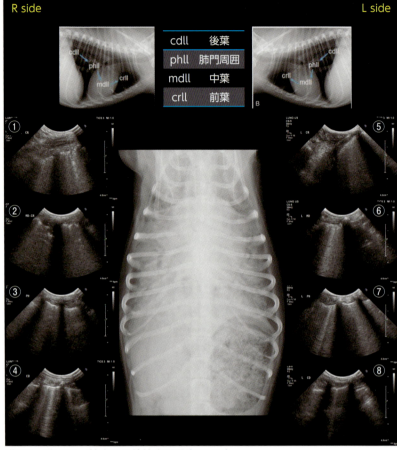

動画3　肺エコー検査とX線検査所見 (Movie)
肺エコー所見：両側に認められる多数のBライン

TIPS
- FASTで貯留液疾患を除外する
- 肺エコーを使って肺の状態を把握することで肺病変の診断の一助になる
- 心原性ショックでは心臓ポンプ機能（収縮能・拡張能）を評価する

X線検査

肺野全体および腹部を含め全体の評価を行う。X線撮影時に最も注意しなければいけないことは、体位変換による容態の急変である。前述した検査と同様に、呼吸状態を最優先に無理な体位やストレスを与えないようにすることが重要である。したがって、仰臥位（VD像）は最も危険な体位であり、伏臥位（DV像）で撮影を行う。検査のために急変または命を落としては何の意味もないことを強調しておく。心原性肺水腫では心陰影の拡大（とくに左心系）と両側中心性肺胞パターンが認められるが、重度の症例ではすでに肺野全域に肺胞パターンが広がっていることも少なくない。

TIPS
- 無理な姿勢でのX線検査は致命的になる
- 動物の呼吸状態を優先する

鑑別疾患

各ショック病態から心原性ショックを鑑別するには、前述した各種検査を一つひとつ行っていくことが重要である。心原性ショックでは心臓ポンプ機能が低下している所見を得ることが重要であり、心電図検査・超音波検査は必須の検査となる。心原性ショックでは、肺水腫や胸水そして腹水貯留を認めることがあるので併せて診断していく。

救急医療編　心原性ショック

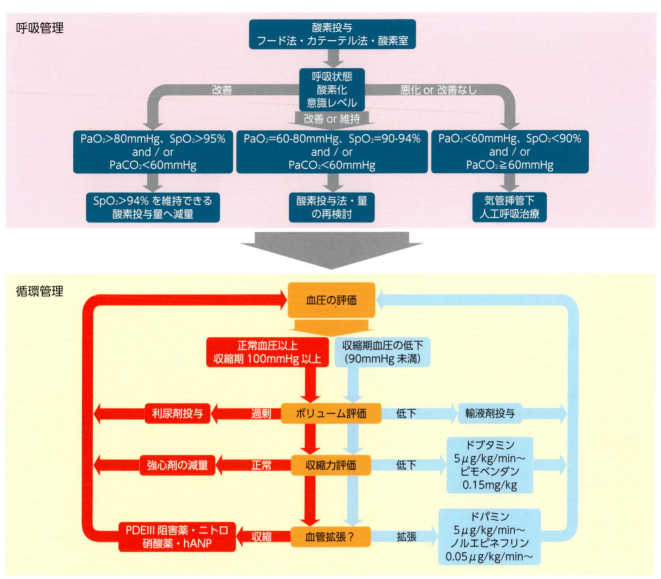

図6　処置の流れ　心原性ショック患者への治療

心原性ショックの治療指針

治療のゴールは、症状の改善を図り呼吸の安定化と良好な臓器灌流を得て血行動態を安定化させることである。

呼吸管理(図6)

酸素投与により、呼吸状態や酸素化能そして意識状態の改善があるか確認する。改善がない、または悪化傾向を認める場合には、酸素投与量のさらなる増加や酸素投与法の変更を試みる。酸素カテーテル法や酸素フード法では高濃度の酸素吸入が可能になり、酸素濃度約80％(FiO_2＝0.8)まで上昇させることが可能である。それでも改善の認められない場合には麻酔下での人工呼吸治療が必要になる。もし、高濃度の酸素を長時間吸入する場合には、肺酸素中毒の可能性があることも考慮しなければならない。動物における高濃度酸素投与による肺障害に関するデータはないが、人医療では60％以上の高濃度酸素($FiO_2 \geq 0.6$)を48時間以上吸入することは肺酸素中毒のリスクがあることが知られている。

肺水腫の場合には利尿剤(フロセミド)投与や血管拡張剤により肺うっ血の改善を試みたいところだが、血圧低下した心原性ショック症例では腎臓血流が低下しているため利尿剤による反応は乏しく、また後負荷軽減を目的とした血管拡張剤は禁忌となる。心原性ショック症例では利尿剤投与よりも先に循環改善(ショック状態からの離脱)が優先となる。

酸素化能および換気能が改善されず呼吸状態が悪化する場合には人工呼吸が適応となる。いたずらに内科治療を継続することは救命率を低下させるため、人工

呼吸に躊躇してはならない。人工呼吸適応の条件は、治療抵抗性の症例や酸素投与にかかわらずPaO₂<60mmHg、SpO₂<90%、PCO₂≧60mmHgを基準として実施している。

> **TIPS**
> ■酸素投与にもかかわらず、PaO₂<60mmHg（SpO₂<90%）、PCO₂≧60mmHgは人工呼吸を考慮するべき

重度肺水腫症例に対する人工呼吸治療

治療抵抗性に対する人工呼吸治療は、マンパワーと高額な医療費が必要になるであろう。また、酸素濃度を変更でき、正確な酸素化能および換気能を評価するために動脈カテーテル設置による血液ガス評価が必須になる。人工呼吸は肺機能が改善するための時間稼ぎであり、人工呼吸が低下した肺機能を改善させるわけではない。適切な循環管理を行い、肺へのうっ血を解消することで徐々に肺機能が改善される。

気管挿管直後には、気管チューブを介して肺胞内および気管内に貯留したピンク色泡沫状液体が排泄される（図7）。人工呼吸による強制換気を行いながら注意深く肺音を聴診し、貯留液がなくなるまで排泄を試みる（動画4）。肺へのうっ血を減少させるには呼気終末陽圧呼吸（PEEP）は有効であり、酸素化能が低下した左心不全患者には適応となる。当院で実施している心原性肺水腫に対するPEEPは、5cmH₂Oから開始し、酸素化能評価に応じて調節している（最大10cmH₂O）。PEEPは前負荷軽減そして後負荷を軽減することができ、左心不全症例では有効に働く。人工呼吸開始直後は酸素100%（FiO₂＝1.0）で開始し、血液ガスおよびSpO₂の値から徐々に吸入酸素濃度を低下させ、なるべく高濃度酸素投与時間を短くしている（肺酸素中毒の回避）。

人工呼吸に使用する麻酔薬

当院で人工呼吸治療に使用している麻酔薬を表4に記す。肺障害にある動物に対する全身麻酔薬は短時間作用型の静脈麻酔薬を選択し、その他、鎮静剤や筋弛緩剤を併用して麻酔維持をしている。自発呼吸を残した状態での人工呼吸治療は難易度が高く、調整が困難なため上記薬剤を使用し自発呼吸を消失させ、強制換気を実施している。

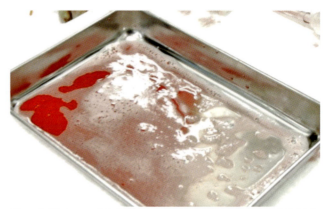

図7 気管チューブを介して回収された肺胞および気管内貯留液

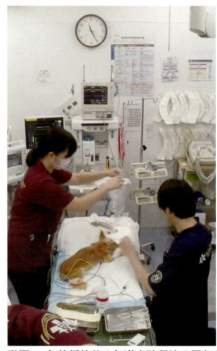

動画4 気管挿管後の気道内貯留液の回収 (Movie)

人工呼吸条件

麻酔導入直後は酸素100%（FiO₂＝1.0）で開始し、PaO₂≧80mmHgおよびSpO₂＞94%が維持できる酸素濃度に徐々に減量していく。当院の初期換気条件は以下の通りである。すべての症例で人工呼吸導入後30分以内に血液ガス（PaO₂、PCO₂）やその他の代替となるパラメーター（酸素化能：SpO₂、換気能：呼気終末炭酸ガス分圧）で呼吸条件を見直す。

・1回換気量 15mL/kg
・呼吸数 15〜20回/分
・吸気時間 ≦1秒
・PEEP 5〜10cmH₂O
・気道内圧 15〜20cmH₂O

表4 人工呼吸導入に使用する薬剤

	薬剤名	用量
麻酔前投薬	ジアゼパム	0.5mg/kg IV
	ミダゾラム	0.1～0.2mg/kgIV
	アトロピン	25～50μg/kg IV
	フェンタニル	5μg/kg IV
麻酔導入薬	アルファキサロン	1～2mg/kg slow IV
	ケタミン	2.5mg/kg IV
	プロポフォール	2～3mg/kg slow IV
筋弛緩薬	ベクロニウム	0.1mg/kg 30分ごとIV
麻酔維持・鎮静薬	プロポフォール	3～24mg/kg/h
	フェンタニル	5～20μg/kg/h

投与例
【麻酔前投薬】
ミダゾラム0.1mg/kg IV　フェンタニル5μg/kg IV
アトロピン25μg/kg IV
【導入】
プロポフォール3mg/kgslow IV（30秒以上かけて）
ベクロニウム0.1mg/kgIV
【維持】
プロポフォール3mg/kg/hrCRI　フェンタニル10μg/kg/hrCRI

人工呼吸の離脱条件

・循環動態が安定（強心薬などの使用にかかわらず、収縮期血圧＞100mmHg、平均血圧＞60mmHg、尿＞1mL/kg/時）
・PEEP＝0cmH₂O（ZEEP）かつFiO₂＝0.4の条件で、PaO₂＞120mmHg（P/F＞300）
・1回換気量が十分ある（≧10mL/kg）
・意識レベルが正常で血液ガスpH＞7.2、PCO₂＜55mmHg、乳酸＜2mmol/L
・酸素室または酸素チューブを設置できている
　当院では以上の条件を満たした場合に、人工呼吸から離脱している。

循環管理(表5)

　非観血的（覚醒下症例）または観血的動脈血圧（麻酔下人工呼吸症例）を測定する。血圧管理には、前負荷（ボリューム）、収縮性、血管拡張性の3項目を評価する。前負荷や、心収縮性の評価には超音波検査が有効である。心原性ショック（収縮期血圧＜90mmHg）の場合には、強心薬や血管収縮薬の使用を躊躇してはならない。血圧が低値の場合には早期より使用を開始し、不要になれば速やかに中止する。
　心原性ショックに対する初期投与薬はドパミン（5μg/kg/min～）が理論的にはすすめられる。しかし、

表5 循環管理に使用される心血管作動薬

強心薬		
ミルリノン	0.25～0.75μg/kg/min	CRI
ピモベンダン	0.15mg/kg	IV
ドブタミン	5～20μg/kg/min	CRI
血管作動（収縮）薬		
ドパミン	5～20μg/kg/min	CRI
ノルエピネフリン	0.1～2.0μg/kg/min	CRI

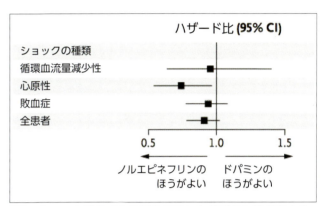

図8　ショック別のノルエピネフリンとドパミン治療によるハザード比[2]

　人医療でのデータになるが、心原性ショックではドパミンよりもノルエピネフリンを投与したほうが28日以内の死亡率は低く、不整脈などの発生率も低かったことが報告[2]されていることから、ドパミンよりもノルエピネフリンを使用することが推奨されている（図8）。獣医領域ではデータがないためドパミンとノルエピネフリンの選択はどちらともいえないが、当院では第一選択薬としてノルエピネフリンを選択している。また、ドブタミン単独投与は低血圧症例では、β₂作用による血管拡張のためむしろ血圧が低下することがあり、ショック状態の患者では単独使用は注意が必要である（表6、図9）。難治症例では血圧の反応をみてドパミンの増量やドブタミンの併用、それでも血圧が維持できなければノルエピネフリンやミルリノンなどのPDE阻害薬投与を行う。当院では、強心薬としてピモベンダン（0.15mg/kg IV）を初期投与し、投与後30分以降の心エコー図検査で収縮力が弱い（FS・EFの低下）と判断されれば、ドブタミンを選択している。
　血圧の上昇が得られ、ショック状態から離脱できれば、以降は原疾患の治療に準ずる。血圧が改善されれば腎血流も改善し、利尿剤に反応し肺うっ血も徐々に改善されるであろう。
　そのほか、循環動態の指標として尿量測定や乳酸測

表6　カテコールアミンの効果とアドレナリン受容体

カテコールアミン	α受容体	β1受容体	β2受容体
フェニレフリン	+++	−	−
ノルエピネフリン	+++	+	−
エピネフリン	+++	++++	+++
ドパミン高用量	++	+++	+++
ドパミン中等量	−	+++	+++
ドブタミン	−	++	+

TIPS
- 心原性ショックには、ノルエピネフリンやドパミンなどの昇圧薬投与
- ドブタミンは単独使用よりも血管収縮薬と併用し、ショックからの離脱を図る
- 尿量は循環動態の指標になり、水分出納管理を必ず行う

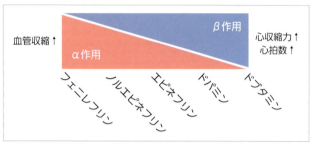

図9　血管作動薬のα・β作用の割合

定、可能であれば中心静脈血酸素飽和度を用いる。とくに、尿量と輸液を含んだ投薬量の水分出納管理は循環管理には必須である。

おわりに

　心原性ショックのなかでもよく遭遇する、心原性肺水腫からの心原性ショックを中心にまとめた。動物の高齢化と小型犬の飼育頭数の増加から、慢性進行性心疾患である僧帽弁閉鎖不全症罹患犬は増加している。近年、獣医療の発展に伴って本疾患も外科治療で根治できる疾患となってきており、内科治療で救命できなかった症例が救命できる時代になってきた。しかし、依然として肺水腫やショックに陥る患者は多く内科的集中治療が必要であることにはちがいない。本稿を通じて、少しでも多くの救命に貢献できれば幸いである。

― 参考文献 ―

[1] 急性心不全治療ガイドライン（2011年改訂版）
[2] De Backer D, et al : Comparison of dopamine and norepinephrine in the treatment of shock. N Engl J Med, 362 : 779-789, 2010.
[3] Marino PL. MARINO'S The ICU Book FOURTH EDITION, 2015.

救急医療編

血液分布異常性ショック～敗血症とアナフィラキシー～

Blood distribution anomaly shock

中村　篤史
Atsushi Nakamura, D.V.M.
一般社団法人東京城南地域獣医療推進協会
TRVA夜間救急動物医療センター

はじめに

　血液分布異常性ショックとは、病態生理的に動静脈の拡張により生じる血液分布不均衡に伴う低血圧を指す。原因には、敗血症性ショック、アナフィラキシーショック、神経原性ショックなどが挙げられ、本稿では臨床的に遭遇しやすい敗血症、アナフィラキシーについて述べる。

敗血症および敗血症性ショック

　敗血症とは、様々な感染症が原因となっておこるもので、病原微生物や細菌、その菌体成分である毒素(エンドトキシン)などに対する過剰な生体反応によりもたらされる。また、近年新たな概念として浸透してきたSIRS(全身性炎症反応症候群)のなかで感染を原因としておこるものを「敗血症」とよぶ(表1)[2,3]。

　敗血症が重症化し、呼吸器障害、循環器障害、中枢神経障害、腎機能障害といった多臓器障害(MODS)や凝固異常(敗血症性DIC)を引き起こしたものを「重度敗血症」とよび、さらに病態が悪化し、十分な輸液療法に反応せず血圧維持のためにカテコールアミンなどの昇圧剤が必要となる低血圧状態に陥ったものを「敗血症性ショック」とよぶ(表2)。

　敗血症性ショックによる血行動態の異常の根源は、全身性の血管拡張である。これによって前負荷(心充満圧)と後負荷(体血管抵抗)が減少する。この血管拡張は、血管内皮細胞における一酸化窒素の産生が亢進することに起因するとされている[4]。好中球による血管内皮細胞の酸化障害により、血管内液の漏出および循環血液減少をきたす[4]。さらに進行すると、炎症性サイトカインにより心機能障害を引き起こす。

表1　SIRS(全身性炎症反応性症候群)の診断基準

	犬（2/4項目を満たした場合）	猫（3/4項目を満たした場合）
体温（℃）	<38.1　あるいは　>39.2	<37.8　あるいは　>40
心拍数（回/分）	>120	<140　>225
呼吸数（回/分）	>20	>40
白血球数（×103/μL）桿状核好中球（%）	<6　あるいは　>16　>3%	<5　あるいは　>19

表2　敗血症の分類と定義

SIRS	侵襲に対する全身性炎症反応、感染による損傷（敗血症性SIRS）、非感染による損傷（非敗血症性SIRS）
敗血症	感染を原因とするSIRS
重度敗血症	1臓器以上の臓器障害を伴うSIRS（呼吸器、循環器、凝固系、神経系、腎臓系）
敗血症性ショック	敗血症で十分な輸液治療に反応しないもの

犬と猫の臨床救急医療

表3　敗血症における臓器障害

心臓	心収縮力の減少、不整脈
凝固	DIC
内分泌	相対性副腎皮質機能低下症
消化管	下痢、嘔吐、便秘、腸閉塞、胃消化管逆流
肝臓	低アルブミン、凝固因子の低下、黄疸
腎臓	急性腎不全
神経	脳症、けいれん発作
肺	急性肺損傷（ALI）　急性呼吸窮迫症候群（ARDS）

表4　SIRSあるいは敗血症で認められる臨床症状

敗血症で認められる臨床症状	・下痢 ・嘔吐 ・食欲不振 ・活動性の低下 ・意識レベルの低下
敗血症の初期（ハイパーダイナミック期）の身体検査所見	・発熱 ・頻脈（猫では認められないことが多い） ・頻呼吸 ・バウンディングパルス ・粘膜充血
敗血症の末期（ハイポダイナミック期）の身体検査所見	・低血圧 ・低体温 ・粘膜蒼白 ・脈質の低下

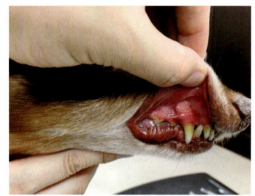

図1　敗血症症例（子宮蓄膿症）に認められた粘膜の充血期（ハイパーダイナミック期）

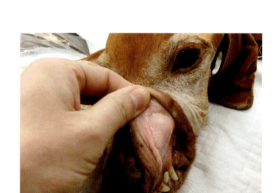

図2　敗血症症例（腹膜炎）に認められた粘膜の蒼白（ハイポダイナミック期）

　心拍出量は、頻脈や心収縮力の増加に伴い維持されるが消化管など内臓血流は減少し、消化管粘膜の破綻がおきやすく、消化管内微生物やエンドトキシンが消化管粘膜を越えて全身血流にのるバクテリア・トランスロケーションのリスクを増す。

　敗血症の初期は、心拍出量の増加と末梢血管拡張のため、ハイパーダイナミックショックやウォームショックとしても知られている。しかし病期が進行すれば、心機能障害がより顕著となり心拍出量も減少し血圧の低下が認められる（これをハイポダイナミック期とよぶ、表3）。

　敗血症性ショックにおいてエネルギー代謝が正常に機能しないのは、組織への酸素供給が不十分なだけでなく、ミトコンドリアにおける酸素利用能の異常でもあるとされている[5]。この状態は、細胞障害性低酸素症とよばれ、シトクロームオキシダーゼと電子伝達系の蛋白質がオキシダント誘発性の阻害を受けることがその根本的原因である[6]。

身体検査

　犬、猫における「感染を原因とするSIRS」という診断基準が満たされた場合、敗血症となる。

　問診にて、食欲不振や活動性の低下、多飲、多尿、嘔吐や下痢などの消化器症状、呼吸器症状、感染巣の特定となる所見（外陰部からの排膿、尿色の変化、皮下膿瘍、外傷歴など）があり、つまり、体温、心拍数、呼吸数の異常な増加あるいは減少が認められ、SIRSの基準に沿う際、敗血症を疑う。敗血症に伴うショックは、その他のショックと異なり、初期に血管拡張および心拍出量の増加による粘膜の充血、四肢末端の温感、バウンディングパルス、血圧の上昇を認めることが特徴的である。病期が進行するにつれ、最終的に可視粘膜蒼白、低体温、低血圧などが認められる（表4、図1、2）[7]。

臨床検査所見

　身体検査にて意識レベルの低下に加え、腹部痛、心拍数の異常（頻脈、徐脈）、粘膜の充血あるいは蒼白所見、体温異常が認められた場合、循環指標である血圧測定およびFAST（Focused Assessment with

救急医療編　血液分布異常性ショック

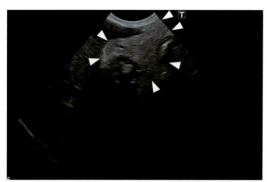

図3　微量腹水貯留時に認められる腹腔内脂肪輝度亢進

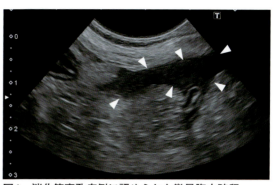

図4　消化管穿孔症例に認められた微量腹水貯留

表5　血球計算や生化学検査を利用した腹水の鑑別

診断	生化学所見
感染性腹膜炎	血液グルコース-腹水グルコース20mg/dL以上
膵炎	腹水中のAmy&LIP ＞血中のAmy&LIP
胆汁性腹膜炎	腹水中のビリルビン/血中のビリルビン2以上
尿性腹膜炎	腹水中のクレアチニン/血中のクレアチニン2以上 腹水中のカリウム/血中のカリウム1.4（犬）1.9（猫）
腹腔内出血	PCVが5%以上で腹腔内出血が存在

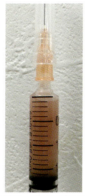

図5　消化管穿孔症例に認められた混濁した腹水

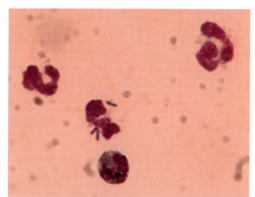

図6　消化管穿孔症例で認められた好中球による細菌貪食像

Sonography for Trauma)を実施する。

　心臓にプローブを当て、①心膜液貯留の有無の確認（心タンポナーデによる閉塞性ショック）、②心臓の収縮障害（心筋症による心原性ショック）、③循環血液減少による左心室サイズの低下（腹腔内出血による循環血液減少性ショック、敗血症やアナフィラキシーなどによる血液分布異常性ショック）、④僧帽弁閉鎖不全症による左房の異常拡大などを確認する。腹部FASTでは、腹水の有無が主目的であり、腹腔内脂肪の輝度亢進所見のような微量腹水貯留も見逃さないようにする（図3、4）。

　微量腹水貯留が認められる場合、腹水検査は診断的な意義が高いため可能であれば穿刺により腹水を採取すべきである（図5）。

　採取した腹水は、色調、比重、TP、細胞数を沈渣塗抹で確認する。また、血糖値（感染性腹膜炎）、ビリルビン（胆のう破裂など）、クレアチニン（膀胱破裂など）を測定する（表5）。感染性腹膜炎は、本来なら腹水沈渣塗抹にて好中球やマクロファージの細菌貪食像を確認することで診断する（図6）。2003年のBonczynskiらの報告によると、腹水中のグルコース値と末梢血中の血糖値を比較することで、腹水中のグルコース値が20mg/dL以上低下している場合、犬であれば感度100%、特異度100%、猫であれば、感度86%、特異度100%で感染性腹膜炎が診断可能とされているため、消化管穿孔等が疑われる場合は実施してみてもよいかもしれない[9]。

血液検査

　身体検査にてSIRSあるいは敗血症を疑う場合、全血球計算、生化学検査、血液凝固系検査を実施する。敗血症は重症化すると臓器障害あるいは臓器不全を伴い、その程度によって、治療方針、モニタリングの頻度、予後にかかわる。血液検査での異常は、敗血症を引き起こす基礎疾患や2次的な臓器障害を反映する。

　低アルブミン血症はよく認められる生化学検査での異常であり、創傷部や消化管からの喪失や、肝機能不全、急性期における炎症性蛋白の肝臓での合成に起因する[10]。

　高ビリルビン血症は、肝臓機能障害の指標であり急性の胆汁うっ血を示唆する。低血糖は、重度敗血症、敗血症性ショックの症例で認められることがある。こ

犬と猫の臨床救急医療

表6 敗血症症例における血液検査異常

血球検査	・貧血 ・PCVの上昇 ・桿状核好中球の増加 ・好中球増加症、好中球減少症 ・単球増加症 ・血小板減少症 ・好中球の中毒性変化
生化学検査	・高ビリルビン血症 ・低血糖あるいは高血糖 ・低アルブミン血症 ・低カルシウム血症 ・高乳酸血症 ・代謝性アシドーシス
凝固系検査	・Dダイマーの上昇 ・フィブリン、FDPの上昇 ・PT、APTTの延長 ・アンチトロンビンの減少 ・プロテインC活性の減少

れは、組織での糖消費亢進および肝臓での合成能の低下により生じると考えられている。

高血糖は比較的よく認められ、インスリン抵抗性あるいはストレスに伴うコルチゾール、カテコールアミン濃度の上昇により生じる。血液凝固系の異常は、炎症性サイトカインによる血管内皮細胞の収縮、血小板刺激、組織因子の発現、微小血管内のフィブリン沈着、アンチトロンビンの減少などにより生じ、播種性血管内凝固（DIC）への移行を意味する（**表6**）[11]。

乳酸値

敗血症における乳酸値の上昇には、嫌気性代謝の結果による乳酸産生の増加と臓器障害の1つである肝障害によるクリアランスの低下の2つの病態がある。敗血症性ショックでは、乳酸値の顕著な上昇が認められ、その度合いは重症度と相関し予後予測にも有用とされている。この乳酸値の上昇は、組織の酸素結病によるものではなく、敗血症に伴いサイトカインが過剰産生された結果、サイトカインがピルビン酸脱水素酵素の活性低下を引き起こし、ピルビン酸がミトコンドリアに取り込まれず細胞質内に蓄積し、乳酸に変換され乳酸値の増加となる[12]。

血液培養

感染部位の特定が困難な場合や、耐性菌が疑われるような、過去に抗生物質の長期使用歴がある症例では、血液培養による起因菌の特定および薬剤感受性検査を実施すべきである。抗菌薬を1回投与しただけでもそのあとで採血したサンプルでは血液培養ボトル内の細菌を短時間で殺菌してしまうため血液培養は初回抗菌薬投与よりも前に採血すべきである。少なくとも2セットの血液培養が推奨される[13]。2セットの血液培養は、90％の感度で血流感染の原因菌を同定し、3セットであれば98％となる[14]。

敗血症の治療

感染源へのアプローチ

子宮蓄膿症や感染性腹膜炎など全身麻酔が必要な場合は、循環動態を安定化させることを優先する。とくに吸入麻酔薬は強力な血管拡張薬であり手術中の低血圧を助長させ、外科的侵襲も加わることで臓器障害をさらに悪化させる。そのため、術前の循環動態（とくに循環血液減少に対する輸液治療）の安定化は必須であり手術中も吸入麻酔薬減量のための鎮痛剤や鎮静剤の併用、輸液管理、昇圧剤など血圧維持を主軸においた麻酔管理が重要になる。また、感染巣からのサンプリングを実施して菌同定および薬剤感受性試験を実施する。

輸液蘇生

敗血症性ショックでは、血管拡張および血管内液の漏出による心充満圧（前負荷）の低下のため輸液蘇生（初期急速輸液）がしばしば必要となる。晶質液10mL/kgを10〜15分かけて投与する。急速輸液後は不要な体液貯留を避けるために静脈内輸液の速度を減じるべきである。輸液過多は、敗血症性ショックの死亡率上昇と関連しているため[15]、過度な液体貯留を避けるよう注意することで予後改善の可能性を高めることができる。

血管収縮薬

初期輸液蘇生の後も低血圧が持続する場合、ドパミンやノルアドレナリンのような血管収縮薬の持続点滴投与を実施すべきである[13]。平均動脈圧（MAP）≧65mmHg、尿量＞0.5mL/kg/h、中心静脈圧（CVP）8〜12mmHgを目標としている。

ノルアドレナリンはドパミンより血圧上昇作用がより確実で、催不整脈作用が少ないことから、医学領域においてはノルアドレナリンのほうが、専門家の間で好んで使用される[16]。しかし、どちらが敗血症性ショックの予後改善のために優れた血管収縮薬であるかに関しては答えが得られていない[15]。

表7 当院における消化管保護薬の投与量の例
輸液製剤、血管収縮薬・強心薬、鎮痛・鎮静剤は「ERプラス2循環血液減少性ショック」(MVM171、p109)を参照

薬剤	用量	考察
オメプラゾール	0.7〜1mg/kg SID	プロトンポンプ阻害薬
ファモチジン	0.5〜1mg/kg SID〜BID	H2受容体拮抗薬
マロピタント	1mg/kg SID	NK1受容体拮抗薬
オンダンセトロン	0.2〜0.8mg/kg IV TID	セロトニン3受容体拮抗薬
メトクロプラミド	1〜2mg/kg/day CRI	
ラニチジン	1〜2mg/kg/day IV BID	

抗菌薬治療

重度敗血症および敗血症性ショックでは、適切な抗菌薬治療開始の遅れが死亡率の上昇に関連している[17]。このため、重度敗血症および敗血症性ショックの診断から、1時間以内の抗菌薬治療の開始が推奨されている[13]。短時間で微生物を特定することはできないので、初期治療では広域スペクトラムの抗菌薬治療を行う。

DICへの対応

重度敗血症ステージ以降、DICの可能性が高まる。DICを引き起こすことで多臓器にて梗塞や出血を引き起こし、多臓器不全を助長させるため早期の対応が必要である。治療には、凝固因子の補充を目的とした全血輸血や新鮮(凍結)血漿輸注、異常な血栓形成を防ぐための抗凝固薬の投与(未分化ヘパリン、低分子ヘパリンなど)を実施する。

消化管保護

SIRSや敗血症時に、消化管は循環不全の影響を非常に受けやすい。その結果、消化管の虚血が生じることでバリア機能が破綻し、消化管内微生物やエンドトキシンが消化管粘膜を越えて全身血流にのるバクテリア・トランスロケーションを引き起こし、さらなる悪化を引き起こす。また消化管灌流の減少は、過剰の胃酸分泌を誘発し、潰瘍を形成する。循環不全や炎症反応、疼痛管理目的で使用するオピオイドの使用により消化管運動は著しく阻害される(表7)。

コルチコステロイド

コルチコステロイドが敗血症ショック時に期待される2つの効果として、1つは抗炎症作用、もう1つはカテコールアミンに対して血管収縮反応を増強する作用である。しかしながら、免疫抑制作用に伴う感染の助長も十分に考えられ、ステロイドが敗血症性ショックの治療において何らかの利益があることを示す確証はない[18,19]。

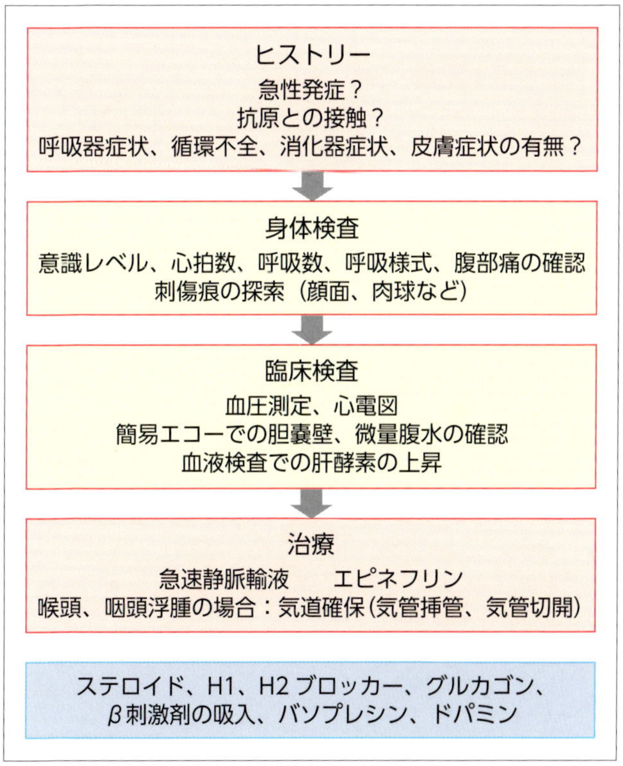

```
┌─────────────────────────────────┐
│ ヒストリー                       │
│ 急性発症?                        │
│ 抗原との接触?                    │
│ 呼吸器症状、循環不全、消化器症状、│
│ 皮膚症状の有無?                  │
└─────────────────────────────────┘
              ↓
┌─────────────────────────────────┐
│ 身体検査                         │
│ 意識レベル、心拍数、呼吸数、     │
│ 呼吸様式、腹部痛の確認           │
│ 刺傷痕の探索(顔面、肉球など)     │
└─────────────────────────────────┘
              ↓
┌─────────────────────────────────┐
│ 臨床検査                         │
│ 血圧測定、心電図                 │
│ 簡易エコーでの胆嚢壁、微量腹水の確認│
│ 血液検査での肝酵素の上昇         │
└─────────────────────────────────┘
              ↓
┌─────────────────────────────────┐
│ 治療                             │
│ 急速静脈輸液  エピネフリン       │
│ 喉頭、咽頭浮腫の場合:気道確保   │
│ (気管挿管、気管切開)             │
└─────────────────────────────────┘
┌─────────────────────────────────┐
│ ステロイド、H1、H2ブロッカー、  │
│ グルカゴン、β刺激剤の吸入、     │
│ バソプレシン、ドパミン           │
└─────────────────────────────────┘
```

図7 アナフィラキシーの診断および治療の流れ

アナフィラキシー

アナフィラキシーは、一般的に急性発症し、外的誘引への曝露から数分以内〜数時間以内に症状が現れる。反応によっては遅れることもあり曝露から遅発性(72時間以降)に症状が現れることもある。主に経口や経気道、経皮的経路により侵入した抗原に対しIgEが関与して発症した即時型アレルギー反応(1型アレルギー)として認められることが多い。肥満細胞や好塩基球からヒスタミン、キニン、ロイコトリエン、プロスタグランジン、PAF(血小板活性因子)などの化学伝達物質が遊離して、血管透過性の亢進、血管拡張、平滑筋収縮、気道分泌液の増加、心筋抑制などの病変を

49

犬と猫の臨床救急医療

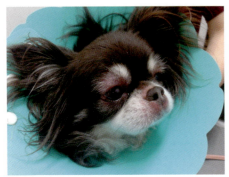
図8　眼瞼および口唇の浮腫および発赤

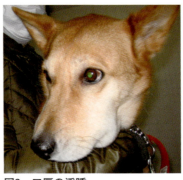
図9　口唇の浮腫

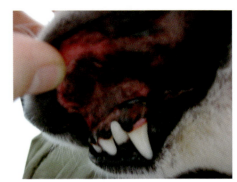
図10　図9の症例の口腔粘膜の充血

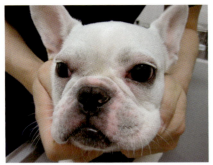
図11　眼瞼および口唇の浮腫および発赤

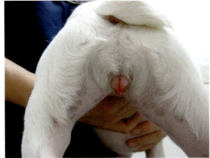
図12　図11の症例の陰部の浮腫および発赤

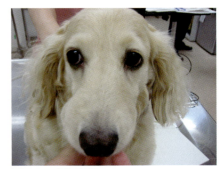
図13　口唇の浮腫

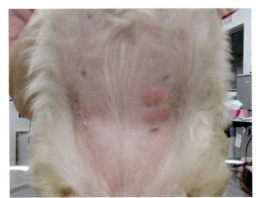
図14　図13の症例の腹部に認められたじんましん

生じ結果として、呼吸困難、血圧低下、じんましんなどをきたす。

　アナフィラキシーショックは、敗血症性ショック同様、血液分布異常性ショックに分類され、血管内の血液が、血管拡張および血管透過性亢進に伴い血管外に漏出することで血管内容量の減少をきたす。重症例では一過性の血管透過性の亢進により最大50％の血管内容量が臓器内へ失われる[20]。犬や猫のアナフィラキシーの原因は様々であり、一般的にはワクチン、昆虫や爬虫類の毒液、抗生剤、非ステロイド系抗炎症薬、グルココルチコイド、鎮静麻酔薬、食品、寒冷や運動などの環境因子によっても生じる[21～26]。

臨床症状

　一般的に突発発症であり数分～数時間以内に進行性に悪化していく。曝露されてから臨床症状の発症時間の速さと、重症度には相関関係があるといわれており、発症が急激であればあるほど臨床症状も重症となる。

　アナフィラキシーの臨床症状は動物種と曝露部位によって異なる。犬の場合、皮膚や消化器症状で多く認められる。また、犬では肝臓と消化管が標的臓器となることが多く、一過性の肝静脈のうっ血や門脈高血圧を引き起こし、その結果として嘔吐や下痢が認められる。重症化すると上部気道閉塞による呼吸困難や低血圧を引き起こし、死にいたる可能性がある。皮膚症状は、紅斑、じんましん、かゆみ、血管浮腫が認められる。じんましんは全身性に認められ、血管浮腫は顔面、四肢、生殖器で認められる傾向にある（図8～14）。猫では、呼吸器症状や消化器症状が主として認められる。そのため、呼吸困難が初期症状で認められることが多い。喉頭や咽頭の浮腫、気管支の収縮、過度の粘液分泌により呼吸困難を呈することで虚脱にいたることもある。このようにアナフィラキシーの臨床症状は呼吸器、循環器、消化器、皮膚症状とバリエーションに富むため、A（Airway）、B（Breath）、C（Circulation）、D（digestive）、S（Skin）の頭文字をとり、ABCDSとすると覚えやすいかもしれない（表8）。アレルギー抗原の摂取経路により臨床症状が異なることは知って

表8 アナフィラキシーの臨床症状の覚え方ABCDS

A	Airway	喉頭浮腫、鼻咽頭狭窄、くしゃみ、ストライダー
B	Breath	呼吸困難、気管支狭窄、チアノーゼ、呼吸停止
C	Circulation	頻脈、低血圧、不整脈、心筋虚血、心停止
D	Digestive	吐き気、嘔吐、下痢、血便、腹痛
S	Skin	紅斑、斑点状丘疹、じんましん、瘙痒、血管浮腫

おく必要がある。抗原が静脈内や筋肉内など非経口的に投与された場合は、呼吸困難や心血管系の虚脱といった重度の反応が認められ、不整脈や冠血管収縮、全身の血管抵抗の低下により急激な血圧低下を引き起こす可能性がある。経口摂取の場合は、消化器症状や皮膚症状として認められることが多い。吸入摂取の場合は気管支の収縮や鼻炎が認められる。

診断

ワクチン投与後、抗生剤の静脈内投与の数分後、昆虫による刺傷を目視した後に顔面腫脹、じんましん、呼吸器症状（上気道閉塞を疑う異常呼吸音、吸気性努力呼吸）、血圧低下を認めた場合は、抗原曝露の可能性と臨床症状よりアナフィラキシーを強く疑うことができるが、多くの場合は、急性の嘔吐や下痢、顔面腫脹、急性の虚脱といった稟告を受ける。その際、バイタルチェックおよび組織灌流を考慮した身体検査（粘膜色、CRT、股脈の脈質など）が重要になる。意識レベルの低下が認められ聴診にて頻脈が認められる場合は循環不全を疑い、粘膜色（蒼白あるいは充血）、CRTの顕著な短縮や延長、脈質の異常について評価を実施する。このような異常が認められる場合は循環不全（ショック）が生じている可能性が高く、血圧測定とFASTに進む。ショックの重症度を判断するために血圧を測定し、ショックの原因を鑑別するためにFASTを実施する。

FASTでは、胆嚢壁の浮腫所見（Halo所見、**動画1**）や微量腹水所見が特徴的な所見として認められることがある[27]。

循環不全の際、心エコー検査にて循環血液減少に伴う心室内腔の狭小化が認められる。血液検査では肝静脈のうっ血や門脈高血圧に伴うアラニンアミノトランスフェラーゼの上昇が認められることがある。獣医学あるいは医学領域においても診断は病歴や臨床症状から推測することとなるため、腹腔内出血や急性副腎不

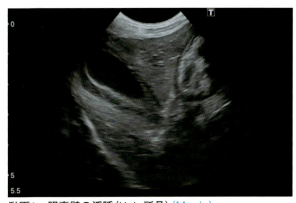

動画1　胆嚢壁の浮腫（Halo所見）(Movie)
※Haloとは光輪という意味である

全、心タンポナーデ、熱中症、出血性胃腸炎、喉頭麻痺、喘息（猫）などとの鑑別も重要となる。

アナフィラキシーの治療

エピネフリン

エピネフリンはアナフィラキシーの第一選択薬とされているものの、小動物領域における有効性に基づく明らかなエビデンスは存在していない。しかしながらより早期の血漿、組織濃度ピークを達成することは、生存率を上昇させ、投与の遅延と予後の悪化との関連性は様々な文献において実証されている[28〜31]。アナフィラキシーにおいて、エピネフリンはα、βアドレナリン受容体をともに刺激することで、心血管系あるいは血管平滑筋に作用することで循環改善させると考えられている（表9）。$α_1$作用は、血管収縮を引き起こし、末梢の血管抵抗性増加、血圧の上昇、冠動脈灌流の増加、さらには気道における粘膜浮腫の軽減を期待することができる。$β_1$作用は、陽性の変時、変力作用により心拍出量を増加させる。$β_2$作用は気管支拡張作用に加え、肥満細胞や好塩基球からの炎症メディエーターの脱顆粒を抑制する[32]。

エピネフリンは様々な投与経路が存在するなかで、安全域が狭いことが問題とされている。低用量のエピネフリンは、血管拡張作用や炎症メディエーター放出の可能性も示唆されている。また、高用量であれば、静脈内投与直後に、粘膜蒼白、振戦、動悸、めまいといった[32〜34]一過性の副作用だけでなく、心室性不整脈、心筋虚血、肺水腫などの重篤な副作用を生じることが報告されている[32]。ただし、副作用のリスクはあるものの、エピネフリン投与が遅延することによる状態の悪化も理解しておかなければならない。エピネフリ

表9 アナフィラキシーでエピネフリンが有効な理由

α_1受容体	α_2受容体	β_1受容体	β_2受容体
血管収縮 冠血流増加 浮腫軽減 （気道）	インスリン 分泌低下	心収縮力増強 心拍数増加	脱顆粒抑制 （早期であれ ば有効） 気管支拡張

ンの投与方法として、一般的には0.01mg/kgの筋肉内投与が推奨されている。アレルギー反応の状況に応じて5〜15分おきにくり返し投与する[35〜37]。動物がすでにショック状態に陥っている場合は、0.05μg/kg/minの緩徐な持続点滴投与が有効とされている[30、35]。皮下投与は有効性が示されていないため、実施すべきでない[30、32、35]。

輸液治療

　低血圧症例に対して、積極的な輸液療法は非常に重要である。晶質液（生理食塩水、乳酸リンゲルなど）の急速静脈内投与は、循環不全に気付いた時点でなるべく早く実施すべきである。重症例では、ほんの数分間で大量の血管内液が漏出する。一般的には、血管拡張と循環血液減少が同時に生じることにより血液分布異常性ショックおよび循環血液減少性ショックを同時に引き起こす。このため、静脈点滴は心血管系の虚脱改善の要となるといっても過言ではない。晶質液による蘇生量は、犬で10〜20mL/kg、猫で5〜10mL/kgを10〜15分かけてボーラス投与を実施する。意識レベル、血圧、心拍数をモニターし、改善傾向にあるか否かを確認する。改善傾向にあれば、平均血圧60〜70mmHg、意識レベルの改善を目標とし投与を行う。少量の投与で循環不全を回復するには人工コロイド輸液も有用である。ヘタスターチは5mL/kgを15分間ほどかけて静脈内投与し、必要に応じて20mL/kgまで投与することができる[36]。輸液量は随時、心拍数、血圧、粘膜色、CRT、呼吸数をモニタリングしつつ調節する。

抗ヒスタミン剤

　アレルギー反応を制御するため、あるいはヒスタミンによる臨床症状を抑えるためにH1受容体拮抗薬は投与されることが多い。しかしながら、アナフィラキシー症例において皮膚症状や鼻炎症状を緩和することはできるが、上気道閉塞や消化器症状あるいはショックといった重篤な臨床症状に対しては緩和することはできず、また、肥満細胞や好塩基球の脱顆粒を妨げることもできない[35、38]。H1受容体拮抗薬の副作用として、

表10 治療薬

エピネフリン	0.05μg/kg/min　CRI 0.01mg/kg IM　5〜15分ごとにくり返し投与
グルカゴン	5〜15μg/min　IV
ジフェンヒドラミン	0.5〜1mg/kg　IV, IM, orPO
デキサメサゾン	0.1〜0.5mg/kg IV
メチルプレドニゾロン	30mg/kg IV
晶質液輸液 （生理食塩水など）	90mL/kg/h（犬）、60mL/kg/h（猫） 個々の症例に合わせて容量を考慮
合成コロイド液	10mL/kg IV（犬）　6mL/kg（猫）
ドパミン	5〜10μg/kg/min　CRI 血圧が上昇するまで増やす
バソプレシン	0.03〜0.11U/kg 少量のボーラス投与

沈うつ（血液脳関門を通過しCNSに作用するため）、消化器症状を呈することがある。H2受容体拮抗薬は、H1受容体拮抗薬と併用することで、H1受容体拮抗薬単独で使用するよりも皮膚症状がより緩和しやすいことが知られている。また、胃酸分泌抑制作用を期待することができる[38、39]。

グルココルチコイド

　グルココルチコイドは、アナフィラキシー症例に対して多くの臨床現場にて使用されている。

　グルココルチコイドの短期使用はほとんど副作用が認められないものの、アナフィラキシーの初期の症状や臨床所見に対する効果は認められないため、初期治療における第一選択薬ではないことは理解しておかなければない。静脈内投与を実施したとしても、効果発現までには数時間（4〜6時間）を要する[40]。ステロイドは、早期の反応ではなく好酸球性炎症反応による遅発性の臨床症状を緩和することを目的とする。その他アラキドン酸カスケードをブロックすることで遅発性の反応を抑制し、明らかなエビデンスは存在しないが二峰性反応を抑制する可能性も示唆されている[41]。また、グルココルチコイド自体がアレルギーの原因となりアナフィラキシーを引き起こす可能性がある[42]。コハク酸エステル型、酢酸エステル型製剤であるヒドロコルチゾン、メチルプレドニゾロン、プレドニゾロンは強い相互反応が認められるため、以前ステロイドによるアレルギーが認められていた症例に対しては使用は控えるべきである。

その他の血管収縮薬

　輸液とエピネフリンにて、循環動態の改善が認められない場合、ドパミンやノルエピネフリン、バソプレシンといった血管収縮薬が必要になるかもしれない。ドパミンは高用量（5〜10μg/kg/minにて）β1受容体を介し心収縮力を増加させ、α1受容体を介して末梢血管を収縮させる。ノルエピネフリンは、α1、α2作用により末梢の血管抵抗を増大させ、血管を収縮させる。バソプレシンは、カテコールアミン受容体を介さず、V1受容体に作用することで血管収縮を認めるが、アナフィラキシー症例に対するバソプレシンの使用は、小動物領域では報告がない。医学領域においてβ遮断薬を服用している患者の場合、エピネフリンが十分に反応しない場合があり、こういった患者に対してグルカゴンの静脈あるいは筋肉内投与が検討される。グルカゴンはカテコラミン受容体を介さず、強心、心拍数増加、血管収縮作用を期待することができる[43]。グルカゴンは副作用として嘔吐が高頻度に認められることから気道確保には十分留意すべきである。

モニタリング

　治療に反応した患者も注意深くみておく必要がある。二峰性に症状が認められる場合があることが知られており、発症後3日間はいつでも再発する可能性があることから、理想的には約3日間は十分なモニタリングを実施すべきである。一般的には、初回に侵襲を受けた臓器と同様の臓器障害が生じ、二峰期の症状は、比較的軽いものから短期間で死にいたる危険性のある劇症型の臨床症状まで様々である[44]。

　また、アレルゲンから隔離させることが重要であり、注意深く問診にてアレルゲンの特定を実施すべきである。ペニシリンによるアナフィラキシー反応は獣医学領域において抗生剤関連性反応にて最もよく認められる。

おわりに

　アナフィラキシーはワクチンや麻酔導入薬、抗生物質など日常診療で使用する薬剤でもおきる可能性があり、その重症度によっては命にかかわる場合もある病態である。

　早期に処置対応することが生存率を高めることから、動物の変化により早い段階で気付くことが治療成功のポイントとなる。また飼い主に対しても、ワクチン投与後や抗生物質服用後にどのような症状が認められる可能性があるのか、また異変に気付いた場合は必ず受診するよう伝えておくべきである。前述した、ABCDSのいずれかに異常をきたす場合、なかでも上気道閉塞や循環不全が認められる場合は、虚脱状態への移行を危惧し、静脈確保やエピネフリン、気管挿管の準備をしておくことも重要である。ワクチン投与など日常診療にも密接にかかわる病態であることから、どのスタッフでも正しい対応ができるよう情報を共有しておくべきである。

参考文献

[1] Silverstein DC. In Silverstein DC, Hopper K (eds) Small Animal Critical Care—St. Louis : Elsevier Saunders, 2009, pp 41-45.

[2] 一般社団法人　日本臨床微生物学会　編　「血液培養検査ガイド」,東京,南山堂,2013

[3] 織田成人,「敗血症の概念と定義」.「日本外科感染症学会雑誌」4(1).2007,35−43

[4] Abraham E,.Mechanisms of sepsis-induced organ dysfunction.Crit Care Med. 2007 Oct ; 35(10) : 2408-16.

[5] Fink MP.Cytopathic hypoxia. Mitochondrial dysfunction as mechanism contributing to organ dysfunction in sepsis. Crit Care Clin. 2001 Jan ; 17(1) : 219-37

[6] Muravchick S.Clinical implications of mitochondrial dysfunction. Anesthesiology. 2006 Oct ; 105(4) : 819-37.

[7] 村田佳輝　「敗血症の診断に必要な検査」CLINIC NOTE No.134 p35-49 inter zoo

[8] Lisciandro GR.Evaluation of an abdominal fluid scoring system determined using abdominal focused assessment with sonography for trauma in 101 dogs with motor vehicle trauma. J Vet Emerg Crit Care. 2009 Oct ; 19(5) : 426-37

[9] Bonczynski JJ.Comparison of peritoneal fluid and peripheral blood pH, bicarbonate, glucose, and lactate concentration as a diagnostic tool for septic peritonitis in dogs and cats.Vet Surg. 2003 Mar-Apr ; 32(2) : 161-6.

[10] DeClue AE, Delgado C, Chang C-H, Sharp CR. Clinical and immunologic assessment of sepsis and the systemic inflammatory response syndrome in cats. JAVMA 2011 ; 238(7) : 890-897.

[11] Ralph AG, Brainard BM. Hypercoagulable states. In Silverstein DC, Hopper K (eds) : Small Animal Critical Care Medicine, 2nd ed. St. Louis : Elsevier Saunders, 2015, pp 541-554.

[12] Loiacono LA.Detection of hypoxia at the cellular level.Crit Care Clin. 2010 Apr ; 26(2) : 409-21.

[13] Dellinger RP.Surviving Sepsis Campaign : international guidelines for management of severe sepsis and septic shock : Intensive Care Med. 2008 Jan ; 34(1) : 17-60.

[14] Lee A .Detection of bloodstream infections in adults : how many blood cultures are needed?J Clin Microbiol. 2007 Nov ; 45(11) : 3546-8.

[15] Boyd JH.Fluid resuscitation in septic shock : a positive fluid balance and elevated central venous pressure are associated with increased mortality. Crit Care Med. 2011 Feb ; 39(2) : 259-65.

[16] Hollenberg SM.Inotrope and vasopressor therapy of septic shock. Crit Care Clin. 2009 Oct ; 25(4) : 781-802.

[17] Gaieski DF. Impact of time to antibiotics on survival in patients with severe sepsis or septic shock in whom early goal-directed therapy was initiated in the emergency department.Crit Care Med. 2010 Apr ; 38(4) : 1045-53.

[18] Sprung CL. Hydrocortisone therapy for patients with septic shock.N Engl J Med. 2008 Jan 10 ; 358(2) : 111-24.

[19] Sherwin RL. .Do low-dose corticosteroids improve mortality or shock reversal in patients with septic shock? J Emerg Med.2012 Jul ; 43(1) : 7-12.

[20] Dowling PM. Anaphylaxis. In : Silverstein DC, Hopper K. eds. Small Animal Critical Care Medicine. St Louis, MO : Saunders El- sevier ;

犬と猫の臨床救急医療

2009, pp. 727-730.

[21] Arensman RM, Satter MB, Bastawrous AL, et al. Modern treatment modalities for neonatal and pediatric respiratory failure. Am J Surg. 1996 ; 17

[22] Moore GE, DeSantis-Kerr AC, Guptill LF, et al. Adverse events after vaccine administration in cats : 2,560 cases (2002-2005). J Am Vet Med Assoc.2007 ; 231 : 94-100

[23] Hume-Smith KM, Groth AD, Rishniw M, et al. Anaphylactic events observed within 4 h of ocular application of an antibiotic-containing ophthalmic preparation : 61 cats (1993-2010). J Feline Med Surg. 2011 ; 13 : 744-751.

[24] Armitage-Chan E. Anaphylaxis and anaesthesia. Vet Anaesth Analg. 2010 ; 37 : 306-310.

[25] Walker T, Tidwell AS, Rozanski EA, et al. Imaging diagnosis : acute lung injury following massive bee envenomation in a dog. Vet Radiol Ultrasound. 2005 ; 46 : 300-303.

[26] Mandigers P, German AJ. Dietary hypersensitivity in cats and dogs. Tijdschr Diergeneeskd. 2010 ; 135 : 706-710.

[27] Quantz JE, Miles MS, Reed AL, White GA. Elevation of alanine transaminase and gallbladder wall abnormalities as biomarkers of anaphylaxis in canine hypersensitivity patients. J Vet Emerg Crit Care (San Antonio). 2009 Dec ; 19(6) : 536-44.

[28] Gu X, Simons FE, Simons KJ. Epinephrine absorption after different routes of administration in an animal model. Biopharm Drug Dispos 1999 ; 20(8) : 401-405.

[29] Mink SN, Bands C, Becker A, et al. Effect of bolus epinephrine on systemic hemodynamics in canine anaphylactic shock. Cardiovasc Res 1998 ; 40(3) : 546-556.

[30] Mink SN, Simons FE, Simons KJ, et al. Constant infusion of epinephrine, but not bolus treatment, improves haemodynamic recovery in anaphylactic shock in dogs. Clin Exp Allergy 2004 ; 34(11) : 1776-1783.

[31] Bautista E, Simons FE, Simons KJ, et al. Epinephrine fails to hasten hemodynamic recovery in fully developed canine anaphylactic shock. Int Arch Allergy Immunol 2002 ; 128(2) : 151-164.

[32] Simons KJ, Simons FE. Epinephrine and its use in anaphylaxis : current issues. Curr Opin Allergy Clin Immunol 2010 ; 10(4) : 354-361.

[33] Triggiani M, Patella V, Staiano RI, et al. Allergy and the cardiovascular system. Clin Exp Immunol 2008 ; 153(Suppl 1) : 7-11.

[34] Mueller UR. Cardiovascular disease and anaphylaxis. Curr Opin Allergy Clin Immunol 2007 ; 7(4) : 337-341.

[35] Dowling PM. Anaphylaxis. In : Silverstein DC, Hopper K. eds. Small Animal Critical Care Medicine. St Louis, MO : Saunders Elsevier ; 2009, pp. 727-730.

[36] Cohen RD. Systemic anaphylaxis. In : Bonagura JD, Kirk RW. eds. Kirk's Current Veterinary Therapy XII Small Animal Practice. Philadelphia, PA : WB Saunders Co ; 1995, pp. 150-152.

[37] Kemp SF, Lockey RF, Simons FE. Epinephrine : the drug of choice for anaphylaxis : a statement of the World Allergy Organization. Allergy 2008 ; 63(8) : 1061-1070.

[38] Simons FE. Advances in H1-antihistamines. N Engl J Med 2004 ; 351(21) : 2203-2217.

[39] Lin RY, Curry A, Pesola GR, et al. Improved outcomes in patients with acute allergic syndromes who are treated with combined H1 and H2 antagonists. Ann Emerg Med 2000 ; 36(5) : 462-468.

[40] Simons FE. Pharmacologic treatment of anaphylaxis : can the evidence base be strengthened? Curr Opin Allergy Clin Immunol 2010 ; 10(4) : 384-393.

[41] Choo KJ, Simons FE, Sheikh A. Glucocorticoids for the treat-ment of anaphylaxis : Cochrane systematic review. Allergy 2010 ; 65(10) : 1205-1211

[42] Sheth A, Reddymasu S, Jackson R. Worsening of asthma with systemic corticosteroids. A case report and review of literature. J Gen Intern Med 2006 ; 21 : C11-C13.

[43] Lieberman P, Nicklas, MD, Oppenheimer J. The diagnosis and management of anaphylaxis practice parameter : 2010 update. J Allergy Clin Immunol 2010 ; 126(3) : 477-480.

[44] Johnson RF, Peebles RS. Anaphylactic shock : pathophysiology, recognition, and treatment. Semin Respir Crit Care Med 2004 ; 25(6) : 695-703.

救急医療編
閉塞性ショック
Obstructive shock

川瀬　広大
Kodai Kawase, D.V.M., Ph.D.
札幌夜間動物病院

はじめに

　閉塞性ショックは、循環回路のいずれかが閉鎖されることで心臓への血液還流が著しく低下し、心拍出量が重度に低下する病態である。獣医療における閉塞性ショックの原因としては、心タンポナーデと胃拡張胃捻転症候群がよく遭遇する疾患であり、迅速な原因究明・除去が救命のカギになる。本稿では、胃拡張胃捻転症候群と心タンポナーデによる閉塞性ショックの救急治療について解説する。

胃拡張胃捻転症候群：GDV (図1、2)

　胃の過度な拡張は、腹腔内臓器や静脈系（後大静脈や門脈など）を重度に圧迫し、腹腔内臓器に分布する血液の心臓への還流を阻害し、閉塞性ショックを引き起こす。血液還流障害だけに留まらず、胃の過膨張・過伸展により胃自体へ供給される血流量は低下し、胃の虚血性壊死が引き起こされる。胃の壊死に伴い胃内容物が腹腔内へと漏出すれば腹膜炎を発症し、エンドトキシンによる血液分布異常性ショックが併発する。さらに、胃捻転が重度になると、胃と脾臓にまたがる短胃動脈や周囲の血管は過度に牽引され、断裂や裂開し出血を引き起こす（循環血液量減少性ショック）。胃捻転は、こうした様々な還流障害や複数のショックを引き起こすことから症候群に分類され、急速に死へと近づいていく緊急疾患である。これらの負の連鎖を食い止めるには、胃の拡張および捻転をできる限り早期に解除することが重要である。

　GDVと類似した疾患として胃拡張がある。胃拡張は単純に食物や水分により胃が拡張した状態で胃の捻転は伴っていない。胃の拡張は重度であることから腹腔内臓器や静脈系の圧迫は引き起こされ同様に閉塞性ショックがおこる。しかし、捻転はおこっていないことから胃壁の壊死や周囲血管の破綻はほとんどおこらない。胃の拡張を解除（減圧）することで状態は劇的に改善するが、胃拡張自体は再発することが多いため食事療法や食事の仕方の改善が必要になる。単純な胃拡張は高齢犬に多く、とくにミニチュア・ダックスフンドは好発犬種である。

アプローチ (図3)
①問診および身体検査

　ジャーマン・シェパード・ドッグやラブラドール・レトリーバーなどの大型犬、そしてミニチュア・ダックスフンドやウェルシュ・コーギーなどの胴の長い犬種は、GDVの好発犬種である[1]。どの年齢でも発症するがやや高齢犬に多い傾向がある。これらの犬種に加え、食後や大量の飲水後に腹部膨満や吐きそうでも吐けないなどの稟告が得られた場合にはGDVの可能性が高い。症状は急速に進行し、起立や歩行困難や呼吸促迫などのショック症状が認められる。

　腹部膨満と膨満部の打診から聴取される鼓音が確認されれば胃拡張およびGDVを容易に疑うことができ

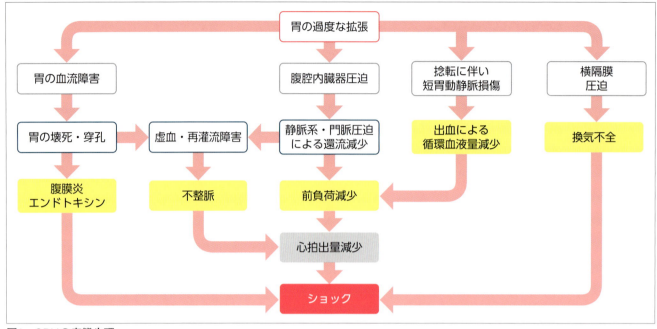

図1　GDVの病態生理

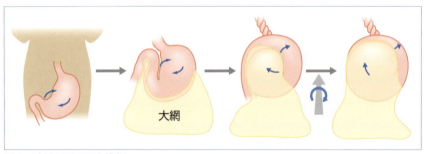

図2　時計回り180度捻転
幽門は左腹側へ変位し、胃体部は右背側変位することで胃が捻転する。捻転に伴い、大網は引っ張られ、胃の表面を覆う

る。これらの所見に加え、起立困難、粘膜蒼白、毛細血管再充満時間（CRT）の延長、脈圧微弱などのショック徴候がないか身体検査を十分に行う（図4）。胸の深い動物では、胃が肋骨に囲われていることで胃拡張を認識することが難しい場合もあるため注意が必要である。身体検査のみで胃拡張とGDVの鑑別は困難であり、レントゲンによる画像検査が必要である。

重症患者に対する検査は常にリスクを伴う。ショック状態であれば、動物の状態と検査により得られるメリットを常に考え、最小の最短の検査を選択していくべきである。明らかに胃拡張やGDVが疑われ、ショックによる緊急状態と判断されれば、X線や超音波検査などの画像検査は行わず、胃の減圧処置や輸液療法を開始し、状態の安定化に努めるべきである（GDVに対する緊急治療へ）。状態が安定化すれば、画像検査や血液検査を行う。

②X線検査

X線のメリットは即座に全体の評価を行うことができ、さらに空気を含む臓器（肺・気道・胃）の評価が超音波よりも優れている点である。GDVのような胃内に大量のガスを含むことが多い病態に対するX線検査は非常に有効である。

GDVを疑う症例やショック症例に対するX線撮影では、保定に対するストレスに注意する。このような症例に対する仰臥位での撮影は、状態を悪化させるリスクが高く、禁忌である。GDVでは、幽門洞の頭背側そして左側への変位し、胃が分割されている所見（ポパイサイン）が認められる（図5）。単純な胃拡張であれば幽門洞の変位や胃体部が分割されるサインは認められない。これらの所見は幽門洞にガスが貯留していることで検出できることから、幽門洞が上部に位置するように伏臥位や右横臥位で撮影すると胃拡張と

図3　ショック患者へのアプローチ

ショック5徴候
粘膜蒼白　Pallor
（末梢）冷感　Peripheral sensation
虚脱　Prostration
脈拍触知不能　Pulselessness
呼吸異常　Pulmonary deficiency

ショック診断基準
大項目：血圧評価
収縮期血圧＜90mHg
小項目（3項目以上を満たす）
頻脈または徐脈
脈拍微弱
CRT延長（2秒以上）
意識障害
乏尿・無尿（0.5mL/kg/時以下）
粘膜蒼白と冷感または高体温

TPR正常値	
心拍数	小型犬＜160bpm
	大型犬＜100bpm
	猫160～220bpm
呼吸数	＜40回/分
体温	犬37.5～39.2℃
	猫37.8～39.5℃

ショックの診断基準は、大項目を満たす、または小項目で3項目以上満たした場合はショックと診断

図4　ショック徴候と診断基準

GDVを鑑別しやすい。また、GDVでは誤嚥性肺炎を併発していることもあり、胸部X線も撮影し、食道拡張や肺野そして心陰影や後大静脈のサイズ評価を行う[2]。

③血液検査

ショック患者では、循環不全に起因した乳酸値の上昇が認められる。乳酸値の上昇は循環障害を反映するいっぽう、胃壁の壊死と相関する[3]ことから、GDVの予後因子として有用であることが報告されている[4]（**図6**）。乳酸値はある一点の値を評価するというよりも経時的変化を評価するほうが予後診断精度は高く、治療前後の乳酸値減少率が低い（＜42.5～50%）症例のほうが予後不良であることが報告されている[5]。

④超音波検査

胃拡張やGDVでは主に胃内に気体が貯留していることから、超音波検査の有用性は高くない。血管破綻や静脈圧上昇による腹水の検出、また心臓内腔サイズによる循環血液量の客観的評価を実施することができる。

GDVに対する緊急治療

GDVに対する初期治療の目標は、閉塞性ショックからの離脱であり、輸液療法と胃の減圧処置、そして抗不整脈治療から構成される。

輸液療法

身体検査によりショックであると診断または疑われた場合、心肺蘇生を含めた緊急処置の準備を行い、酸素投与と血管確保、そしてモニター接続（心電図など）

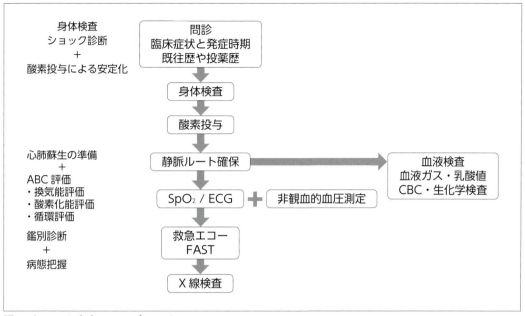

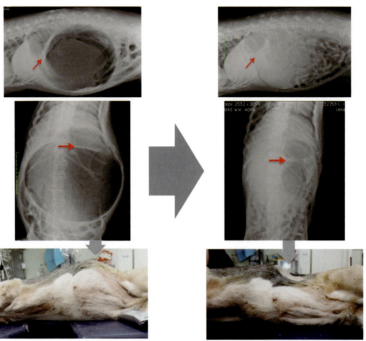

図5　胃穿刺を実施前後のX線および腹部所見
→捻転ライン、↓穿刺部位（最後肋骨周囲）
穿刺後のX線でも胃の捻転は解除されていない

初期乳酸値	<6.0mmol/L	生存率99%	Papp E (1999)
	>6.0mmol/L	生存率58%	
	<9.0mmol/L	生存率90%	Zacher LA (2010)
	>9.0mmol/L	生存率54%	
初期>9.0mmol/L 症例 治療後Lactate減少率/値	<42.5% / >6.4mmol/L	生存率15% / 23%	
	>42.5% / <6.4mmol/L	生存率100% / 91%	

図6　乳酸値によるGDV罹患犬の予後予測[5、6]

を行う。胃よりも下部臓器からの静脈還流は悪いことから、静脈留置は前肢に確保し、また大量輸液を可能にするために太い留置針を選択する。輸液療法は、乳酸リンゲル液や0.9%NaClなどの晶質液を10～20mL/kgを10～20分かけて急速静脈内投与し、ショックから離脱できるまで繰り返し投与していく。大型犬の場合、これらの大量輸液を投与することが困難な場合も少なくなく、その場合には前肢に2本の静脈留置を行うか、高張食塩水（7.5%NaCl 4mL/kg 15～20分かけて）などの少ない輸液ボリュームでも血漿増加効果の高い輸液剤選択することができる。輸液療法だけではショックから離脱することは難しいことが多く、胃拡張を解除するために胃の減圧処置も準備していく。

胃減圧処置

経皮的胃穿刺と胃チューブ挿入による減圧術の2つ がある（図7）。胃チューブ挿入は多くの症例で全身麻酔を必要とすることから、状態が悪い場合には全身麻酔による胃チューブ挿入は回避し、経皮的胃穿刺を行い、状態を安定化させる。

経皮的胃穿刺は、右側横臥位に保定し最後肋骨周囲を毛刈りし消毒する。リドカインなどによる局所麻酔を行い、超音波で脾臓や肝臓が描出されず胃および胃内ガスが描出される部位に留置針を刺入する。胃内に入ったら留置針先端が頭側に位置するように留置針を傾ける（減圧により胃が縮小するため頭側に向ける）（動画1）。穿刺には14～20Gのやや太めの留置針を使用し、穿刺直後に大量のガスが排出されることを確認する。ある程度ガスが排出されたらエクステンションチューブとシリンジを用いゆっくりと吸引していく（図13）。穿刺後はX線撮影を行い、胃サイズや捻転の評価を行う（図5）。

	経皮的胃穿刺	経口胃チューブ
処置速度	早い	やや時間がかかる？
麻酔・鎮静	必要なし	ほとんどのケースで必要
侵襲度	少ない	無麻酔科では侵襲強い
適応	ガス貯留	ガス・液体・フード
難易度	容易	容易？
合併症	臓器損傷による出血 胃内容物の漏出	食道損傷 胃粘膜損傷

図7　胃減圧処置法

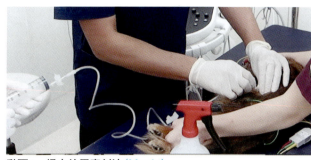

動画1　経皮的胃穿刺法 (Movie)

抗不整脈治療

　GDV罹患動物では、心筋の低酸素や虚血再灌流障害による不整脈（心室頻拍）が認められることが多く[6]、頻脈性の心室頻拍（心拍数＞160bpm）やR on Tなどの危険な心室性期外収縮が認められる場合には、抗不整脈治療（リドカイン2mg/kg IV 後50～70μg/kg/min CRI）を開始する[7]（図8）。

GDVに対する安定化後の治療

　上記緊急治療により状態が安定化すれば続いて麻酔下での胃チューブ（図9、動画2）による胃内洗浄や胃捻転解除、出血や壊死組織に対する処置、そして予防的胃固定術を行う。輸液療法や胃穿刺だけでは胃捻転が解除されず、また、仮に捻転が解除されたとしても、腹腔内の損傷（胃の壊死・穿孔や短胃動静脈の破綻）程度は分からないため、可能な限り予防的胃固定を含め開腹手術を検討するべきである。予防的な胃固定をしない場合にはGDVの再発率は高く、生存予後は悪い（生存期間中央値、手術群：547日間、非手術群：188日間[8]）。また、過去の研究によると、GDV治療による生存率は57～90％であったと報告されている[9]。胃拡張のみであれば胃穿刺と輸液療法のみで快方に向かうことが大半であるが、胃拡張自体を再発することが多い。GDVに対する外科療法は成書を参照していただきたい。

心タンポナーデ（図10）

　心タンポナーデと心嚢水（心膜液）貯留は定義が異なる。心嚢水貯留は、心膜内に液体が貯留している状態を指し、心タンポナーデは心膜内への液体（または緊張性心膜気腫による気体）の貯留により心膜腔内圧が上昇し、心臓の拡張や収縮機能が障害された病態を指す。心タンポナーデは進行性の現象であり、心嚢水貯

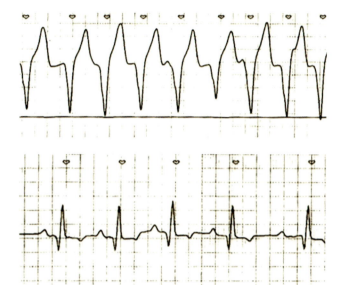

図8　GDVで認められた心室性頻拍
上図：心室性頻拍
下図：洞調律 リドカイン2mg/kg IV後、リドカイン50μg/kg/min CRI

留に伴い心膜腔内圧が上昇することで、徐々に右室充満圧・左室充満圧との圧差が変化する。心膜腔内圧が右室充満圧に等しくなるかそれ以上になると心拍出量は重度に障害され、静脈圧は大きく上昇する。循環障害の重症度は、心嚢水の量よりも心膜腔内圧に左右されるため、多量の心嚢水貯留＝心タンポナーデではなく、心膜の柔軟性がなく急性に貯留した場合では、少量であっても心タンポナーデを発症してしまう。

　心タンポナーデの原因として一番多く認められるのは心臓腫瘍（血管肉腫）であり、その他の原因としては特発性心嚢水貯留、心膜炎そして左心房破裂などがある[10]。猫では猫伝染性腹膜炎、リンパ肉腫、心筋症などで心嚢水貯留が確認されるが、心タンポナーデを発症することは少ない[11]。

アプローチ（図3）

①問診および身体検査

　犬の心嚢水の原因は心臓血管肉腫や特発性が多く、

犬と猫の臨床救急医療

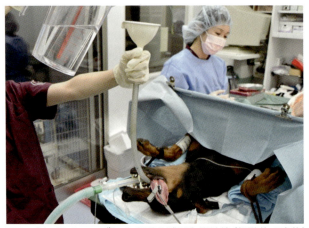

図9　経口胃チューブによる胃の減圧と胃洗浄（仰臥位で実施）　　動画2　(Movie)
左図：洗浄液（温水）を注入後、チューブ先端を胃よりも低い位置に持っていき、胃内容物の排出を促す
右図：回収された胃内容物

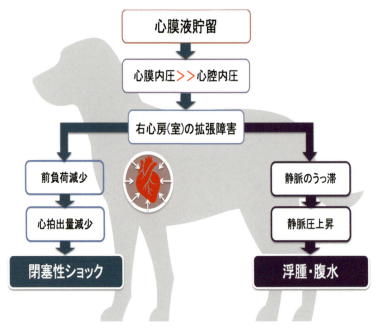

図10　心タンポナーデの病態生理

ゴールデン・レトリーバー、ジャーマン・シェパード・ドッグ、ラブラドール・レトリーバーなどの大型犬に好発する。心タンポナーデの場合、急激な状態悪化（虚脱・起立困難）を主訴に来院することが多く、また「嘔吐した後、急に……」という稟告はよく聴取される。心嚢水貯留を認める犬の回顧的研究では、約半数の犬で48時間以内に嘔吐症状が認められたことが報告されている[12]。心嚢水貯留と嘔吐に関するメカニズムは解明されていないが、ショックによる低血圧、消化管への血流減少、横隔神経への直接刺激、または迷走神経の刺激に関連している可能性がある[13]。

ショックの徴候に加えて、心タンポナーデに特徴的な所見であるBeckの三徴（頸静脈怒張、低血圧、心音減弱）や奇脈（図11）が認められる場合には、心タンポナーデを強く疑う。心電図検査では、心嚢水の貯留や心拍出量や血圧低下に伴い頻脈やQRS波の低下（低電位）が認められる。心タンポナーデ発症により心室性期外収縮そして電気的交互脈などの不整脈が約半数の症例で認められるが、抗不整脈薬などの薬物療法よりも心膜穿刺により不整脈は治ることが多い[14]。心タンポナーデが遷延し、心筋の低酸素状態が進行すると心室細動を発症することもあり、早急な心タンポナーデ解除が必要になる。

身体検査や稟告から心タンポナーデの検出することはGDVと比較し困難かもしれない。心タンポナーデの診断には後述する超音波検査をはじめとした画像検

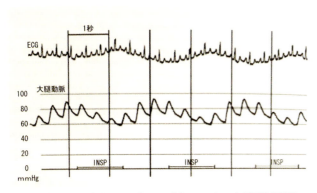

図11 奇脈を示す心タンポナーデ犬における大腿動脈脈拍
平均圧の誇張された低下（＞10mmHg）と吸気時（INSP）の小さな脈圧　※文献1より引用

査が必須であり、ショック徴候からショック鑑別診断として救急画像検査に進む。

②超音波検査

超音波検査は、X線検査や他の検査よりも心嚢水の検出感度が高く、少量でも検出することができ[15]、また立位や伏臥位などのストレスが少ない姿勢でも実施できることから、ショックなどの状態の悪い症例でも実施可能な有効な検査法である[16]。超音波検査において、心嚢水は心臓を取り囲むようにエコーフリー領域（低エコー：黒色）として描出される（図12）。左心房破裂による出血の場合には、左心房の拡大と僧帽弁の逸脱、心嚢内に層状になった血餅様物がやや高エコーに描出され、左心房内に血栓が認められるなどの特徴的な超音波画像が得られる（図13、動画3、4）[17]。

心タンポナーデは心嚢水の「量」に依存するものではなく、心膜内の「圧」に依存する。心嚢水貯留に伴い、右心房や右心室の虚脱（心腔内側へ凹む）が観察された場合には、心タンポナーデが強く示唆される。右心房の虚脱は心室の収縮早期（血液が心房に流入する心周期：心電図QRS波からT波）に評価し、右心室の虚脱は心室の拡張早期に評価する（心電図T波の終わりからQRS波開始まで）（図14）。この所見は心膜内圧が心腔内圧（右室充満圧）より上昇している所見であり、心膜内圧の上昇により心臓の拡張障害が引き起こされ、前負荷は減少し、最終的に心拍出量は著しく低下する。前負荷の低下した心臓はしばしば心室腔が狭小化し、心室筋が肥厚しているように観察される。

しかし、この所見は心嚢水の臨床的な重要性あるいは血行動態的な重要性を判断するのに信頼できるものではない。右室の充満圧が心嚢水貯留前に上昇している場合には、右心室の拡張期の虚脱を伴わずに心膜腔

内圧が優位に上昇することもあれば、血液量が低下している症例では心膜腔内圧のわずかな上昇でも重度の右心虚脱が引き起こされる可能性がある。したがって、血圧や脈圧の低下、虚脱、そして乳酸値の上昇などの臨床所見を合わせてはじめて心タンポナーデと診断されるべきである。心タンポナーデと診断されればすぐに穿刺による抜去を試みる。

③X線検査

X線検査において、心陰影が球状（円形）に拡大して観察される場合には心嚢水貯留を容易に疑うことができる（図15）。しかし、心タンポナーデは心膜の伸展性による影響を受けるため、心嚢水の貯留速度や心陰影サイズの変化は同量の心嚢水を有する犬でも異なる[18]。したがって、心嚢水が貯留しているにもかかわらず、心陰影の拡大がないことや球状のシルエットが確認できない症例も多く、X線検査による心嚢水の検出率は低い[19]。また、ショック症例に対するX線撮影は、保定や体位変換のストレスにより急変するリスクがあることから注意が必要である。したがって、心タンポナーデの場合には超音波により診断し心嚢水を抜去後、状態が落ち着いたら肺野の評価（肺転移や肺水腫など）をする。

心タンポナーデに対する緊急治療

心タンポナーデに対する治療の第一選択は心膜穿刺である。心タンポナーデに対する、利尿薬や血管拡張薬などの薬剤投与はさらに前負荷を低下させることから、胸水や腹水、肺水腫などのうっ血性心不全を呈している場合においても心タンポナーデが解除されるまでは禁忌である。

心膜穿刺（心嚢ドレナージ）

●穿刺前準備

心タンポナーデの症例はぐったりしていることが多く、穿刺は無麻酔で実施できることが大半であるが、穿刺部位に局所麻酔（リドカイン）をすると穿刺時の疼痛を回避でき、安全に穿刺することを補助してくれる。十分に毛刈りと消毒を行い、伏臥位または横臥位に保定する。必ず動物の状態に合わせて無理な体勢で行わないことが重要である。心電図を装着し、不整脈をモニターする。穿刺針は動物の大きさにより異なり、胸壁から心膜腔内までの距離を超音波で計測し十分な針の長さを選択する。大型犬の場合には皮膚から心膜腔

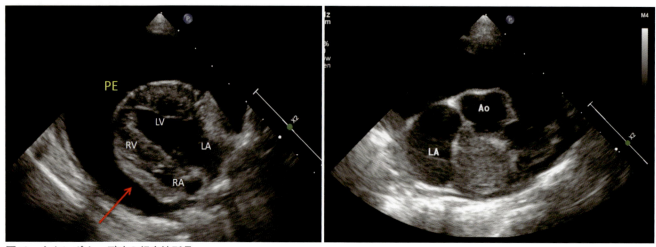

図12　心タンポナーデ時の超音波所見
左図：拡張早期に右心室の虚脱（→）が認められた
右図：心膜液抜去後。大動脈基部短軸像で心基底部（大動脈、肺動脈、左心房の間）に腫瘤性病変が確認された。発生部位からは化学受容体腫瘍が疑われる
PE：心膜液　LA：左心房　LV：左心室　RA：右心房　RV：右心室　Ao：大動脈　PA：動脈　MASS：腫瘤

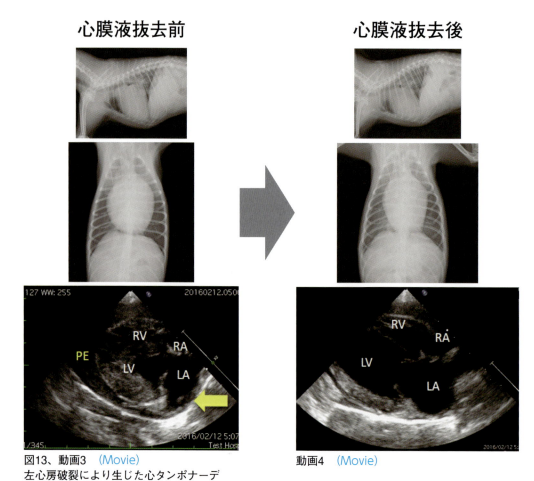

図13、動画3　(Movie)　　　　　　　　　　動画4　(Movie)
左心房破裂により生じた心タンポナーデ
左心房内に血栓（⇐）や心膜液中にやや高エコーの血餅が確認された。収縮早期の右心房虚脱が確認され心タンポナーデと診断。心膜液抜去後には正常な前負荷に戻り、心拍出量は正常に戻り、ショック状態からも離脱した
PE：心膜液　LA：左心房　LV：左心室　RA：右心房　RV：右心室

救急医療編　閉塞性ショック

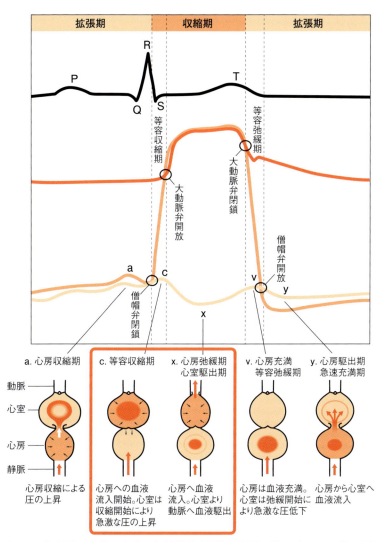
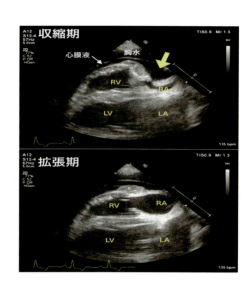

図14　右心房の虚脱は心室の収縮早期（血液が心房に流入する心周期：心電図QRS波からT波）に評価し、右心室の虚脱は心室の拡張早期に評価する（心電図T波の終わりからQRS波開始まで）

左心房内に血栓（⇦）や心膜液中にやや高エコーの血餅が確認された。収縮早期の右心房虚脱が確認され心タンポナーデと診断。心膜液抜去後には正常な前負荷に戻り、心拍出量は正常に戻り、ショック状態からも離脱した
PE：心膜液　LA：左心房　LV：左心室　RA：右心房　RV：右心室

図15　心臓腫瘍破裂により生じた心タンポナーデのX線写真
死後剖検により血管肉腫と診断された

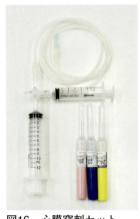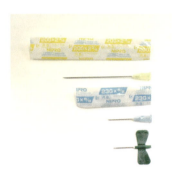

図16　心膜穿刺セット
右図上2つがカテラン針で大型犬など胸壁から心膜腔までの距離が長い場合に使用

までの距離があることから14G～16Gで4～6インチの長い留置針やカテラン針などの長さのある針を選択する必要がある[20]。小型犬の場合には22～20Gで1.5～2.0インチの長さを選択できる。留置針には延長チューブと三方活栓そして吸引用のシリンジを装着しておく(図16)。

●穿刺部位

　心膜穿刺は、左右どちらの肋間からも刺入することが可能だが、右側から心膜穿刺することで、肺や心臓の冠血管の損傷リスクを減らすことができる。必ず超音波(コンベックスまたはセクタープローブ)で心膜腔スペースがある部位を探してより安全な位置を探す。心膜穿刺に伴う合併症の発生率は低いが、とくに超音波ガイドのない状況で穿刺したときに高く発生する[21]。可能であれば1cm以上のスペースがあると比較的安全に穿刺をすることができる。

●穿刺法

　超音波で確認しながら、ゆっくりと経皮的に留置針を心膜腔内へ進めていく。心筋に針が当たった場合には比較的硬いものに当たった感触が得られ、同時に不整脈(心室性期外収縮)が認められる。その場合には少し針を引き抜き心膜腔内の安全な位置へ誘導する。内筒針を引き抜き、延長チューブに接続しゆっくりと吸引する。出血性であれば血様の心嚢水が回収されるが、心嚢水は通常凝固しない。心嚢水が回収されれば心膜腔内圧の低下により前負荷は改善し、血行動態は著しく改善する。心嚢水はすべて回収しなくても血行動態は改善する。これはくり返しになるが心タンポナーデは心膜腔内圧と右心圧較差の問題であるからである。

状態が落ち着いていれば、原因精査(超音波による心臓腫瘍の検索など)を行う。また、回収した貯留液を検査する。残念ながら血様心嚢水の細胞成分は、腫瘍性疾患と非腫瘍性疾患で類似していることが多いことから、細胞診から診断できる可能性は低い[22]。しかし、非血様心嚢水である場合の感染性心膜疾患やリンパ腫の診断率は高いことから、心嚢水が採取されれば細菌培養も含め検査を実施するべきである。

●穿刺後の治療

　穿刺後、引き続き心電図や血圧そしてSpO$_2$をモニタリングする。再度一般状態の悪化が認められたり、血圧が降下してくる場合には、心嚢水の再貯留の可能性があるので再度超音波検査する。血圧は高く維持すると再出血する可能性があるので、高く維持しすぎないことも重要である。多くの症例でショック離脱後に昇圧剤の投与は必要なく良好に回復する。僧帽弁閉鎖不全症による左心房破裂の場合には、心タンポナーデから離脱することで前負荷が改善し、肺水腫になることがある。呼吸状態をみながら必要であれば利尿剤や血管拡張薬の投与を行う。

●その他合併症

　不整脈や気胸、冠動脈や心筋損傷・出血、そして死亡などの合併症が穿刺後48時間以内におこる可能性があることが報告されている[23]。心肺停止は、心膜穿刺時のストレスまたは心タンポナーデによる閉塞性ショックにより急激に血圧が低下し引き起こされる。心タンポナーデは常に死と隣り合わせということを考慮し心肺蘇生の準備をしたうえで行うべきである。心膜穿刺に伴い心膜の一部が裂け、心嚢水が胸腔内に漏れることがあるがとくに問題はなく、一時的ではあるが心タンポナーデになることを回避できるためむしろ好都合なことが多い。

　左心房破裂の場合には心タンポナーデ解除により左心房圧が上昇し、左心房から再出血するリスクがある。左心房破裂に対しては、緊急開胸による心タンポナーデ解除と破裂部位の修復が必要であるが、すぐに外科修復を実施できる施設は限られる。人医療における心破裂(左室自由壁破裂)も同様にすぐに外科的修復できる施設は限られることから、心嚢ドレナージによりゆっくり心タンポナーデを解除することで血行動態を改善させ、さらにフィブリン糊をドレナージチューブから注入することで止血が得られる場合があり、この方

救急医療編　閉塞性ショック

法による救命率は66.7％であったと報告されている[24]。

　獣医領域では心房破裂に対する外科修復を実施できる施設はさらに限られるであろう。したがって、心臓破裂に対しできる内科治療は、心膜穿刺による心タンポナーデ解除である。左心房破裂時にすでに出血が止まっているかの判断は難しいが、出血が止まっている症例の場合は、破裂部位に血栓（フィブリン塊）が付着し、心嚢水中にはやや高エコーの血餅が描出される（図13、動画3、4）。破裂部位が止血されていない場合には、心嚢水を抜去してもすぐに心嚢水が再貯留（再出血）し再度ショック状態に移行してしまう。その場合には、開胸術を行い、心房の裂けている部分を縫合しなければ救命はできないであろう。もし内科的に挑む

のであればフィブリン糊やトラネキサム酸の心嚢内投与は止血を助けてくれる可能性はある[25]。左心房破裂をおこした11例に、内科治療を行なった犬の生存期間中央値は203日であったと報告されている[26]。

おわりに

　閉塞性ショックは緊急疾患の中でも一刻を争う疾患の1つであり、早期治療を行うことで救命率は上昇する。GDVや心タンポナーデはいずれも一般的な検査で診断することができる疾患であり、いかに早期に気付き治療を開始できるかがカギである。本稿を読んでいただき、病態および診断手順を習熟し、少しでも診断・初期治療開始が早まれば幸いである。

参考文献

[1] Brourman JD, Schertel ER, Allen DA, et al. Factors associated with perioperative mortality in dogs with surgically managed gastric dilatation-volvulus：137 cases （1988-1993）. J Am Vet Med Assoc 1996；208（11）：1855-1858. Brockman DJ, Washabau RJ, Drobatz KJ. Canine gastric dilata- tion/volvulus syndrome in a veterinary critical care unit：295 cases （1986-1992）. J Am Vet Med Assoc 1995；207（4）：460-464. GlickmanLT,GlickmanNW,PerezCM,etal.Analysisofriskfactors for gastric dilatation and dilatation-volvulus in dogs. J Am Vet Med Assoc 1994；204（9）：1465-1471.

[2] Preoperative thoracic radiographic findings in dogs presenting for gastric dilatation-volvulus （2000-2010）：101 cases. J Vet Emerg Crit Care 22（5）2012, pp 595-600

[3] Troia R, Giunti M, Calipa S. et al .Front Vet Sci. 2018 Apr 9；5：67.

[4] de Papp E, Drobatz K, Hughes D. Plasma lactate concentration as a predictor of gastric necrosis and survival among dogs with gastric dilatation-volvulus：102 cases （1995-1998）. J Am Vet Med Assoc 1999；215（1）：49-52. Zacher LA, Berg J, Shaw SP, et al. Association between outcome and changes in plasma lactate concentration during presurgical treat- ment in dogs with gastric dilatation-volvulus：64 cases （2002-2008）. J Am Vet Med Assoc 2010；236（8）：892-897.

[5] Zacher LA, Berg J, Shaw SP, et al. Association between outcome and changes in plasma lactate concentration during presurgical treat- ment in dogs with gastric dilatation-volvulus：64 cases （2002-2008）. J Am Vet Med Assoc 2010；236（8）：892-897.

[6] Buber T, Saragusty J, Ranen E, et al. Evaluation of lidocaine treat- ment and risk factors for death associated with gastric dilatation and volvulus in dogs：112 cases （1997-2005）. J Am Vet Med Assoc 2007；230（9）：1334-1339. Zacher LA, Berg J, Shaw SP, et al. Association between outcome and changes in plasma lactate concentration during presurgical treat- ment in dogs with gastric dilatation-volvulus：64 cases （2002-2008）. J Am Vet Med Assoc 2010；236（8）：892-897.

[7] Buber T, Saragusty J, Ranen E, et al. Evaluation of lidocaine treatment and risk factors for death associated with gastric dilatation and volvulus in dogs：112 cases （1997-2005）. J Am Vet Med Assoc 2007；230（9）：1334-1339.

[8] Glickman LT, Lantz GC, Schellenberg DB, et al. A prospective study of survival and recurrence following the acute gastric dilatation- volvulus syndrome in 136 dogs. J Am Anim Hosp Assoc 1998；34（34）：253-259.

[9] 1. de Papp E, Drobatz K, Hughes D. Plasma lactate concentration as a predictor of gastric necrosis and survival among dogs with gastric dilatation-volvulus：102 cases （1995-1998）. J Am Vet Med Assoc 1999；215（1）：49-52. 2. Glickman LT, Lantz GC, Schellenberg DB, et al. A prospective study of survival and recurrence following the acute gastric dilatation-volvulus syndrome in 136 dogs. J Am Anim Hosp Assoc 1998；34（34）：253-259. 3. Brourman JD, Schertel ER, Allen DA, et al. Factors associated with perioperative mortality in dogs with surgically managed gastric dilatation-volvulus：137 cases （1988-1993）. J Am Vet Med Assoc 1996；208（11）：1855-1858. 4. Brockman DJ,

Washabau RJ, Drobatz KJ. Canine gastric dilata- tion/volvulus syndrome in a veterinary critical care unit：295 cases （1986-1992）. J Am Vet Med Assoc 1995；207（4）：460-464. 5. GlickmanLT,GlickmanNW,PerezCM,etal.Analysisofriskfactors for gastric dilatation and dilatation-volvulus in dogs. J Am Vet Med Assoc 1994；204（9）：1465-1471. 6. Mackenzie G, Barnhart M, Kennedy S, et al. A retrospective study of factors influencing survival following surgery for gastric dilatation-volvulus syndrome in 306 dogs. J Am Anim Hosp Assoc 2010；46（2）：97-102.

[10] Fox PR, Sisson D, Moise NS. （1999）: Textbook of Canine and Feline Cardiology, 2nd Ed, W. B. Saunders：679-701. Johnson SM, Martin M, Binns S, et al. （2004）J Small Anim Pract, （45）：546-552. Nakamura RK, Tompkins E, Russell NJ, et al. （2014）J Am Anim Hosp Assoc, 50：405-408.

[11] Fox PR, Sisson D, Moise NS. （1999）: Textbook of Canine and Feline Cardiology, 2nd Ed, W. B. Saunders：679-701. Hall DJ, Shofer F, Meier CK, et al. （2007）J Vet Intern Med, 21：1002-1007.

[12] Fahey R, Rozanski E, Paul A, Rush JE：Prevalence of vomiting in dogs with pericardial effusion.J Vet Emerg Crit Care （San Antonio）. 2017 Mar；27（2）：250-252.

[13] Jabr FI：Intractable vomiting as the clinical presentation of pericardial effusion. Am J Emerg Med 2004；22（7）：624

[14] Humm KR, Keenaghan-Clark EA, Boag AK. Adverse events associated with pericardiocentesis in dogs：85 cases （1999-2006）. J Vet Emerg Crit Care （San Antonio）. 2009 Aug；19（4）：352-6.

[15] Lisciandro GR：The use of the diaphragmatico-hepatic （DH） views of the abdominal and thoracic focused assessment with sonography for triage （AFAST/TFAST） examinations for the detection of pericardial effusion in 24 dogs （2011-2012）. J Vet Emerg Crit Care （San Antonio）. 2016 Jan-Feb；26（1）：125-31.

[16] Boysen SR, Lisciandro GR. The use of ultrasound for dogs and cats in the emergency room：AFAST and TFAST. Vet Clin North Am Small Anim Pract. 2013 Jul；43（4）：773-97. Ball CG, Williams BH, Wyrzykowski AD, et al. A caveat to the performance of pericardial ultrasound in patients with penetrating cardiac wounds. J Trauma 2009；67（5）：1123-4. Chelly MR, Marguiles DR, Mandavia D, et al. The evolving role of FAST scan for the diagnosis of pericardial fluid. J Trauma 2004；56：915-7.

[17] Nakamura RK, Tompkins E, Russell NJ, et al. Left atrial rupture secondary to myxomatous mitral valve disease in 11 dogs. J Am Anim Hosp Assoc. 2014 Nov-Dec；50（6）：405-8. Prosek R, Sisson DD, Oyama MA. What is your diagnosis? Pericardial effusion with a clot in the pericardial space likely caused by left atrial rupture secondary to mitral regurgitation. J Am Vet Med Assoc. 2003 Feb 15；222（4）：441-2.

[18] Wiegner AW, Bing OH, Borg TK, et al. Mechanical and structural correlates of canine pericardium. Circ Res 1981；49：807-814. Buchanan JW, Pyle RL. Cardiac tamponade during catheteriza- tion of a dog with congenital heart disease. J Am Vet Med Assoc 1966；149：1056-1066.

[19] Côté E, Schwarz LA, Sithole F. Thoracic radiographic findings for

dogs with cardiac tamponade attributable to pericardial effusion. J Am Vet Med Assoc. 2013 Jul 15 ; 243 (2) : 232-5.

[20] Celona B, Crinò C, Giudice E, Pietro SD. : Evaluation of Pericardial Effusion in Dogs and Successful Treatment Using a Hemodialysis Fistula Needle : A Retrospective Study. Top Companion Anim Med. 2017 Jun ; 32 (2) : 72-75.

[21] Humm KR, Keenaghan-Clark EA, Boag AK. Adverse events associated with pericardiocentesis in dogs : 85 cases (1999-2006). J Vet Emerg Crit Care (San Antonio). 2009 Aug ; 19 (4) : 352-6. Gidlewski J, Petrie JP. Pericardiocentesis and principles of echocardiographic imaging in the patient with cardiac neoplasia.Clin Tech Small Anim Pract. 2003 May ; 18 (2) : 131-4.

[22] Sisson D, Thomas W, Ruehl W, Zinkl J : Diagnostic value of pericardial fluid analysis in the dog. JAVMA 184 : 51–54, 1984. Cagle LA, Epstein SE, Owens SD, Mellema MS, Hopper K, Burton AG.

Diagnostic yield of cytologic analysis of pericardial effusion in dogs. J Vet Intern Med. 2014 Jan-Feb ; 28 (1) : 66-71.

[23] Humm KR, Keenaghan-Clark EA, Boag AK. Adverse events associated with pericardiocentesis in dogs : 85 cases (1999-2006). J Vet Emerg Crit Care (San Antonio) . 2009 Aug ; 19 (4) : 352-6. Gidlewski J, Petrie JP. Pericardiocentesis and principles of echocardiographic imaging in the patient with cardiac neoplasia.Clin Tech Small Anim Pract. 2003 May ; 18 (2) : 131-4.

[24] 許 俊鋭、野々木 宏 (2001) 循環器科 ; 50 : 517-520

[25] De Bonis M, Cavaliere F, Alessandrini F, et al. (2000) J Thorac Cardiovasc Surg ; 119 : 575-80.

[26] Nakamura RK, Tompkins E, Russell NJ, et al. Left atrial rupture secondary to myxomatous mitral valve disease in 11 dogs. J Am Anim Hosp Assoc. 2014 Nov-Dec ; 50 (6) : 405-8.

救急医療編
呼吸器の救急疾患
Respiratory emergency diseases

上田　悠
Yu Ueda, D.V.M., DACVECC
カリフォルニア大学デービス校

はじめに

　呼吸器疾患は、救急症例として比較的よく遭遇する疾患の1つである。呼吸器疾患の多くは、急性で発症する場合が多いうえに、飼い主にとっても「息が苦しそう」という状態はすぐに治療が必要であることが認識されやすいといったことも、救急科に連れて来られることが多い理由であると思われる。そして、呼吸困難を呈している動物に対しては、蘇生と安定化を行うことがまずは重要である。これはどのような疾患を呈している動物にもいえることだが、とくに呼吸器疾患動物においては、画像診断などの検査を実施することで動物にストレスを与えることになり、症状の悪化を招き、場合によっては生命にかかわる問題が発生する場合があることから慎重な対応が求められる。同時に、重度の呼吸器疾患では、中長期の酸素供給や人工呼吸管理といった集中治療管理が必要になる場合が多いということも考慮したうえで、飼い主と検査、治療方針を話し合う必要がある。本稿では、救急で遭遇する呼吸器疾患についての蘇生と安定化を中心とした初期治療について話をすすめたい。

処置の流れ

呼吸器疾患動物の見分け方

　呼吸器疾患を呈した動物が来院した場合、トリアージの段階で呼吸器疾患の症状（**表1**）の有無を判断する必要がある。そのためには、努力呼吸、頻呼吸、犬座姿勢、鼻翼呼吸、開口呼吸、意識混濁、そしてチアノーゼといった、第一印象で判断できる症状に注目する。努力呼吸とは、安静時呼吸では使用されない呼吸筋を動員して行う呼吸と定義される。努力呼吸の有無は呼吸深度の増大や、呼吸時に腹膜筋の動きがあるかどうかが最も判断しやすい。また、呼吸困難時に発生する胸腔内陰圧上昇によって、胸郭入口の両側部位が吸気時に陥没し、呼気時に膨張する動き（陥没呼吸）も努力呼吸の有無を判断することに役立つ。犬座姿勢（**図1**）は、呼吸困難動物でみられる特徴的な姿勢のことで、犬座もしくは伏臥状態で首を伸展し肘を内転した状態で呼吸を行う呼吸姿勢のことである。またこれらの呼吸困難動物では鼻翼呼吸がみられる場合もある。開口呼吸は重篤な呼吸困難によっておこることがあるが、猫の場合はとくに疼痛、ストレス、神経学的疾患などの非呼吸器系疾患に起因している場合があるので注意が必要である。そして呼吸困難動物の多くは、呼吸に集中するあまり周囲からの刺激に対して反応が鈍くなっている意識混濁状態であることが多い。チアノーゼ症状を呈している動物は重度の呼吸困難を呈している場合が多いことから、緊急の蘇生治療を必要とする。しかし、チアノーゼは毛細血管内の還元ヘモグロビン濃度が5g/dL以上になると出現する症状であることから、貧血を呈している動物ではチアノーゼ症状が出現しにくいことには注意する必要がある。これらの症状は、第一印象によって判断ができることが多いことから、見逃さないようにすることが重要である。そしてこのような症状を呈する動物には、まず酸素供給と必

犬と猫の臨床救急医療

表1 疾患部位による呼吸器疾患の鑑別診断

疾患部位	鑑別診断
上気道	咽喉頭部・気管の狭窄・閉塞・裂傷・裂離 ・外傷（交通事故、咬傷）　・異物 ・腫瘍（扁平上皮癌、リンパ腫など） ・ポリープ（鼻咽頭ポリープ） ・出血（外傷、凝固不全）　・感染（ケンネルコフ） ・炎症（免疫反応）　・浮腫（1次性・2次性） ・短頭種気道症候群　・喉頭麻痺 ・気管虚脱
下気道	気管支の狭窄、閉塞 ・猫アレルギー性気管支炎 ・犬慢性気管支炎 ・気管支虚脱　・気管支拡張症
肺実質・間質	肺水腫（心原性、非心原性） 肺炎（非感染性、誤嚥性、ウイルス性、細菌性、真菌性） 肺挫傷（外傷） 肺出血（外傷、凝固不全） 腫瘍（原発性、転移性） 肺葉捻転 無気肺
胸腔内	気胸 ・外傷（交通事故、高所落下、咬傷） ・肺胞破裂　・重度肺炎 ・重度気管支炎　・腫瘍 ・肺膿瘍　・犬糸状虫症 ・寄生虫　・異物体内移行 胸水 ・感染（咬傷、医原性、異物体内移動） ・心原性（心不全、心嚢膜水貯留） ・乳び胸水（猫心不全、リンパ管拡張症） ・低アルブミン血症 ・出血（外傷、凝固不全、腫瘤破裂） ・腫瘍（癌腫症、中皮腫、リンパ腫） ・猫伝染性腹膜炎
胸壁	横隔膜ヘルニア 腫瘍 外傷（交通事故、咬傷） 神経筋疾患 ・ボツリヌス中毒症　・重症筋無力症 ・特発性多発性神経根炎　・ダニ中毒 ・重度低カリウム血症　・有機リン中毒 ・頚椎脊髄（C3～C5）損傷
腹部／横隔膜	腹腔内圧上昇 ・腹水貯留（低アルブミン血症、心不全、感染、癌腫症） ・胃拡張・捻転 横隔膜運動機能不全 ・裂傷　・横隔膜ヘルニア 神経筋障害 C3～C5神経根疾患 ・椎間板ヘルニア　・骨折・脱臼（脊椎）
肺血管	肺血栓塞栓症
非呼吸器疾患	貧血 疼痛 ストレス 神経疾患（中枢神経疾患） 全身性炎症反応症候群（SIRS）

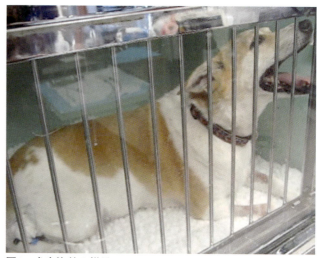

図1　犬座姿勢の様子

要であれば気道確保といった救急治療を開始する。

> **TIPS**
> ■努力呼吸、頻呼吸、犬座姿勢、鼻翼呼吸、開口呼吸、意識混濁、チアノーゼといった見た目で判断できる症状から、動物に呼吸器疾患があるかどうかを素早く判断する
> ■呼吸困難であると判断された動物に対しては、診断よりも蘇生・安定化を優先する

呼吸器系の身体検査

　呼吸器疾患動物において、疾患部位の特定には身体検査が最も重要な検査となる。身体検査を行ううえで注目するポイントは、努力呼吸パターン、呼吸浅深度、異常呼吸音（複雑音）、咳の有無と特徴、呼吸音低下の有無である。努力呼吸パターンについては、努力呼吸が変則性（吸気か呼気のいずれかのみの努力呼吸）、または固定性（吸気、呼気両方でみられる努力呼吸）かを判断する。吸気の努力呼吸は通常、胸郭外上気道（咽喉頭部、胸郭外気管、胸腔内、腹部・横隔膜、胸壁）に原因疾患がある場合にみられる。呼気時の努力呼吸は胸腔内上気道（胸腔内気管）、下気道（気管支）、肺実質・間質に疾患がある場合にみられる。吸気、呼気両方で努力呼吸がみられる場合は、上気道での固定型閉塞（異物、腫瘤など）か肺実質・間質に原因疾患があるときにみられる。努力呼吸パターンと同時に呼吸深度も調べることで、より正確に疾患部位の特定ができる。吸気性努力呼吸を呈している動物の吸気時呼吸が浅い場合、疾患部位が胸腔内、胸壁、腹部、肺実質・間質にある可能性が高い。吸気性努力呼吸で通常より深い

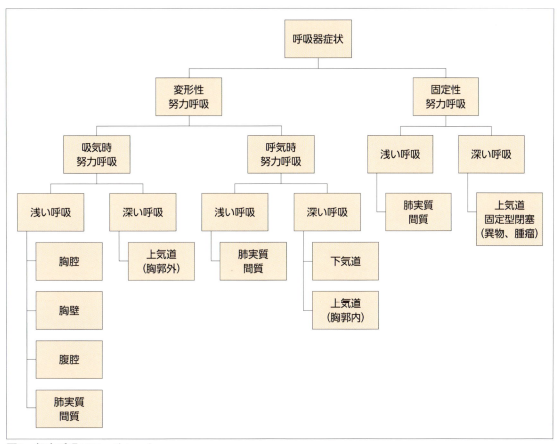

図2　努力呼吸フローチャート

呼吸がみられる場合は胸郭外上気道に疾患がある可能性が高い。呼気性努力呼吸もまた浅い呼吸と深い呼吸に分けることができる。呼気時努力呼吸が浅い場合は肺実質・間質での疾患の可能性が高い。逆に呼気時努力呼吸が、深い呼吸の場合には胸郭内上気道か下気道での疾患の可能性が高い。吸気と呼気両方で努力呼吸がみられる場合で、呼吸が浅い場合には疾患が肺実質と間質にある場合が多く、深い呼吸時には上気道での固定型閉塞である可能性が高い (**図2**)。

　複雑音を調べることも疾患部位特定に役立つ。複雑音とは呼吸運動に伴って生じる異常呼吸音のことで、複雑音のうち胸部聴診によってきこえる肺や気道から発生する音をラ音とよぶ。このラ音は連続性ラ音と断続性ラ音に分けられ、さらに高調と低調に分けられる。高調音の連続性ラ音にはウィーズとストライダーが含まれ、これらは気道狭窄によってきこえる複雑音である。このなかでも、とくにウィーズは下気道である気管支の狭窄、ストライダーは気管や咽喉頭部などの上気道での気道狭窄によってきこえる。ウィーズは通常、呼気時にのみきこえる高調連続性ラ音である。ストライダーは聴診器を使用しなくてもきこえる場合が多く、狭窄が胸郭外上気道(咽喉頭部、頚部気管)にある場合は吸気で、胸郭内上気道(胸部気管)にある場合は呼気できこえる。低調の連続性ラ音はロンカイとスターターに分けられる。これらの複雑音は気道内または主気管支にある異物(唾液、粘液、組織、腫瘤など)の間を空気が通るときに異物が振動することからきこえる低調連続性ラ音である。とくにロンカイは気管、主気管支からきこえる複雑音であり、スターターは鼻腔、鼻咽頭部からの複雑音である。いずれの低調ラ音も吸気時にきこえる。高調音の断続性ラ音はファインクラックル、低調音の断続性ラ音はコアースクラックルといわれる。ファインクラックルは虚脱した呼吸細気管支や肺胞が吸気時の気圧によって開放されるときにきこえる音である。コアースクラックルは、呼吸細気管支もしくは肺胞内にある泡の膜が空気の通過時に破れる音であり、吸気時でも呼気時でもきくことができることが多い。一般的にファインクラックルは肺間質疾患によって発生し、コアースクラックルは肺胞内疾患によって発生するが、この聞き分けは難しいことが多い。したがってファインクラックルとコアースクラックルは呼吸細気管支や肺胞といった、肺実質・間質の疾患

犬と猫の臨床救急医療

によっておこる複雑音として考える。

　咳嗽は非常に多くの情報を有しており、その特徴やパターンを調べることによって様々な情報を得ることができる。筆者は救急でみる呼吸器疾患患者において咳嗽を呈している場合は、咳嗽が湿性か乾性であるかということと、急性か慢性かという発症期間に注目する。湿性咳嗽は通常、下気道（気管支）の疾患によって引き起こされることが多く、乾性咳嗽は上気道である気管や喉頭部での疾患によっておこる。そして、咳は飼い主にも比較的わかりやすい症状であることから、問診において慢性か急性かを調べることで、急性の呼吸器症状が急性疾患によるものか、慢性疾患の急性増悪によるものかといった鑑別診断の手助けになる。

　呼吸音低下の原因は大きく分けて4つある。1つは気道閉塞（上気道または下気道）によって換気能低下がおこっている状態である。この場合はウィーズやストライダーといった複雑音がきこえる場合が多い。第2に神経・神経筋疾患によって呼吸筋運動不全がおこっている場合も、胸郭拡張運動の低下と同時に、呼吸音低下がみられる。第3に胸腔内疾患によっても肺音の低下が認められ、胸水貯留では腹側肺野で呼吸音低下が顕著になり、気胸では背側肺野で顕著になる。また第4に、肺胞や細気管支の虚脱または水分の貯留によって無気肺や肺浸潤が広範囲でおこっている場合も肺音の低下がおこる場合がある。しかしこの場合は上気道や下気道からの音が伝わることで肺音の低下を判断しにくい場合があるので注意する。

　このように身体検査を実施することで、ほとんどの症例において疾患部位の特定ができる。そして、疾患部位を特定することで、患者の呼吸状態を安定化させるために必要な治療方法を決定することができるだけでなく、確定診断にいたるために必要な検査方法を選択することができる。

TIPS
- ■呼吸器疾患の疾患部位は身体検査によって特定する
- ■身体検査ではとくに、努力呼吸パターン、呼吸浅深度、複雑音、咳の有無と特徴、呼吸音低下の有無に注目する
- ■身体検査において疾患部位を特定し、蘇生・安定化のための治療を開始すると同時に、確定診断にいたるための適切な検査方法を選択する

各呼吸器疾患部位における鑑別診断 （表1）

上気道疾患

　救急でよくみられる上気道疾患は、犬猫で咽喉頭部や気管の外傷（例：咬傷）、腫瘍、ポリープ、異物、出血、感染を原因とする気道内狭窄、閉塞、裂傷、裂離がある。また犬種によっては、短頭種気道症候群、気管虚脱、喉頭麻痺も救急でよくみられる上気道疾患である。猫では急性免疫反応（アナフィラキシーショック）の症状として急性喉頭浮腫がみられることがある。

下気道疾患

　救急症例として代表例な症例には、アレルギー性気管支炎がある。この疾患は猫で多いが犬でもみられる。またアレルギー性気管支炎は肺寄生虫、犬糸状虫症、急性免疫反応によって誘発される場合がある。また慢性気管支炎、気管支虚脱、気管支拡張症といった疾患の急性増悪も救急症例として見受けられる。

肺実質・間質疾患

　救急症例として頻繁にみられる肺実質・間質疾患には肺水腫が含まれる。肺水腫は心疾患（僧帽弁閉鎖不全症、肥大型心筋症、拡張型心筋症）による心原性肺水腫と非心原性疾患（急性肺障害・急性呼吸促迫症候群、陰圧性肺水腫、神経原性肺水腫、感電、煙吸入、溺水など）に大別される。そして心原性肺水腫と非心原性肺水腫の治療方針は大きく変わってくることから、早い段階での鑑別診断は重要である。また、誤嚥性肺炎、ウイルス性・真菌性肺炎に代表されるような感染症肺炎や、外傷による肺挫傷、凝固不全による肺出血、肺腫瘍、肺葉捻転、無気肺なども救急で見受けられる肺実質・間質の疾患である。

胸腔内疾患

　救急でみられる胸腔内疾患の代表例としては胸水貯留や気胸が挙げられる。胸水貯留の原因は感染（咬傷、医原性、異物体内移動など）、心原性（心不全、心嚢膜水貯留など）、低アルブミン血症、乳び胸水（猫心不全、リンパ管拡張症など）、出血（外傷、凝固不全、腫瘤破裂など）、腫瘍（癌腫症、中皮腫、リンパ腫など）、猫伝染性腹膜炎などが考えられる。気胸の原因で最も多いのが外傷（交通事故や高所落下など）であるが、それ以外にも肺水胞破裂、重度肺炎、重度気管支炎、腫瘍、肺膿瘍、犬糸状虫症、寄生虫、異物体内移行などが原因で引き起こされる。

胸壁疾患

救急医療現場でみられる胸壁傷害には、交通事故や咬傷によって引き起こされる肋骨骨折、フレイルチェスト（肋骨の3ヵ所以上で骨折がおこることでその部分の胸郭が不安定となり吸気時に陥没し、呼気時に突出する状態）、貫通性胸壁外傷が含まれる。このような症例では気胸、肺挫傷などを併発している場合が多い。神経筋障害による呼吸筋運動不全も胸壁疾患の1つとして考えられる。とくに重症筋無力症、ボツリヌス中毒、ダニ中毒、特発性多発性神経根炎、重度低カリウム血症、有機リン中毒など弛緩性神経筋疾患を呈する動物では急性の重度換気不全に陥る場合があり、気道確保と人工換気（呼吸）が必要になる場合がある。

腹部疾患（横隔膜を含む）

腹腔内圧が腹水貯留や胃拡張によって上昇した状態では横隔膜運動が阻害される。このようなケースでは、浅くて速い呼吸状態を伴う呼吸器症状がみられることが多い。胸壁疾患と同様に、神経筋障害、有機リン中毒、重度低カリウム血症などによって横隔膜筋機能阻害がおこり換気不全を呈する。また横隔膜神経はC3～C5神経根からおこっていることから、椎間板ヘルニア、脊椎骨折・脱臼などによってこの部位に損傷がおこった場合は片側性または両側性の横隔膜機能不全が発生する場合がある。交通事故などの外傷や先天性疾患である横隔膜ヘルニアも比較的よくみられる横隔膜機能障害の原因であるが、このような症例では横隔膜運動機能低下だけではなく、横隔膜ヘルニアや肺挫傷も呼吸器症状の原因と考えられる。

肺血管疾患

急性の呼吸疾患をおこす代表的な肺血管疾患は肺血栓塞栓症である。この疾患は他疾患（免疫介在性疾患、腫瘍、敗血症、蛋白喪失性腎疾患・腸疾患、心疾患、外傷、副腎皮質機能亢進症、心疾患など）の2次的損傷としておこるので、原因疾患の診断と治療が肺血栓塞栓症の予防と治療に不可欠である。

非呼吸器疾患（Look-a-like）

呼吸器疾患ではないが呼吸器症状（頻呼吸、開口呼吸など）を呈する疾患・状態を指す。このような動物では呼吸器機能（酸素化機能、換気機能）は正常に維持されているが、呼吸器疾患症状（頻呼吸、開口呼吸など）が現れることから、身体検査、血液検査、画像診断に

よって非呼吸器疾患を診断することが重要である。たとえば、疼痛、ストレス、貧血、神経疾患、医原性（モルヒネ系）、全身性炎症反応症候群（敗血症を含む）などは呼吸器症状（頻呼吸、意識混濁など）を呈する場合が多い。

> **TIPS**
> ■呼吸器症状の鑑別診断リストは疾患部位によって大別することからはじめる
> ■呼吸器症状は非呼吸器疾患によってもおこることから、まずは非呼吸器系疾患の可能性を除外する

呼吸困難動物の初期治療

呼吸器症状を呈する動物には、まず蘇生・安定化を行うことが何よりも重要である。とくに重度呼吸器症状を呈した動物の場合は、酸素供給だけでなく気管チューブ挿管のような気道確保が必要である場合がある。気道確保を考慮すべき重篤な呼吸器疾患動物には、人工呼吸管理下で画像診断のような検査や治療を行うほうが、安全である。ここでは呼吸困難動物に対する初期治療の基本となる酸素供給と気道確保の方法についていくつか紹介したい。

酸素供給（図3）

酸素供給方法は、酸素フローバイ、酸素マスク、酸素室、酸素フード、経鼻酸素供給法（経鼻カテーテルや酸素カニューレ）がある。来院時の応急措置としての酸素供給方法には、酸素フローバイ、酸素マスク、酸素室を用いた方法がある。酸素フードと経鼻酸素供給は、入院動物に対する酸素供給方法としては有効であるが、器具設置の段階で過度のストレスを与えることから呼吸器症状を悪化させてしまう可能性が高いので、緊急時の供給方法としては適していない。

酸素フローバイや酸素マスクを用いた酸素供給方法は利便性がよいことから、緊急時に最もよく採用される方法である。これらの方法で供給できる酸素濃度は、酸素フローバイ法で約40％前後、酸素マスクを用いた方法では約60％程度といわれている。しかし、常に動物を保定して酸素ホースやマスクを顔の近くに保持しておく必要があり、その行為がストレスを増加させることで呼吸状態を悪化させてしまう危険性がある。酸素室は、40％前後（機器によっては60％程度）の酸素濃度を供給することが可能であるだけでなく、二酸化炭素濃度、湿度、室内温度を調節することができる。ま

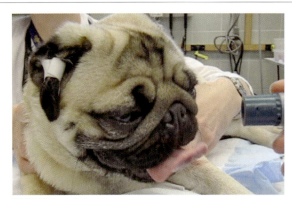
酸素フローバイ

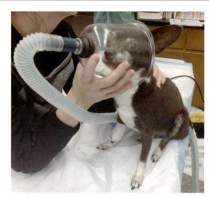
酸素マスク

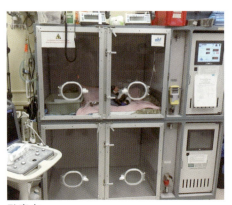
酸素室

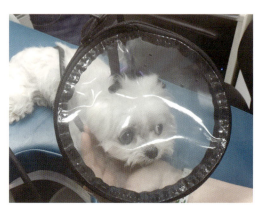
酸素フード

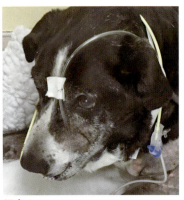
経鼻カテーテル

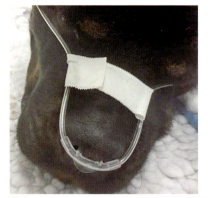
酸素カニューレ

図3　酸素供給方法

た、酸素フローバイ法や酸素マスクを使用した方法とちがい、患者を保定しておく必要がないことから動物に与えるストレスを軽減することができる。しかし室内の酸素濃度を一定に保つために扉は密閉しておく必要があり、検査や治療を実施しにくいといった欠点がある。

気道確保（図4）

動物の呼吸状態が酸素供給だけで十分に改善しない場合は、気道確保を考慮する必要がある。気道確保を行うタイミングは、身体検査において、チアノーゼ、気道液吐出、犬座姿勢、意識混濁、呼吸音低下といった症状が酸素供給やその他の緊急処置で改善しない場合に行う。また、パルスオキシメーターや血液ガスによって重度低酸素血症や高二酸化炭素血症が酸素供給などによって、十分に改善しない（動脈酸素分圧が60mmHg以下、動脈二酸化炭素分圧が60mmHg以上）場合も気道確保と人工呼吸を考慮する必要がある。

救急医療編　呼吸器の救急疾患

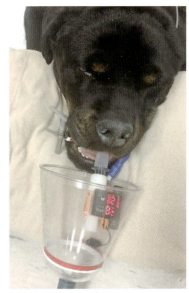
経口気管チューブ挿管

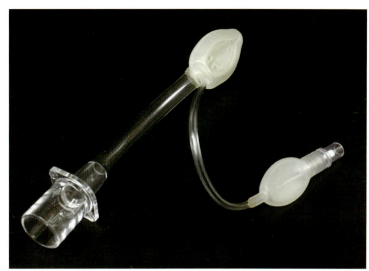
喉頭マスク(ラリンジアルマスク)

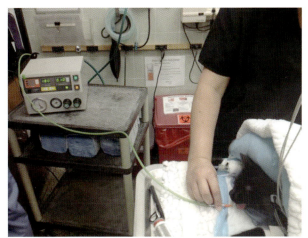
経口高頻度ジェット換気

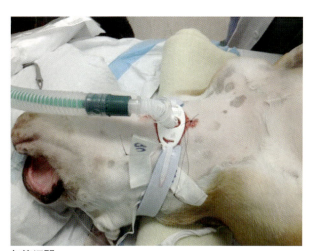
気管切開

図4　気道確保の方法

　気道確保の方法は経口気管チューブ挿管が通常実施される方法であるが、重度の上気道閉塞や咽喉頭部や気管の外傷が原因で経口チューブ挿管が不可能である場合は、喉頭マスク(ラリンジアルマスク)、経口高頻度ジェット換気、経気管カテーテル設置、気管切開などによって気道を確保する必要がある。

●経口気管チューブ
　緊急の経口気管チューブ挿管を迅速に行うために最も重要なことは、あらかじめ必要な機材をそろえておくことである。緊急の気管チューブ挿管のために必要なものには、大小様々な気管チューブ、大小の喉頭鏡、スタイレット、リドカインスプレー、咽喉頭部に貯留した液体を吸引するための吸引器などが含まれる。また、気管チューブを挿管する際に、咽喉頭部を素早く目視し、目視できる気道に原因疾患がないかを調べることも忘れずに行う。

●喉頭マスク(ラリンジアルマスク)
　頚部気管での疾患・問題により気管チューブ挿管ができない場合、もしくは挿管によって2次的損傷がおこり得ると考えられる場合には、喉頭マスクを用いることで気管挿管を行わずに気道確保を行うことができる。そして、カフを膨らませることで密閉状態を保つことができることから、人工陽圧換気を実施することも可能である。また、咀嚼筋炎などにより気管チューブ挿管が困難な場合も、喉頭マスク設置は可能である。しかし犬猫の喉頭サイズや形状によって適切な設置が

犬と猫の臨床救急医療

困難な場合があることや、誤嚥発生の可能性は気管チューブ挿管時よりも高くなることが欠点であるといえる。また喉頭マスクが設置位置からずれていないかを調べるためには、呼気終末二酸化炭素分圧（PetCO2）をモニタリングする必要がある。

●経口高頻度ジェット換気

　ジェット換気は手動もしくはジェット換気器を用いて行う。とくに高頻度ジェット換気では、一回換気量が小さいジェット気流を高頻度（毎分120〜180回）で送気することで通常より大きい分時換気量を送気し、酸素供給と換気を維持することができる。犬猫では14〜16Gの留置カテーテルを気管に挿管して行う。適応例としては、咽喉頭部疾患により気管チューブや喉頭マスクの使用ができない場合や、チューブ挿管によって気管に2次的損傷が発生することが疑われる場合に使用する。欠点として、カテーテル周囲にスペースがあるため誤嚥性肺炎がおこる可能性が高いことが挙げられる。また、一回換気量や終末呼気二酸化炭素分圧などを調べることが困難であることから、換気が適切に行われているか確認するためには、血中二酸化炭素分圧のモニタリングを行う必要がある。

●経気管カテーテル

　口腔、咽喉頭部の疾患により（または機材がないことにより）、上記の気管チューブ挿管、喉頭マスク、経口ジェット換気が不可能な場合には、経気管カテーテルの設置を行う。大型犬では14〜16G、中型犬では16G、小型犬や猫では18Gの留置カテーテルを使用し、第2・3または第3・4輪状気管軟骨の間から挿入する。この方法によって酸素供給を50〜150mL/kg/分程度で供給するか、前記のジェット換気を行う。しかしこの気道確保の方法は換気を経口換気に頼っていることから、完全な閉塞が咽喉頭部でおこっている場合は使用することができない。

●気管切開

　異物や腫瘤によって上気道（とくに咽喉頭部）の完全閉塞がおこっており、他の気道確保の方法で気道確保ができない場合には、気管切開を行う。手技としては、皮膚を切開したのち、経気管カテーテル設置と同様、第2・3または第3・4輪状気管軟骨の間を横に切開する。切開時に注意しなければいけないことは、切開面を気管周囲の40〜50%以下に留めておくことである。

これにより、気管の強度を十分に保つだけでなく、気管の両側にある血管や神経の損傷を防ぐ。気管軟骨の間を切開したのち、ナイロンなどの縫合糸を切開部の吻側と尾側の気管軟骨周囲に設置し切開面での開口部を広げ、気管チューブを挿入する。緊急時にこの方法を行うことは適応例から考えても稀である。しかし完全な気道閉塞を呈した動物が来院した際に、迅速に気管切開を行えるかどうかがその動物の命を救えるかどうかの大きな分岐点になることから、知識、技術、機材などの準備をあらかじめしておくことが重要になる。

　このように、呼吸困難動物に対しては、酸素供給と気道確保の実施をまずは考慮する。そして同時にさらなる蘇生・安定化を得るために各疾患部位に基づいた内科的、外科的治療を実施する。

TIPS

■来院時の酸素供給は酸素フローバイ、酸素マスク、または酸素室を使用する

■酸素供給方法を選択する場合は、供給することのできる酸素濃度と動物にかかるストレスに十分注意する

■救急で酸素供給や気道確保を実施する場合は、あらかじめ機材などの準備をしておくことが重要である

各疾患部位による蘇生・安定化方法（表2）

上気道疾患

　上気道疾患が原因である場合は、鎮静剤の投与を行う。最も頻繁に使用される鎮静剤は、ブトルファノール（0.1〜0.5mg/kg、0.2mg/kgから開始 IV、IM）、アセプロマジン（0.01〜0.0.5mg/kg IV、IM）である。ブトルファノールは鎮静効果が高く、呼吸抑制や血圧低下といった副作用が少ないことから頻繁に使用される。しかし、投与量を増加しても鎮静効果が一定以上は増えなくなる天井効果があることから、複数回の投与が必要である場合には他の鎮静剤を使用する。アセプロマジンも呼吸抑制効果が少なく上気道閉塞動物に対して使用する場合は安全な薬であるが、高用量投与は末梢血管拡張による低血圧を引き起こす可能性があるので注意が必要である。また、重篤症例においてブトルファノールやアセプロマジンで十分な安定化を得られない場合はより強力な鎮静剤、たとえばプロポフォール（1〜6mg/kg IV）やメデトミジン（10〜20μg/kg IV）などを使用する必要がある場合があるが、このような場合には挿管が必須となる。

救急医療編　呼吸器の救急疾患

表2　各疾患部位に対する初期治療方法

疾患部位	初期治療方法
上気道	鎮静剤投与
	・ブトルファノール 0.1〜0.5mg/kg IV、IM
	・アセプロマジン 0.01〜0.05mg/kg IV、IM
下気道	気管支拡張薬
	・テルブタリン 0.01〜0.03mg/kg IM、SC（/6h）
	・アルブテロール吸入薬（/0.5〜1h）
肺実質・間質	心原性肺水腫
	・フロセミド（犬：2〜6mg/kg IV、0.5〜1.0mg/kg/h、猫：1〜4mg/kg IV、0.5〜1.0mg/kg/h）
	・ブトルファノール（0.1〜0.2mg/kg IV、IM/2〜4h）
	・ピモベンダン（0.25〜0.5mg/kg PO/8〜12h）
	非心原性肺水腫
	・ブトルファノール（0.1〜0.2 mg/kg IV、IM/2〜4h）
	誤嚥性肺炎
	・抗菌薬
胸腔内	胸水・気胸
	・胸腔穿刺
	・胸腔チューブ挿管
	横隔膜ヘルニア
	・外科的治療＋/−胸腔穿刺（胸水貯留時）
胸壁	フレイルチェスト
	・鎮痛剤投与（フェンタニル3〜12μg/kg/h、モルヒネ0.1〜0.2mg/kg/h）
	・患部固定（横臥位：患部を下にする、伏臥位：包帯で固定する）
	穿通性胸壁外傷
	・ジェルと濡れたガーゼで患部閉鎖
	・胸腔穿刺＋/−胸腔チューブ挿管
腹部・横隔膜	腹水貯留
	・腹腔穿刺
	胃拡張
	・経皮胃穿刺
	・胃チューブ挿管（麻酔下）
	・外科的治療（例：GDV）
肺血管	肺血栓塞栓症
	・プラズミノゲン活性因子（犬：0.4〜1.0mg/kg/1h 4〜10回投与、猫：0.25〜1.0mg/kg/h 最大10mg/kg）
	・抗凝固剤（ダルテパリン 犬：100〜150IU/kg SC/6〜12h、猫：75〜150 IU/kg SC/4〜6h）

　上気道閉塞による呼吸困難動物に対するステロイド剤投与は浮腫に対する効果発現まで時間がかかることから緊急治療には適していない。しかし1次的・2次的な炎症性浮腫が原因で閉塞がおこっている場合で、また感染性疾患を原因としない場合には、ステロイド剤（デキサメサゾン0.1mg/kg IV/24h）の投与をできるだけ早く開始することで、早期の上気道閉塞症状の改善を得ることができる。

下気道疾患

　下気道（気管支）での狭窄や閉塞がおこっている場合は、気管支拡張薬を使用し換気能力を改善する必要がある。気管支拡張薬はβ2作動薬が主流であり、そのなかでもテルブタリン（0.01〜0.03mg/kg IM、SC/4〜6h）やアルブテロール吸引薬（定量噴霧式吸引器やネブライザー使用、/0.5〜1h）が使用されることが多い。いずれの方法も緊急時の使用には有効であるが、吸引薬使用は重篤な呼吸困難を呈している動物ではストレスを与えてしまい、症状が悪化する可能性があるので注意が必要である。また、いずれの薬も複数回使用すると頻脈・不整脈、低カリウム血症といった副作用がおこる可能性があるので注意が必要である。下気道における炎症を抑えるためにステロイド剤（デキサメサゾン0.1mg/kg IV/24h）が使用されるが、効果発

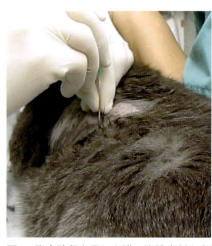
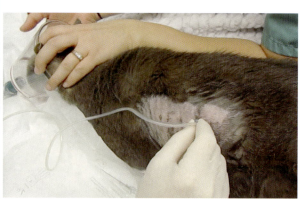

図5　胸水貯留を呈した猫に胸腔穿刺を実施している様子

現に時間がかかることから、緊急時の使用には適していない。しかし蘇生・安定化後の中長期管理においては有効であることは多いので、各種検査を行い感染性疾患が除外できたあと、炎症性疾患に対しては早い段階で使用を開始することは有効である。

肺実質・間質疾患

　肺実質や間質での疾患のなかで、とくに心原生肺水腫が原因の場合はフロセミド(犬：2〜6mg/kg IVまたは0.5〜1.0mg/kg/h、猫：1〜4mg/kg IVまたは0.5〜1.0mg/kg/hの持続投与)を使用する。また経口投与が可能であればピモベンダン(犬・猫：0.25〜0.5mg/kg PO/8〜12h)も同時に使用する。逆に心原生肺水腫以外の肺実質・間質疾患(感染性・非感染性肺炎、非心原性肺水腫、出血など)の治療として、酸素供給と気道確保以外に即効性の高い治療方法は多くなく、また利尿剤投与の効果もない。したがって身体検査において疾患部位が肺実質・間質にあると疑われた場合には、まず心原生肺水腫かそれ以外の肺実質・間質疾患かを素早く判断する。心原性、非心原性いずれの場合でも、重度の努力呼吸、咳嗽などを呈している場合は、少量の鎮静剤投与(ブトルファノール：0.1〜0.2mg/kg IV/2〜4h、ブトルファノールには鎮咳の効果もあり)によって呼吸状態を改善する場合がある。気管支拡張薬も肺実質・間質疾患患者に使用される場合があるが、場合によっては(換気血流不均衡の悪化によって)酸素化能力のさらなる低下を招く可能性があるので注意が必要である。筆者は、身体検査(ウィーズの聴診)や画像診断(気管支パターン)において気管支狭窄が疑われる場合のみ気管支拡張剤投与の使用を考慮している。ステロイド剤投与は、原因疾患によっては適応であるが、効果発現まで時間がかかることから、緊急時の治療には適していない。また感染性疾患(例：誤嚥性肺炎)の可能性がある場合は使用を避けるべきである。

胸腔内疾患

　胸水や気胸が呼吸器症状の原因である場合は、酸素供給下で胸腔穿刺を実施する(図5)。この処置は軽度の鎮静(ブトルファノール、アセプロマジン、ミダゾラムなど)と局所麻酔、または局所麻酔のみで実施することができる。一般的に犬で30mL/kg以上、猫で20mL/kg以上の胸水貯留がある場合に、顕著な呼吸器症状がみられるといわれるが、これは急性度や基礎疾患によっても変わってくる。交通事故による気胸のように、再貯留がおこらない場合が多いケースもあるが、再貯留が短時間でおこる場合や持続的吸引が必要なケースでは胸腔チューブを設置する。胸腔チューブは大きく分けて2種類あり、ガイドワイヤーを使用するタイプとトロカール(套管針)を使用するタイプがある。ガイドワイヤーを使用するタイプは14〜16Gの留置カテーテルを通して設置することから、侵襲性が低く、鎮静下(または局所麻酔のみ)で設置することができる(図6)。しかしカテーテル内腔が小さいことから、閉塞をおこしやすいことや、吸引に時間がかかるといったことから大型犬における緊張性気胸の症例などには向いていない。したがってこのような問題が発生することが考えられる場合には、トロカールタイプの胸腔チューブを設置する必要がある。逆にトロカールタイプの胸腔チューブは侵襲性が高く麻酔下での設置が必要となることが欠点である。

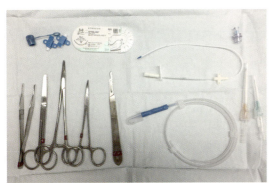
MILA™ガイドワイヤー胸腔チューブ

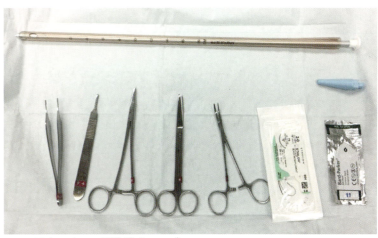
Argyle™トロカール製胸腔チューブ
図6　胸腔チューブ

胸壁疾患

　胸壁の疾患で最も緊急度の高い疾患は、フレイルチェストと穿通性胸壁外傷である。フレイルチェストとは、肋骨の3ヵ所以上で骨折がおこっていることから、その部分の胸壁が不安定になり、呼吸運動時に周りの胸壁と逆の動きをすることを指す。フレイルチェストによって呼吸器症状がみられる場合は、疼痛による胸郭運動減少と、胸壁の異常運動による換気不全（高二酸化炭素血症）と、それに伴う低酸素血症を呈してる場合が多い。したがって、まずはオピオイド（フェンタニル 3～12μg/kg/h IV）などを用いて疼痛管理を行う。そして胸壁の異常運動を制限するために、横臥状態の動物では疾患部位を下にし、伏臥状態の犬では胸郭を包帯で固定する。

　穿通性胸壁外傷の場合は、まずジェルと濡れたガーゼなどで貫通部位を防ぐと同時に胸腔穿刺を行い、胸腔内に貯留している空気を吸引する。ここで注意することは、貫通部位を閉塞した場合に、胸腔穿刺を実施しなかった場合、緊張性気胸など重篤な問題が発生することから、胸腔穿刺は常に実施することである。穿通性外傷がおこっている場合は、肺実質の外傷もおこっている場合が多く、それによる持続的な気胸がおこっている場合は、胸腔チューブを設置する。

　胸壁疾患が中枢神経や神経筋疾患による場合は、原因疾患の治療が必要となる。たとえば、重度低カリウム血症による呼吸筋運動機能不全が原因の場合は、緊急の塩化カリウム投与を行う。投与速度は0.5mEq/kg/hから開始し、1時間内にカリウム濃度の上昇がみられない場合は、投与速度を1.0mEq/kg/hに上げる。このように高用量・速度のカリウム投与を行う場合に、誤ってボーラス投与をした場合は心停止などの重篤な副作用をおこすことから取り扱いには細心の注意が必要である。低カリウム血症を呈してる動物は同時に低マグネシウム血症を呈している場合が多いので、リン酸マグネシウム（0.5～1.0mEq/kg/day）投与も考慮する。原因疾患治療に時間がかかる場合は、気道確保と人工呼吸管理が必要となる。

腹部疾患（横隔膜を含む）

　腹部での疾患による呼吸器症状は、腹腔内圧上昇によることが多い。重度腹水貯留によって腹腔内圧上昇がおこっている場合は、腹腔穿刺によって腹腔内圧を下げる。胃拡張・捻転が原因の場合は経皮胃穿刺、胃チューブ設置を行うことで呼吸不全の改善を目指す。また腹腔内圧が上昇している動物では呼吸器症状と同時に循環不全（閉塞性ショック）を呈している場合が多いので同時に輸液投与などの治療を行う必要がある。

　神経筋疾患による横隔膜運動機能不全を呈する動物に対して実施する治療は、酸素供給や気道確保といった初期蘇生治療と原因疾患治療が主となる。また必要に応じて人工呼吸管理実施を考慮する。

肺血管疾患

　肺血栓塞栓症の治療は、酸素供給、気道確保、人工呼吸管理以外に緊急時に実施することができる初期治療は限られる。血栓融解剤であるプラスミノゲン活性因子を用いる治療は、人医療において、広範囲にわたる肺血栓塞栓症か、重度の2次的な右心性心不全を呈している患者のみへの適応となっているが、犬猫での適応症例についてはコンセンサスが得られていない。

犬と猫の臨床救急医療

筆者は、人医療における適応症例にならって血栓融解剤の使用是非の判断をしている。

TIPS

■疾患部位の特定ができれば、確定診断のための検査を実施する前に蘇生・安定化を行う

■初期治療方法は、各疾患部位によって決定する

■上気道疾患による呼吸困難に対しては、鎮静剤投与を考慮する

■下気道疾患による呼吸困難に対しては、気管支拡張薬投与を考慮する

■胸腔内疾患（胸水・気胸）による呼吸困難に対しては、胸腔穿刺を実施する

■胸壁外傷による呼吸困難に対しては、鎮痛剤の投与をまず行う

■腹腔内疾患による呼吸困難に対しては、腹腔内圧上昇の原因によって、腹腔穿刺や胃穿刺を行う

■肺実質・間質疾患による呼吸困難は、まず心原性かそれ以外かに分けて考え、心原性であれば、利尿剤を投与する

■各疾患部位における蘇生・安定化のための初期治療は、治療の即効性と動物にかかるストレスの程度によって決定する

呼吸器疾患動物における初期検査

画像診断

身体検査から呼吸器疾患の疾患部位を決定した後、必要であればX線検査、X線透視検査、超音波検査、CT検査などの画像診断を行う。このなかで呼吸器疾患のための画像診断の第1選択はX線検査である場合が多いが、近年は単純X線検査によって得られる情報に限りがあることと、CTの普及がすすんだことでCT検査が画像診断の第1選択となるケースもある。しかし症例によっては、より安価で放射線被曝量が少なくて済む単純X線検査で確定診断にいたる症例も多くあることから（例：誤嚥性肺炎）、症例によってX線検査とCT検査を使い分けることが重要である。近年のCT機械は撮影時間が短くて済むことからVetMouse Trap®のようなボックスを使用することで、無麻酔下で酸素供給を行いながら撮影することも可能である。しかし自発呼吸のもと撮影されたCT像は、肺実質・間質の疾患の診断に適さない。とくに、胸水の貯留などにより肺実質が圧迫されている状態で困難になる。したがって、このような場合には麻酔下で気管チューブを挿管し、陽圧換気下で撮影する必要がある。

X線検査、X線透視検査、そしてCT撮影は呼吸器疾患に対して、非常に有効な画像診断であるが、撮影時の動物に対するストレスは比較的大きい。そこで、救急における呼吸器疾患の画像診断でとくに注目されているのが、胸部超音波検査である。胸部超音波検査は、X線室やCT室に連れて行くことが困難、または保定によるストレスで呼吸器症状を悪化させてしまう可能性がある場合にとくに有効である。緊急時にすばやく胸郭内の検査を超音波を用いて実施する手技をTFAST（Thoracic Focused Assessment with Sonography for Trauma/Triage）とよび、肺実質や間質の検査をVetBLUE（Veterinary Bedside Lung Ultrasound Examination）とよぶことが多い。TFASTは外傷（交通事故など）などによって来院した動物に対して行い、主に胸腔内疾患（胸水や気胸）や心嚢膜水貯留の発見に重点が置かれている。VetBLUEは重点が肺実質・間質の疾患、すなわち肺水腫、肺コンソリデーションなどの発見に重点が置かれている。したがって、胸腔内疾患や肺実質・間質での疾患が疑われる場合には、まずTFASTやVetBLUEを実施することで、疾患部位の特定に役立たせることができる。同時に、呼吸器症状の原因として心原生肺水腫が疑われる場合には、心臓超音波検査によって心疾患の徴候（左・右心房拡大、拡大型心筋症、肥大型心筋症、肺高血圧症など）を調べることも蘇生・安定化のための治療方法を決定するうえで大きな助けになる。

酸素化能力測定

呼吸器症状の重症度は身体検査上、とくにチアノーゼ、犬座姿勢、気道液吐出、意識障害などによってある程度の判断をすることができる。しかし、肺機能の低下度を正確に調べるためには、動脈酸素分圧や酸素飽和度を調べる必要がある。動脈酸素分圧は動脈血サンプルを採血し血液ガス測定を行う必要がある。動脈採血には、足背動脈と大腿動脈を最も頻繁に使用する。正常値は80〜100mmHg（室内気にて）であり、80mmHg以下は低酸素血症である。また酸素供給下では、動脈血酸素分圧を吸入酸素割合（FiO2：室内気で0.21）で割った数値が300〜500で正常値、300以下で酸素化能力低下がおこっているといえる。

肺の酸素化能力を調べるには、動脈酸素分圧を測定することが最も正確であるが、呼吸困難動物において、無麻酔下で採血を実施することは、難易度が高いだけ

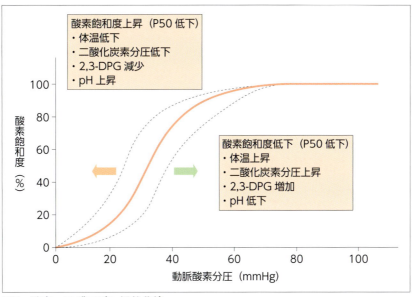
図7　酸素ヘモグロビン解離曲線

でなく、ストレスによって症状を悪化させてしまう可能性がある。とくに意識がはっきりしている犬や、重篤呼吸困難動物には、無麻酔下での動脈採血は避けることが得策である。その代替として侵襲性の低いパルスオキシメーターを用いることができる。パルスオキシメーターは発光部から赤外光と赤色光が放出され、動脈内の酸素飽和度によってこれらの光の吸光度が異なることを利用して動脈酸素飽和度を測定している。酸素飽和度は動脈酸素飽和度と相関関係にあることから、動脈血液ガス測定の代替となり得る。しかし、酸素供給下で動脈酸素分圧が100mmHg以上の場合は常に100%を指すことから、酸素供給下での酸素化能力変化を判断することができない場合がある。また相関関係は体温、二酸化炭素分圧、pHなどによって変化することから酸素飽和度から動脈酸素分圧の正確な予測を行うことが難しいといった欠点がある。そして循環動態、体動、粘膜色、体毛などによって測定の正確性が失われることが多いのも欠点といえる。

換気能力（図7）

換気能力はすなわち二酸化炭素の放出能力だといえる。したがって換気能力が低下しているときは、血中二酸化炭素分圧が上昇している。血中の二酸化炭素分圧は動脈血、静脈血いずれの血液を使用した場合にも測定することができるが、動脈二酸化炭素分圧は静脈血二酸化炭素分圧よりも5mmHg前後低く、正常時で動脈二酸化炭素分圧が約30～35mmHg、静脈二酸化炭素分圧は約35～40mmHgとなる。気管チューブなどによって気管確保が実施されている動物では、血液二酸化炭素分圧の代わりに終末呼気二酸化炭素分圧を測定することもでき、正常値は25～30mmHgと動脈二酸化炭素分圧よりも3～5mmHg低値となる。

その他の検査

画像診断や肺機能検査で得ることができる情報は蘇生・安定化を実践するうえで非常に重要であるが、確定診断を得るためにはさらなる検査が必要になる。その代表的な検査として、気管支鏡検査、気管支肺胞洗浄、細胞診、肺生検が含まれる。また、呼吸器検査だけでなく、犬糸状虫抗原検査、尿検査、便検査（肺寄生虫感染）も必要に応じて行うことを忘れない。また非呼吸器系疾患（例：貧血）は、各種呼吸器検査を実施する前に除外する必要があり、そのために必要であれば、CBC、血液生化学検査、尿検査などを実施する。

> **TIPS**
> ■画像診断を実施する場合は、動物にかかるストレスを考慮したうえで判断する
> ■救急でみる呼吸困難動物には、胸部超音波検査をすばやく行うことで、様々な情報を得ることができる
> ■肺機能を調べるためには、血液ガス検査を実施する必要があるが、代わりにパルスオキシメーターを使用することも可能である

呼吸困難動物の維持

呼吸器症状を呈した動物の維持・管理には酸素供給、

気道確保と各疾患部位に沿った治療を行う。中長期の酸素供給方法には、酸素室、酸素フード、経鼻酸素供給(カテーテル、カニューレ)を使用する。酸素室は、動物にストレスをかけずに酸素投与できるが、動物へのアクセスが制限されることが欠点である。酸素フードは、頭部のみをエリザベスカラーとラップ(もしくは既製品の酸素フード)で覆い、1〜2L/minの酸素をフード内に供給する方法である。この場合、換気のための穴をラップに開けることを忘れない。この方法では、酸素を供給しながら全身の検査や治療を同時に行うことができる。筆者は、酸素室内にいる入院動物に、検査や治療などを行う場合に、酸素フードを一時的に用いる場合がある。しかし頻呼吸やパンティングをしている場合は、フード内部の温度や湿度が上昇しやすく、呼吸困難の悪化につながる場合があることから注意が必要である。経鼻酸素供給は、鼻腔内にカテーテルまたはカニューレを設置し、酸素を供給する方法である。この方法では、50〜150mL/kg/minの酸素を供給することで60%程度の酸素濃度まで供給することができる。経鼻酸素カテーテルも高濃度の酸素を持続投与でき、かつ酸素供給しながらその他の治療や検査を行うことができる有効な手法である。しかし、カテーテル設置の際に大きなストレスを与えてしまう可能性が高く、重篤な呼吸困難動物への設置は危険性を十分に考慮する必要がある。また、高濃度の酸素を投与することで、鼻腔内粘膜に傷害をおこす可能性があることや、凝固障害を呈する患者などでは鼻腔内出血などの傷害を与える可能性があるので適応症例を見極める必要がある。経鼻酸素カテーテルの代わりに酸素カニューレを使用することでこのような問題が発生することを避けることができるが、鼻腔の形状によってはカニューレの設置・維持が困難であったり、鼻腔内で乱流が生じる(短頭種など)ことで酸素供給が適切に行えない場合があるので注意が必要である。

酸素供給だけでは蘇生・安定化ができない場合は、気管チューブ挿管などによる気道確保を早い段階で考慮する必要がある。そして酸素供給と気道確保によって動物の安全が確保されてから身体検査、画像診断、血液検査などを行うほうが安全である場合が多い。そして原因疾患によっては気道確保した状態で長時間(24時間以上)の維持が必要になる場合があり、そのときは長期人工呼吸管理を行う。

おわりに

蘇生・安定化が救急医療において最も重要であることは、呼吸器疾患においてもいえることである。とくに各種検査を実施することでストレスがかかり、動物の呼吸器症状が悪化してしまうことが多い。したがって、どのような検査を行う場合でも、動物の状態がその検査に耐えられるほど、安定であるかどうかを常に考える必要がある。これは治療方法においても同様で、酸素供給やその他の治療方法を実施する場合も、その利点と欠点を常に考える必要がある。

救急医療編

内分泌系の救急疾患
Endocrine emergency diseases

Guillaume Hoareau
D.V.M., DACVECC, DECVECC
カリフォルニア大学デービス校

上田　悠
Yu Ueda, D.V.M., DACVECC
カリフォルニア大学デービス校

はじめに

　内分泌系疾患は、救急医療現場でも頻繁に遭遇し、症例によっては生命にかかわるような重篤な状態で来院することも少なくない。また臓器障害など深刻な2次障害を引き起こす可能性が高いことから、迅速で適切な治療が重要である。本稿では、救急医療現場で遭遇する内分泌系疾患のなかでも救急疾患として見逃されがちな抗利尿ホルモン、アルドステロン、甲状腺ホルモン異常について紹介したい。

抗利尿ホルモン不適合分泌症候群
(Syndrome of Inappropriate ADH Secretion、SIADH)

病態生理

　体内全水分量は、体重の約60%を占める。このうち2/3（約66%）は細胞内に存在し、残りの1/3（約34%）は細胞外に存在する。また、細胞外液の1/4（25%）は血管内、3/4（75%）が間質空間に存在する（図1）。ここで重要なことは、ナトリウムと水分は血管外壁を自由に透過するが、細胞外壁をナトリウムは自由に透過することができないということである。これは、細胞外壁に存在するNa^+/K^+ATPアーゼによって、細胞内のナトリウムやカリウム濃度が厳密に調整されているためである。この作用によって細胞内外浸透圧に差異が生じる。そして水分は血管外壁と細胞外壁を自由に透過することができることから、各空間の水分移動は拡散原理によって、低浸透圧の空間から高浸透圧の空間へ移動する。したがって、細胞外液浸透圧（例：血漿浸透圧）が上昇すると、細胞内から細胞外への水分移動により細胞萎縮（脱水）がおこる。逆に、細胞外液浸透圧の下降によって、水分は細胞外から細胞内に移動し、細胞浮腫を引き起こす。

　視床下部で生成された抗利尿ホルモン（Antidiuretic Hormone、ADH）は、脳下垂体後葉に蓄積され、必要に応じて血液内に分泌される。このADH生成と分泌は、視床下部にある浸透圧受容体によって感知された血漿高浸透圧や高ナトリウム血症（ナトリウムが血漿浸透圧決定の主要成分であることによる）によって亢進する。血液量減少もまた、ADH生成・分泌を促進するが、これは浸透圧受容体や心房伸張受容体の刺激・活性化による交感神経亢進やレニン・アンジオテンシン・アルドステロン系（RAAS）活性化によっておこる。ADHは、腎臓集合管にあるアクアポリン2（水チャンネル）を間質側から管腔側細胞膜に移動させて、管腔内の水分を細胞内に再吸収するといった作用がある。この水分再吸収作用により、血管内水分量を十分に保つことで、血中ナトリウム濃度、浸透圧や血液量を一定に保つといった重要な役割をADHは担っている。そして、ADH生成・分泌不足や過多は、高ナトリウム血症や低ナトリウム血症を引き起こす可能性が高い。

　抗利尿ホルモン不適合分泌症候群（SIADH）は1952年に最初に報告され、Schwartz-Bartterシンドロームともよばれる。この疾患は名前からもわかるように、

ホルモン分泌を促進する原因（例：低浸透圧血漿、低ナトリウム血漿、血液量減少）がないにもかかわらず、ADHが継続的に分泌されている状態である。これまでに人医療または獣医療において報告されている原因疾患には、中枢神経疾患、肺疾患、腫瘍、薬物、疼痛、吐き気などが挙げられる（表1）。また、人工呼吸管理下にある動物においても、SIADHが発症するという報告がある。そして、稀ではあるが腎臓集合管にあるADH受容体変異によって感受性亢進がおこることでも発生するという報告がある。

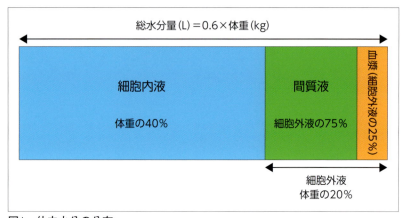

図1 体内水分の分布

症状

SIADHでみられる臨床症状は、低ナトリウム血症に起因する。急性（48時間以内）低ナトリウム血症は、軽度の場合は無症状であることが多いが、中度急性低ナトリウム血症は、虚脱、嘔吐などを引き起こし、重度低ナトリウム血症は意識混濁、昏迷、昏睡などの意識障害を引き起こす可能性がある。慢性（48時間以上）低ナトリウム血症の場合は、脳内の浸透圧物質により平衡状態が保たれているため、無症状であることが多い。しかし、慢性低ナトリウム血症を急速に補正することで、脳内と血管での浸透圧差が大きくなり、拡散原理により水分が脳内から血管へ移動する。これにより脳細胞萎縮（脱水）、脳出血などがおこり、急性低ナトリウム血症症例でみられる症状と同様の神経症状を呈する場合がある。また、場合によっては橋中心髄鞘崩壊症により血漿ナトリウム濃度補正24〜48時間以降に重篤な脳障害が発生する場合がある。

診断方法

低ナトリウム血症の原因疾患は多岐にわたるが（図2）、嘔吐や下痢などにより体内水分喪失が同時に発生している場合がもっとも多く、その場合は低ナトリウム血症とともに低浸透圧、血液量減少傾向がみられる。この場合は尿中ナトリウム濃度が20mEq/L以下であることが多いが、副腎皮質機能低下症（アジソン病）や利尿剤投与時には血液量減少徴候とともに尿ナトリウム濃度が20mEq/L以上となる場合が多い。

SIADHは①低ナトリウム血症、②低浸透圧血症、③正常血液・水分量、④尿中ナトリウム濃度＞20mEq/L、⑤正常腎臓、副腎皮質ホルモン、甲状腺ホルモン機能、⑥原因疾患が存在することを確認することで診断にいたる（表2）。低浸透圧性低ナトリウム血症で正常血液・水分量が保たれており、尿ナトリウム濃度が20mEq/L以下である場合は、心因性多飲症や利尿剤投与が原因と考えられる。

低浸透圧性低ナトリウム血症が、心不全、肝不全、ネフローゼ症候群、重症腎障害によって引き起こされている場合は、血液量増加によって間質性浮腫や肺水腫といった症状がみられる。また心不全、肝不全、ネフローゼ症候群が原因の場合は、尿ナトリウム濃度が20mEq/L以下である場合が多く、重症腎障害が原因である場合は、尿ナトリウム濃度が20mEq/L以上である場合が多い。

低ナトリウム血症が高浸透圧血症を併発している場合は、ナトリウム以外の浸透圧物質が多量に存在していることを示唆しており、高血糖症やマンニトールなどの薬剤の投与を低ナトリウム血症の原因として考える必要がある。この場合は、高浸透圧物質が存在することから間質と血管内の水分移動によりナトリウムの希釈がおこり、低ナトリウム血症が発生する。

治療方法

SIADHの治療は、原因疾患の治療が主となる。低ナトリウム血症の治療は、症状の有無と疾患の慢性度によって変わる。SIADHによる低ナトリウム血症が急性（48時間以内）であり、神経症状（虚脱、嘔吐、意識混濁、昏迷、昏睡）を呈している場合は、脳浮腫がおこっていることが考えられることから、治療を迅速に開始し、ナトリウム濃度をある程度上昇させる必要がある。この場合、症状の改善がみられるか、ナトリウム濃度が4〜6mEq/L上昇するまで3％食塩水などの高張食塩水の投与を行う。逆に慢性低ナトリウム血

表1 SIADHの原因疾患

中枢神経疾患	頭部外傷、水頭症、脳梗塞、脳出血、脳腫瘍、髄膜炎、脳炎
肺疾患	細菌性肺炎、肺アスペルギルス症、肺腫瘍、陽圧換気、犬糸状虫症
腫瘍	膵臓癌、前立腺癌、胸腺腫、骨肉腫
薬物	抗うつ薬、神経弛緩薬、抗がん薬、非ステロイド系抗炎症薬、オピオイド
その他	疼痛、吐き気、ストレス

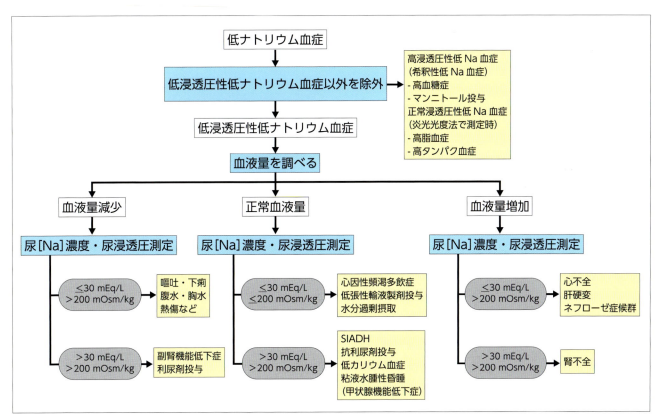

図2 低ナトリウム血症の鑑別診断

表2 SIADHの診断基準

低ナトリウム血症
低浸透圧血症（犬<300mOsm/kg、猫<310mOsm/kg）
高浸透圧尿（尿浸透圧>100mOsm/kg）
脱水・血液量減少所見なし
尿中ナトリウム濃度>20mEq/L
正常腎/副腎皮質/甲状腺機能
原因疾患あり

症で、神経症状を呈しない場合は、ナトリウム濃度の急速上昇は、脳障害を引き起こす可能性があることから禁忌である。急性・慢性いずれの場合も、最初の24時間は10mEq/L、その後24時間ごとに8mEq/Lの濃度上昇速度に抑えることがすすめられている。ナトリウム濃度補正に必要なナトリウム量は、表3(a)と(b)の式から計算することができる。しかしこの式を用いた場合、計算された数値よりも過剰にナトリウム濃度を補正する可能性が高いことから、頻繁にナトリウム濃度を測定し、過剰なナトリウム濃度の変化を防ぐことが重要である。SIADHが診断された場合は、Furst式（表3(c)）を用いて腎臓での水分再吸収率を調べる。尿・血漿電解質比が1未満の場合は、水分摂取制限を行い血中ナトリウム濃度を上昇させる。逆に尿・血漿電解質濃度が1以上の場合は、水分摂取制限によって血中ナトリウム濃度は上昇しないと考えられ、別の治療が必要となる。バゾプレシン受容体拮抗薬である、リチウム、デメクロサイクリン、トルバプタン（バゾプレシン受容体拮抗薬）は、人医療においてSIADHの治療薬として使用されることがあるが、獣医療における有用性は、現在までに検証されていない。

予後

SIADHの予後は原因疾患、低ナトリウム血症による神経疾患の有無によって変わる。原因物質・疾患が外科的・内科的治療によって治癒できる場合は、

犬と猫の臨床救急医療

表3　高・低ナトリウム血症診断・治療で使用する計算式

Na不足量(mEq)＝0.6×体重(kg)×([Na$^+$]正常値－[Na$^+$]血漿)…(a)

輸液速度(mL/h)＝Na不足量(mEq)×1000/([Na$^+$]輸液(mEq/L)×輸液投与時間(h))…(b)

尿・血漿電解質濃度比＝([Na$^+$]尿＋[K$^+$]尿)/[Na$^+$]血漿(Furst式)…(c)

水分不足量(L)＝0.6×体重(kg)×(1－[Na$^+$]正常値/[Na$^+$]血漿)…(d)

輸液速度(mL/h)(5%ブドウ糖液使用)＝水分不足量(L)×1,000/輸液投与時間(h)(または、3.7mL/kgの5%ブドウ糖液投与によって[Na]血漿が1mEq/L低下)…(e)

SIADHの予後も良好といえる。しかし、急性重度低ナトリウム血症を呈している場合や、慢性低ナトリウム血症を急激に上昇させることで、永続的な脳障害が発生した場合は予後が悪化することから治療時には細心の注意が必要である。また原因疾患にかかわらず、低ナトリウム血症が予後の悪化と関連していることが人医療でも獣医療でも報告されていることから、適切な予防と治療が必要である。

抗利尿ホルモン(ADH)作用・分泌不全

病態生理

　ADH作用・分泌不全は、視床下部下垂体軸の疾患によるホルモン生成・分泌低下、または、腎臓集合管にあるADH受容体の感受性低下によっておこる。前述のホルモン生成・分泌低下を一般に中枢性尿崩症といい、後述の受容体感受性低下を腎性尿崩症とよぶ。中枢性尿崩症の原因には、特発性、先天性、中枢神経外傷、腫瘍などが含まれる。腎性尿崩症の原因には、高カルシウム血症、グラム陰性菌による敗血症、重度低カリウム血症などが挙げられる(**表4**)。尿崩症を呈した動物は、血中ナトリウム濃度や血液量の変化によってADH分泌・作用を調節することができないことから高ナトリウム血症を引き起こす可能性があるが、口渇が亢進し自ら水分摂取量を上昇させることで、ナトリウム濃度や血液量を一定に保つことができる。しかし、このような動物が他の傷病を発症することで、水分補給量低下がおきた場合は重度の高ナトリウム血症、血液量減少性ショック、脱水症状を発症する可能性が高まる。

症状

　尿崩症の動物は、重度の多飲多尿を呈する。それ以外の症状は、尿崩症の原因疾患による。中枢性尿崩症が、脳外傷や腫瘍によっておこっている場合は、基礎

表4　中枢性尿崩症と腎性尿崩症の原因疾患

中枢性尿崩症	腎性尿崩症
特発性	高カルシウム血症
頭部外傷・開頭手術	低カリウム血症
脳腫瘍	高カリウム血症
脳炎、脳感染	腎炎
先天性（視床下部・下垂体奇形）	陰性菌による敗血症（例：子宮蓄膿症）
脳寄生虫（内臓幼虫移行症）	門脈シャント
下垂体萎縮（嚢胞性頭蓋咽頭腫）	肝機能障害
	副腎皮質機能低下症（犬）
	甲状腺機能亢進症（猫）
	薬物投与（ステロイド、利尿剤など）
	先天性

疾患由来の神経症状を呈している場合が多い。そして、尿崩症を呈した動物の水分摂取量が不十分である場合は、高ナトリウム血症がおこり、それにより神経症状が現れる可能性がある。重度の急性高ナトリウム血症によってみられる神経疾患には、元気喪失、振戦、てんかん発作、意識混濁、昏迷、昏睡がある。しかし慢性低ナトリウム血症と同様、慢性高ナトリウム血症動物では、脳内と血管内の浸透圧が平衡状態に保たれていることで、無症状である場合が多い。このような動物で注意しないといけないのは、慢性高ナトリウム血症の急速補正によって、水分が脳内に移行し脳浮腫を引き起こす可能性があることである。

診断方法

　高ナトリウム血症の原因(**図3**)として尿崩症を診断するためには、血漿内と尿内のナトリウム濃度を測定する。そして、高ナトリウム血症が認められるにもかかわらず、尿ナトリウム濃度が低い状態、すなわち多量の水分を尿内に喪失していることを確認することで診断する。Furst式を用いた場合(**表3**(c))、尿・血

救急医療編　内分泌系の救急疾患

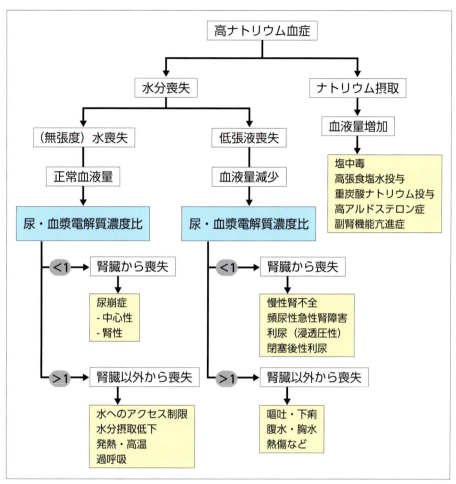

図3　高ナトリウム血症の鑑別診断

漿電解質比率が1以下になる。この状況は、慢性腎不全などの腎疾患や、マンニトールなどの高浸透圧物薬物投与によってもおこるので、これらの疾患・治療の有無を調べる必要がある。中枢性尿崩症が、脳外傷や腫瘍によっておこっている場合は、脳MRIやCTなどの画像診断を実施する。腎性尿崩症の場合は、原因疾患を特定するために血液検査、尿検査・培養、腹部画像診断を実施する。とくに血液検査においては、高カルシウム血症、低カリウム血症、BUNやクレアチニン濃度上昇、肝数値（ALTやALP）上昇の有無を確認する。尿検査においては、腎臓・尿路感染の徴候（細菌、白血球、赤血球、尿円柱など）がないかを調べる。腹部画像診断では、腎臓や肝臓疾患の有無、敗血症などの原因疾患有無を調べる。また、尿崩症が疑われる症例では、ADHの類似物であるデスモプレシン（バソプレシンの合成アナログ化合物）を投与し、それによって尿量低下と尿比重上昇がみられる場合は、中枢性尿崩症である場合が多く、デスモプレシン投与後も尿量低下や低張尿症の改善が顕著にみられない場合は、腎性尿崩症の可能性が高いといえる。

治療方法

低ナトリウム血症と同様、高ナトリウム血症の治療も臨床症状の有無と疾患期間によって決定される。高ナトリウム血症が急性の場合（48時間以内）で高ナトリウム血症による症状（意識障害、てんかん発作、虚脱）を呈している場合は、ナトリウム濃度を4〜6mEq/L程度急速に低下させる必要がある。高ナトリウム血症が慢性（48時間以上）の場合で無症状の場合は、脳内で浸透圧物質が生成され浸透圧均衡が保たれていることから、急速なナトリウム濃度低下は脳浮腫を引き起こす。したがって、慢性疾患動物の高ナトリウム血症の治療において、最初の24時間は10mEq/L、その後は24時間ごとに8mEq/L以下の濃度下降速度に抑えることがすすめられている。ナトリウム濃度低下には低浸透圧輸液投与を行うが、浸透圧ゼロの純水を静脈内投与すると、血管内細胞（例：赤血球）を破壊する。したがって血漿浸透圧に近い5％デキストロースを純水の代わりに使用する。デキストロース内の糖分は、インスリンによって素早く吸収され体内では浸透圧ゼロの液体として作用する。すなわち、5％デキストロース

投与は、同量の純水投与と同様の作用がある。目標とするナトリウム濃度まで補正するために必要なナトリウム量は、**表3**（d）と（e）の式から計算することができる。しかし、この投与量はあくまでも目安であり、腎臓などからの水分やナトリウム喪失量は考慮されていない。逆に尿崩症の場合は、持続的な水分喪失があることから、計算式で得られる投与量では十分な改善がみられない場合が多い。中枢性尿崩症の場合は、抗利尿ホルモンである、デスモプレシンを投与（1滴点眼または1.5～4μLを結膜嚢に8～12時間ごと投与）することで、顕著な改善がみられる。この場合、注意しないといけないことは、慢性高ナトリウム血症を呈している動物にデスモプレシンを投与すると、ナトリウム濃度が急激に低下することで、脳浮腫が発生する可能性がある。したがって、少量のデスモプレシン量から開始し、定期的にナトリウム濃度を測定する。腎性尿崩症の場合は、デスモプレシンを投与しても顕著な改善はみられない。

予後

中枢性・腎性尿崩症の予後も、原因疾患によって変わる。高ナトリウム血症を呈している場合は、症状の有無や重症度、そして治療方法によって予後が変わる。2015年に報告された後ろ向き研究では、重度高ナトリウム血症（ナトリウム濃度が正常値範囲上限より>10mEq/L高値）を呈している犬のうち23%が中枢性尿崩症、11%が腎性尿崩症が一因であったという報告がされている。また、高ナトリウム・低ナトリウム血症は、原因疾患にかかわらず、予後の悪化と有意に関連していることも同論文で報告されている。

高アルドステロン症

病態生理

後腹膜腔内の両側腎臓の頭側にある副腎は、副腎皮質と副腎髄質に分かれており、副腎皮質は生成・分泌ホルモンのちがいによって外層から球状帯、束状帯、網状層の3層に分かれている。球状帯からは鉱質コルチコイド（例：アルドステロン）、束状帯からは糖質コルチコイド（例：コルチドール）、網状層からはアンドロジェンが生成・分泌されている。副腎の深層に位置する副腎髄質からはカテコールアミンであるアドレナリン、ドパミンなどが生成、分泌される。

アルドステロン分泌はアンジオテンシンIIによって亢進される。アンジオテンシンIIは、アンジオテンシノーゲンがアンジオテンシンIにレニンにより変換され、アンジオテンシンIはアンジオテンシン変換酵素によってアンジオテンシンIIに変換されることで生成される。レニン分泌は腎臓への血液環流減少、交感神経亢進、尿中塩素（Cl-）濃度低下が傍糸球体装置内のマクラデンサ細胞で感知された場合や、心房性ナトリウム利尿ペプチドやアンジオテンシンII濃度低下によって亢進される。このシステムをレニン・アンジオテンシン・アルドステロン系とよぶ。これとは別に、高カリウム血症もアルドステロン生成・分泌を直接亢進する。アルドステロン効果は多岐にわたるが、集合尿細管や集合管においてナトリウム再吸収を亢進し、カリウムの再吸収を阻害することとで、細胞外液内（間質液、血漿）の電解質濃度や水分量を調節することが主要な役割である。また、アルドステロンは血圧維持にも重要な役割を果たしている。

高アルドステロン症は、副腎異常による分泌亢進（原発性高アルドステロン症）か、レニン分泌が何らかの原因で亢進（続発性高アルドステロン症）することで発生する。原発性高アルドステロン症は猫にみられる疾患であり、副腎腫瘍である副腎腺腫や腺癌が原因である場合が多い。過去の研究によると、副腎腫瘍と診断された猫のうち約52%が高アルドステロン症を呈していたという報告がある。

問診・症状

飼い主が気付きやすい症状として、元気消失や、食欲不振、虚脱といったものが多い。また、多飲多尿、下痢、過食、体重減少がみられる場合もある。重度低カリウム血症は、ミオパシー（多発性筋障害）による筋弛緩・麻痺を引き起こし、後肢の跛行や頚部屈曲がみられる場合がある（**図4**）。全身性筋弛緩がおこっている場合は、呼吸筋麻痺による換気不全とそれに伴う高二酸化炭素血症を呈している場合もある（**図5**）。副腎腫瘍が隣接する後大静脈に侵襲している場合は、後大静脈閉塞によって腹水貯留、後肢浮腫などがみられる。場合によっては後大静脈壁裂孔がおこることで腹腔内出血を呈する場合もある。

診断方法

猫の高アルドステロン血症の診断は、低カリウム血症や高血圧に起因する臨床兆候、画像診断（腹部超音波、CT検査）、血中アルドステロン濃度などから総合的に

図4 高アルドステロン症でみられる症状・疾患

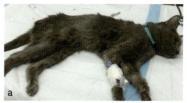
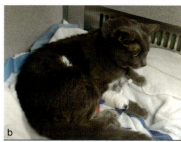

図5 低カリウム血症により全身性麻痺を呈した猫の様子(a)と塩化カリウム投与後の様子(b)

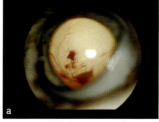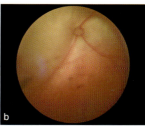

図6 全身性高血圧緊急症によって眼底出血(a)と網膜剥離(b)を呈した猫
写真提供：University of California Davis, Veterinary Ophthalmology Service

判断する。血液検査で最もよくみられる異常は低カリウム血症である。これは尿漏出と経口摂取低下に起因する。アルドステロン分泌は、カリウム喪失と同時にナトリウム再吸収を亢進し、また同時に水分の再吸収を促進することから、ナトリウム濃度は正常値内である場合が多い。そして、ナトリウムと水分の再吸収亢進は、結果として血液量増加と高血圧を引き起こす。また、アルドステロンの血管収縮作用によっても高血圧がおこる。重度高血圧は、脳、眼、心臓、腎臓などの臓器障害を引き起こすことから、高アルドステロン症が疑われる動物においては、血圧測定を実施する。同時に、臓器障害の有無を調べるために、神経系身体検査、眼底検査（図6）、心電図、クレアチニン濃度を調べる。低カリウム血症もまた、不整脈や波長異常を引き起こす可能性があることから心電図検査を実施する。アルドステロン濃度測定は、血漿アルドステロン濃度、尿中アルドステロン・クレアチニン比などをスクリーニングテストとして用いる。これらの検査を実施する場合は、同時に血漿カリウム濃度も測定する。そして、低カリウム濃度にもかかわらず、アルドステロン濃度が正常値以上である場合は、高アルドステロン症を疑う。血漿アルドステロン・レニン比は、原発性高アルドステロン症と続発性高アルドステロン症を鑑別するために実施される。猫の原発性高アルドステロン症の場合は、血漿アルドステロン・レニン比は高値になる。原発性高アルドステロン症の確定診断は、フルドロコルチゾン抑制試験によって得る。フルドロコルチゾンの投与前後で、血漿アルドステロン濃度、または尿中アルドステロン・クレアチニン比を測定し、フルドロコルチゾン投与後もアルドンステロン濃度が低下しない場合は、原発性高アルドステロン血症の可能性が高い。原発性高アルドステロン症の原因疾患を確定するためには、腹部超音波やCTなどの腹部画像診断を実施し、副腎腫瘍の有無を確認する。副腎腺腫や腺癌の確定診断には、生検検査が必要である。

治療方法

高アルドステロン症による低カリウム血症の症状、とくにミオパシーによる呼吸筋運動不全の徴候を呈する場合は（高二酸化炭素血症など）、塩化カリウムの静脈投与を行うことで、迅速にカリウム濃度を補正する必要がある。通常は、カリウム投与量・速度が0.5mEq/kg/hを超えてはいけないといわれるが、換気不全など重篤な症状を呈する場合には0.5mEq/kg/

表5　高血圧の治療基準

高血圧重症度	・高血圧：犬150/95（115）mmHg、猫135/100（115）mmHg以上 ・高血圧切迫症：収縮期血圧が>160mmHg（犬・猫）であるが臓器障害を呈しない ・高血圧緊急症：高血圧による臓器障害を呈している
高血圧初期治療	・高血圧切迫症：数時間から数日かけて徐々に下圧 ・高血圧緊急症：最初の1時間内に平均血圧<25%の降圧、次の2～6時間内に収縮期血圧160～110mmHg（拡張期血圧<95mmHg）まで降圧
降圧剤	・甲状腺機能亢進症：β阻害薬（アテノロール、プロプラノロール、エスモロール） ・褐色細胞腫：α阻害薬（フェノキシベンザミン、プラゾシン）、β阻害薬（プロプラノロール、アテノロール） ・高アルドステロン症：カルシウムチャンネル拮抗薬（アムロジピン）、アルドステロン受容体拮抗薬（スピロノラクタン、エプレノロン） ・腎障害：カルシウムチャンネル拮抗薬（アムロジピン）、ACE阻害薬（エナラプリル）、アンジオテンシンII受容体拮抗薬（ロサルタン）、アルドステロン受容体拮抗薬（スピロノラクタン） ・その他（緊急時に上記の薬物で血圧下降が困難な場合に使用）：ニトログリセリン、ニトロプルシド、ヒドララジン
目標血圧	収縮期血圧を110～160mmHgに維持

hの速度から塩化カリウム投与を開始し、必要であればこの上限を超えてもよい。しかし他の薬を静脈投与する場合などに、高カリウム濃度を含む輸液ライン内液を急速投与することで致死的な副作用を及ぼす可能性があることから、細心の注意が必要である。同時に心電図モニタリングや定期的なカリウム濃度測定を実施し、過度のカリウム補正を防ぐ。

　高アルドステロン症が疑われる動物では、血圧測定を来院時に測定する。そして収縮期血圧が160mmHg以上（拡張期血圧<95mmHg）でなおかつ、高血圧由来の臓器障害発症が疑われる動物では、治療を即座に実施して血圧を低下させる必要がある（表5）。しかし血圧の急速低下は、逆に臓器への灌流障害を引き起こす可能性があるので、血圧は徐々に低下させる必要がある。血圧低下の方法としては、治療開始後1時間で25%以内の血圧減少、その後2～6時間かけて収縮期血圧を110～160mmHgまで下げることがすすめられている。筆者が、猫の高アルドステロン症を原因とする高血圧に対して使用する薬はアムロジピン（0.625～1.25mg/kg PO/12～24h）、スピロノラクトン（2～4mg/kg PO/12h）である。高アルドステロン症の根本治療には、副腎摘除が必要となる。しかし外科的治療を実施する前に、高カリウム血症や高血圧を治療・コントロールすることは非常に重要である。

予後

　高アルドステロン症を呈する猫で、片側副腎摘除手術を受けた場合は、約80%の生存率が報告されている。

副腎腫瘍の種類は予後に影響を与えないが、手術時間が4時間を超える場合や、後大静脈への侵襲がある場合は、予後が悪化するという報告がある。

甲状腺クリーゼ

病態生理

　甲状腺クリーゼは、人医療において甲状腺ホルモン増加による甲状腺中毒によって引き起こされる全身性疾患と定義されている。この疾患は甲状腺機能亢進症を呈した猫でみられることが多い。しかし、甲状腺クリーゼを呈した猫が、クリーゼを呈していない猫に比べてより高い甲状腺ホルモン濃度を呈しているわけではない。これは、甲状腺クリーゼ発症が、甲状腺ホルモン濃度の絶対値よりも上昇度に左右されることを示唆している。したがって、放射線ヨウ素治療直後や甲状腺または副甲状腺手術による、甲状腺ホルモン濃度の一時的な上昇や、甲状腺ホルモン生成・分泌抑制剤の投与停止後にも、甲状腺クリーゼを発症することがある。また、甲状腺ホルモン濃度変化だけではなく、交感神経亢進（例：ストレス）や甲状腺ホルモン受容体感受性亢進を引き起こす疾患（感染症、敗血症、低酸素血症、血液量減少、代謝性アシドーシス）も増悪因子として甲状腺クリーゼ発症の引き金となる。

問診・症状

　甲状腺機能亢進症および甲状腺クリーゼは中齢・高齢猫でみられる場合が多い。問診においては甲状腺機

救急医療編　内分泌系の救急疾患

表6　甲状腺クリーゼでみられる症状・疾患

疾患部位	症状・疾患
循環器系	不整脈、心雑音、ギャロップ音、心不全、肥大型心筋症、高血圧、血栓塞栓症
呼吸器系	頻呼吸、努力呼吸、副雑音、胸水貯留、肺水腫
神経系	意識障害、てんかん発作、筋弛緩、虚脱
消化器系	嘔吐、下痢、黄疸、腹部疼痛
眼科系	前房出血、網膜剥離・出血、硝子体出血
その他	高熱、脱水症状

能亢進症の典型的な症状（体重減少、過食、多飲多尿など）がみられるかどうかを聞き出す。また、ストレスの有無や甲状腺ホルモン生成・分泌抑制薬の摂取履歴も調べる。身体検査では、甲状腺触診（Thyroid slip）、心雑音、ギャロップ音の有無を調べる。甲状腺クリーゼを呈している猫は他にも、発熱、虚脱、嘔吐、下痢、筋力低下、てんかん発作、昏睡、不整脈、呼吸不全を呈する場合がある（**表6**）。そして重度高血圧を呈している猫では、循環器、神経系、眼系、泌尿器系の障害に由来する症状がみられる。また、症例によっては血液量減少または心機能低下による血管収縮性ショックを呈している場合もあることから、ショック症状にも注意を払う（**表6**）。

　血液検査では、急激な交感神経亢進による低カリウム血症や高血糖症が認められる場合がある。また、肝酵素（ALT、ALP）やビリルビン濃度の上昇が認められることも珍しくない。甲状腺クリーゼを呈した動物が心不全を呈して来院することは珍しくないことから、呼吸症状やショック症状を呈している猫においては、胸部（肺・心臓）超音波検査やX線検査を実施する。

診断方法

　血清サイロキシン濃度（T4）上昇によって、甲状腺機能亢進症は診断されるが、T4が正常値内であっても、遊離T4（FT4）上昇が認められる場合に診断される。しかし前述したように、甲状腺クリーゼを呈する猫と甲状腺機能亢進症を呈する猫のT4やFT4数値に大きな差異はない可能性がある。したがって、甲状腺クリーゼの診断は、T4やFT4といった甲状腺ホルモン値だけでなく、臨床症状や疾患の有無をもって診断する必要がある。

治療方法

　甲状腺クリーゼの治療は、4項目に大きく分けることができる。すなわち、①甲状腺ホルモン生成・分泌抑制、②甲状腺ホルモン作用抑制、③対症療法、④増悪因子除外の4項目が重要である。甲状腺ホルモン生成抑制のためには、メチマゾールを投与する。しかし、この薬はすでに生成された甲状腺ホルモンの分泌を抑える効果はない。投与量は、腎臓機能障害がない場合で、5mg/猫 PO/12hで投与開始し腎機能障害が疑われる場合には、2.5mg PO/12hから開始する。すでに生成された甲状腺ホルモンの放出を抑制するためには、ヨードカリウム（25mg PO/8h）を使用する。この薬は、一時的に甲状腺ホルモン生成を亢進する作用があることから、メチマゾール投与後1時間経ってから投与する。また、デキサメサゾン0.1〜0.2mg/kg PO・IVも、甲状腺ホルモン（T4）の分泌を抑えるだけでなく、体内でT4からトリヨードサイロキシン（T3）へ変換を抑制する作用がある。甲状腺ホルモン分泌による交感神経亢進が、高血圧やその他各症状の主原因となることから、まずは交感神経抑制のためにβ阻害薬を投与する。主に使用されるβ阻害薬は、アテノロール（1〜2mg/kg PO/12h）や、プロプラノロール（2.5〜5.0mg/kg PO/12h）であるが、甲状腺クリーゼ症例においては、即効性が高く短時間で分解されるエスモロール（0.1〜0.5mg/kg IVボーラス後、10〜200mcg/kg/minで持続投与）を使用することも有効である。その他の有効な降圧剤（**表5参照**）としては、アムロジピン（0.625〜1.25mg PO/12〜24h）がある。重度高血圧症により緊急的に血圧降下を実施する必要がある場合は、ニトログリセリン（0.3〜0.6cmを内耳に塗布q6〜12h）やニトロプルシド（0.5〜5mcg/kg/min IV持続投与）投与を実施することも可能であるが、急速な血圧降下とそれに伴う臓器灌流不全がおこる可能性が高いことから、血圧を注意深くモニタリングすることが必須である。また、血漿甲状腺ホルモン濃度を直接的に低下させる方法として、人工透析、腹膜透析、血漿交換などを使用してホルモンを除去する方法もあるが、人医療においても獣医療においても

89

有用性は確立されていない。甲状腺クリーゼを呈する動物への対症療法は、甲状腺ホルモンによって引き起こされる症状を治療し、2次的臓器障害を防ぐために重要である。たとえば、発熱を呈していれば輸液や扇風機などの送風によって体温を低下させ、血液量減少性ショック症状を呈している場合は、輸液ボーラス投与を実施、低カリウム血症がみられる場合には塩化カリウムを投与する。心不全は甲状腺クリーゼによって引き起こされる場合もあるが、甲状腺クリーゼの増悪因子でもある。甲状腺クリーゼの治療で使用されるβ阻害薬（アテノロール、プロプラノロール、エスモロール）は、肥大型心筋症による拡張機能不全に対しても効果があることから、心不全の有効な治療法である場合が多い。

甲状腺クリーゼによって引き起こされる不整脈で最も多いものは、上室性頻脈といわれているが、猫では、心房細動や心室性頻脈もみられる。このような甲状腺クリーゼによる不整脈の治療には、前述したβ阻害薬を第一選択薬として使用する。また、心不全や心房細動の合併症として、血栓塞栓症の発症は非常に多いことから、アスピリン（0.5〜5mg/kg PO/48〜72h）、クロピドグレル（18.75mg/猫PO/24h）、低分子ヘパリン（ダルテパリン150IU/kg SC/6〜12h）などを投与して、血栓形成を防ぐ必要がある。

甲状腺クリーゼを発症する猫においては、前述した

増悪因子が存在することが考えられる。したがって、血液検査、尿検査、画像診断などによって、増悪因子であると考えられる状態や疾患がみつかった場合には、速やかに因子を除外もしくは治療する必要がある。

予後

甲状腺クリーゼは、比較的稀な疾患ではあるが、死亡率の高い疾患であると考えられている。そして、予後を改善する方法の1つは、迅速な診断と積極的な治療を行うことで、2次的な臓器傷害の発生を防ぐことである。

おわりに

本稿で紹介した内分泌系疾患は、内科疾患と紹介されることが多く、救急時の対応については情報が不足しているように思われる。したがって本稿では緊急時の対処法を中心に紹介した。とくにこのような内分泌系疾患は、血中ナトリウムやカリウム濃度異常など、生命にかかわるような深刻な症状を呈した状態で来院する場合がある。このような場合に、今回紹介した疾患の病態生理、診断方法、治療方法を知っておき、迅速に診断、治療を実施することが予後の改善において重要である。

参考文献

[1] Djajadiningrat-Laanen S, Galac S, Kooistra H. Primary Hyperaldosteronism. Expanding the diagnostic net. J Feline Med Surg. 2011, 13 : 641-650

[2] Daniel G, Mahony OM, Markovich JE, et al. Clinical findings, diagnostics and outcome in 33 cats with adrenal neoplasia (2002-2013). J Feline Med Surg. 2016, 18 (2) : 77-84.

[3] DiBartola SP. Disorders of Sodium and Water : Hypernatremia and Hyponatremia. In : In : DiBartola SP, ed. Fluid, Electrolyte and Acid-base Disorders in Small Animal Practice, 4th ed. St Louis, MO : Saunders ; 2012 : 45-79

[4] DiBartola SP, De Morais HA. Disorders of Potassium : Hypokalemia and Hyperkalemia. In : DiBartola SP, ed. Fluid, Electrolyte and Acid-base Disorders in Small Animal Practice, 4th ed. St Louis, MO : Saunders ;

2012 : 331-350

[5] Lo AJ, Holt DE, Brown DC, et al. Treatment of aldosterone-secreting adrenocortical tumors in cats by unilateral adrenalectomy : 10 cases (2002-2012) . J Vet Intern Med. 2014 Jan-Feb ; 28 (1) : 137-43.

[6] Ueda Y, Hopper K, Epstein SE. Incidence, severity and prognosis associated with hyponatremia in dogs and cats. J Vet Intern Med. 2015 May-Jun ; 29 (3) : 801-7.

[7] Ueda Y, Hopper K, Epstein SE. Incidence, severity and prognosis associated with hypernatremia in dogs and cats. J Vet Intern Med. 2015 May-Jun ; 29 (3) : 794-800.

[8] Ward CR. Thyroid Storm. In : Silverstein DC, Hopper K ed. Small Animal Critical Care Medicine, 2nd ed. St Louis, MO : Saunders ; 2015 : 364-367

救急医療編
泌尿器の救急疾患
Urological emergency diseases

泌尿器の救急疾患

杉浦　洋明
Hiroaki Sugiura, D.V.M.
DVMsどうぶつ医療センター横浜
救急診療センター

はじめに

　泌尿器における救急疾患ときいて多くの小動物臨床家が想像するのは尿道閉塞であろう。とくに雄猫の尿道閉塞は動物病院では日常的に遭遇する泌尿器疾患であり、かつその初期対応を誤れば直ちに死に直結する疾患であるため本稿においてもその解説に多くを割かざるを得ない。いっぽう、泌尿器系救急疾患の初期対応の焦点はいわゆる急性腎障害（acute kidney injury）と付随する高カリウム血症をいかに制御するかに充てられるのであり、これを理解していなければ治療方針を決めるにあたり手順を誤る可能性がある。たとえば雄猫の尿道閉塞の診断は比較的容易で、腹部触診のみで診断がつくことも少なくない、いわば扱いやすい疾患とみなされる。しかし、その場ですべての症例にルーティンでカテーテル導尿を試みることは必ずしも正しいとはいえない。ややもすれば尿道にカテーテルを通すことが治療の目的となってしまい、他の治療がおろそかになる可能性すらあるのだ。いっぽう、尿道閉塞がどうしても解除できないといった理由で救急症例の受け入れを行うことは少なくないが、他の簡単かつ重要な初期治療を一切受けずにより危機的な状況に陥っている症例も少なくない。尿道閉塞の症例に遭遇したときに忘れてはならないのは、「治療しなければならないのは尿道閉塞ではなく、腎障害なのだ」ということである。これは他の疾患にも当てはまる。たとえば子宮蓄膿症の術後管理を行う場合、急性腎障害を治療しているのだと考えながら治療にあたる獣医師が果たしてどれだけいるだろうか？　尿道閉塞であ

れその他の疾患であれ、腎障害として現状の病態をまず理解し原疾患に対してだけでなく多面的に治療を開始することが肝要である。

　本稿ではまず急性腎障害の概要を述べた後に典型的な尿道閉塞症例の診断・治療手順を述べ、次いで症例紹介を交えながら救急的な泌尿器疾患への基本的アプローチと治療コンセプトを解説する。

急性腎障害について

　急性腎障害は以前から用いられている急性腎不全（acute renal failure）に代わって近年浸透してきた比較的新しい概念であり、突然の腎機能低下により尿毒素の蓄積や体内水分、電解質、酸塩基平衡の調節異常を生じた病態を表す用語である。この用語が用いられるようになった理由は、急性腎不全という従来の用語の定義が曖昧で臨床家の裁量に左右される部分があったことと、腎疾患が幅広い重症度の連続体であり、初期の微小な変化（血清クレアチニンの増加や糸球体ろ過率の減少など）と予後の悪化に関連があることが認識されるようになったことにある。急性腎障害という概念導入により腎臓の早期の異常を検出し、さらに基準を設けグレード分けすることで病態が標準化されることとなった。医学領域では2004年にRIFLE分類が、2007年にAKIN分類が提唱され、死亡率と相関することが示されている入院初期の血清クレアチニン・糸球体ろ過率・尿量の変化を基に急性腎障害をグレード分けしている。獣医領域ではThoenらがAKINを参考に**表1**のような基準を設け回顧的研究を行ったところ、

犬と猫の臨床救急医療

表1　VAKI（veterinary acute kidney injury）staging scheme

ステージ0	ベースラインと比較し150%未満の血清Cre上昇
ステージ1	ベースラインと比較し150〜199%の血清Cre上昇 またはベースラインから0.3mg/dLのCre上昇
ステージ2	ベースラインと比較し200〜299%の血清Cre上昇
ステージ3	ベースラインと比較し300%以上の血清Cre上昇 または4.0mg/dL以上の血清Cre値

表2　急性腎障害のクリティカルケアにおける基本的モニター項目

身体検査	体重
	TPR
	肢端浮腫の有無
	口腔粘膜の乾燥・湿潤具合
血液検査	血液ガス（pH、重炭酸イオン、BE）
	乳酸値
	BUN
	Cre
	リン
	カルシウム
	電解質
	ヘマトクリット
	血糖値
X線検査	心陰影の大きさや後大静脈の太さ
	肺水腫・胸水の有無
超音波検査	心臓の虚脱具合、うっ血の有無
	胸水・腹水の確認
	腎盂拡張等の変化
その他	血圧
	尿量
	心電図

表3　症例1の来院時血液検査

RBC（万/μL）	701	BUN（mg/dL）	34.7
Hb（g/dL）	15.2	Cre（mg/dL）	2.5
MCV（fL）	56.9	Glu（mg/dL）	102
MCH（pg）	21.7	AST（U/L）	74
MCHC（g/dL）	38.1	ALT（U/L）	44
WBC（/μL）	11,000	ALP（U/L）	164
PLT（万/μL）	29.7	ALB（g/dL）	3.4
PCV（%）	46	Ca（mg/dL）	9.7
TP（g/dL）	7		

乳酸値（mmol/L）	1.6
Na（mEq/L）	148
K（mEql/L）	4.5
Cl（mEq/L）	111
CRP（mg/dL）	0

ステージ0の死亡率が15.7%であったのに対しステージ1の死亡率は57.9%、ステージ1〜3を合算した場合の死亡率は54.2%であったと報告し、入院初期の血清クレアチニン増加が死亡率に関連することを示している[8]（注：この研究では入院初期に高窒素血症を生じていた症例は除外されている）。

　急性腎障害の臨床病理学は非常に複雑であるが、この病態は大きく3つに分類することができる。すなわち全身の血行動態に起因する腎前性、腎実質そのものの傷害による腎性、尿路閉塞や尿路破綻に伴う腎後性の3つである。うっ血性心不全、敗血症や全身性の炎症、熱中症、重度脱水、あらゆるショックの病態は腎血流を減少させることで腎前性の腎障害をもたらすとともに糸球体内皮細胞・尿細管傷害や腎血栓等による腎実質性の急性腎障害が生じる可能性がある。腎実質性に急性腎障害が生じる原因として上記疾患の他に種々の

薬剤やエチレングリコール等の中毒性物質や腎臓に発生した腫瘍、腎盂炎、レプトスピラ感染症、慢性腎臓病の急性増悪期などが挙げられる。

　急性腎障害を治療するにあたっては3つの病態を理解し、原疾患を適切にコントロールしなければならないが、そのいっぽう、実際のクリティカルケアにおいてはいずれの病態であるにせよ治療の基軸は大きく変わらないように思われる。治療をすすめるうえで必要なモニター項目を**表2**に示したが、第一に考えなければならないのは、水分の収支が適正であるかどうかである。脱水しているのか過水和なのか？　急性腎障害の治療は常にこのことを中心に組み立てていくべきである。たとえば尿生成について、多尿期には2mL/kg/h以上、一般には1mL/kg/hの尿生成が望ましいとされるが、十分な点滴を加えているにもかかわらず、尿量1mL/kg/hを下回り、なおかつ体重の明らかな増加がある場合には水和は十分と判断し、点滴速度を落としてフロセミドや低用量ドパミン（1〜3μg/kg/min）、マンニトール等の浸透圧利尿剤の使用を考慮すべきである。

TIPS
■急性腎障害の治療は常に水分の収支を中心に考える

　なお、急性腎障害に対しより効果の期待できる治療として透析治療があるが、現時点においては腹膜透析にしても血液透析にしても実施するには依然ハードルの高い治療となっている。

表4 症例1の治療と経過まとめ

	来院時	5時間	8時間	12時間	20時間	24時間	34時間	35時間
BUN（mg/dL）	34.7	51.6	58.8	66.2	90		109	
Cre（mg/dL）	2.5	3.6	4.3	4.4	5.6		7.7	
P（mg/dL）	8.5	9.4		10	11.9			
Ca（mg/dL）	9.7	6.1	4.9	5.7	4.3		4.1	
Na（mEq/L）	148	148	150	142	137	136	140	
K（mEq/L）	4.5	7.4	6.1	7	8.7	9	7.9	
Cl（mEq/L）	111	115	118	109	104	99	105	
Glu（mg/dL）	102	106		92			86	
pH		7.01	7.03					
HCO$_3$（mmol/L）		5.3	6.1					
BE（mmol/L）		-22.3	-22.9					
意識レベル	やや沈うつ	沈うつ	昏迷	昏迷	昏睡	昏睡	昏睡	死亡
体重（kg）	9.3			9.54				
尿量（mL/kg/h）	1	0.2	0.05	0.15	0	0	0	
基礎点滴量（mL/kg/h）	3	3	2.7	2.1	2.1	2.1	2.1	
ドパミン（μg/kg/min）		3	3	3	3	3	3	
フロセミドボーラス（mg/kg）		1	1				2	
フロセミドCRI（mg/kg/h）				0.05	0.05	0.05	0.05	
8.5%グルコン酸カルシウム（mL）				5	5			
レギュラーインスリン+ブドウ糖					0.15U/kg			
重炭酸ナトリウム（mEq/L）				1.8				
マンニトール（g/kg）				1				
備考				肢端浮腫	けいれん	けいれん	腹水	

【症例1】 エチレングリコール中毒

症例：柴、11歳齢、避妊雌、既往歴なし
主訴：嘔吐。日中に保冷剤を食い破った。
来院時身体検査所見：体重9.3kg、体温38.3℃、心拍数140回/分。軽度に沈うつで起立可能だがふらつきあり。腹部触診異常なし。

保冷剤を食い破り、中身を食べたのは来院の3～11時間前までのいずれかの時点であり、水を飲んでは嘔吐をくり返している。保冷剤に含まれる材料を調べたところ、エチレングリコールであることが濃厚となった。血液検査では表3のような結果が得られ、尿検査では比重は1.012、鏡検にてシュウ酸カルシウム結晶が確認された。

エチレングリコール中毒の可能性があると判断し、生理食塩水静脈点滴と7％エタノール静脈内投与を実施し、尿量モニターを開始したが、来院5時間程で明らかな尿量低下を認めるようになった。同時にカリウム値の上昇や意識レベルの低下を認めるようになり、表4に示す様々な治療を実施するもやがて意識昏睡・完全無尿となり、けいれんが頻発。浮腫や腹水、体重増加を認めるなか、来院35時間で死亡にいたった。

エチレングリコールによる中毒はしばしば致命的となる。摂取が明らかならばできるだけ早期の治療（催吐、胃洗浄）を行うべきであり、可能であれば7％エタノールの静脈内投与を実施する。ただし、不可逆的な腎尿細管へのシュウ酸カルシウム塩の沈着は摂取後6時間程でおこるのであり、尿中のシュウ酸カルシウム結晶、腎皮質の高エコー化がみられるような状況であればもはや手遅れかもしれない。

尿道閉塞

猫の尿道閉塞

猫の尿道閉塞は多くの場合、症状から予測することが可能である。急性の（多くは1～2日）食欲不振や活動性低下、嘔吐といった症状に頻繁な排尿姿勢や血尿、トイレで何かを訴えるように鳴くといった稟告が得られるならばその猫が尿道閉塞に陥っている可能性がきわめて高いと考える。猫の尿道閉塞では88％の症例で有痛性排尿困難または明らかな排尿障害を主訴に来院するという。他の症状としては大きな声で鳴き続ける

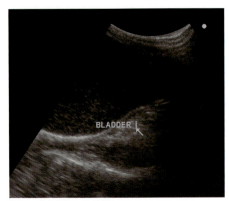
図1　内尿道口の拡張

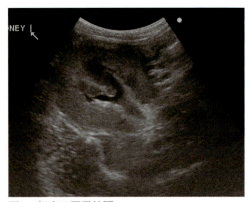
図2　軽度の腎盂拡張

（65.3％）、元気消失（64％）、食欲不振（62％）、嘔吐（51％）、会陰部を舐める（43％）、下痢（3.4％）、けいれん（0.3％）などが挙げられる[2]。

　尿道閉塞が生じる猫の平均年齢は4.7歳齢（0.5～16歳齢）、その多くが雄猫であるが、これは雄猫の尿道が雌と比べ長く細いという解剖学的理由によるものと考えられる。いっぽう、猫の下部尿路疾患（FLUTD）は雌雄同程度に存在し、閉塞を伴わなくとも血尿や頻尿症状のために動物病院を受診し膀胱炎として診断・治療を受ける症例が多数いることから排尿障害の有無や性別だけで尿道閉塞の診断をすることは困難である。筆者の過去2年の経験では雄猫の尿道閉塞が200件余りであったのに対し雌猫は9件であった。

　尿道閉塞を疑う主訴で来院した症例での身体検査はたいへん重要である。体温が35.9℃を下回り、心拍数が120回/分を下回る症例ではカリウム濃度が8mEq/Lを超えている可能性が高いとの報告がある[5]。また、5％の症例では心拍数100回/分以下の重度徐脈を呈するとされる。腹部触診はきわめて診断率の高い身体検査といえよう。尿道閉塞を生じている猫の大部分は腹部触診で顕著に拡張・硬結した膀胱を触知することができる。膀胱炎のように頻尿はあるが、排尿困難を生じていない動物は一般に蓄尿は少ないため、触診での蓄尿具合の確認は非常に重要である。

TIPS
■猫で心拍数が100回/分前後という状況であれば、心電図検査と電解質測定を直ちに実施すべきである。もちろんそれは尿道閉塞のみに限らない

　肥満した猫では膀胱を触知することが困難となることがあり、X線撮影や超音波検査で膀胱蓄尿を確認することはたいへん有用である。X線画像では同時に腎結石や尿管・膀胱・尿道の結石の有無を評価する。明らかに尿道結石が連なるような症例では閉塞解除は容易ではない可能性がある。なお、猫の尿道閉塞における閉塞物について、かつては80％程度が尿道栓、20％程度が結石、5％未満が狭窄や腫瘍によるといわれていたが、最近の報告では53％が特発性であり、尿道栓が原因といえるものは18％に過ぎないとされる[3]。超音波検査では結石の確認だけでなく、腎盂拡張や内尿道口の拡張を確認する。これらの所見は尿道閉塞を強く示唆するだけでなく、発症から時間が経過し、急性腎障害に陥っている可能性を示唆するものである（図1、2）。ときに膀胱周囲にわずかに腹水貯留を認めることがあるが、尿道閉塞が長期にわたる場合に認められる所見であり、必ずしも膀胱破裂を意味するものではない。超音波検査では尿道腫瘍の可能性についても同時に評価したい。

　血清カリウム濃度が8mEq/Lを超える重篤な症例はおよそ12％と報告されている[2]。カリウムはpHやイオン化カルシウム・重炭酸イオン・ナトリウム・クロールについては逆相関、BUNやCreとは正の相関関係にある。イオン化カルシウムの低値については尿道閉塞の猫の34～75％に存在するとされるが、これは心機能の低下や血管拡張から血圧低下を招く可能性があり、高カリウムと併せて生命の脅威となり得る[2]。

　尿検査は閉塞解除時のカテーテル採尿または、膀胱穿刺による採尿を行い、検査に供する。尿道閉塞を生じたときの尿は膀胱粘膜からの出血により赤色を呈することが多い。ストルバイト結晶が高率にみられるが、細菌感染を生じている症例は少なく、猫のFLUTDでは細菌培養陽性率は2％程度とされる。いっぽう尿道カテーテル留置を行った場合に24～48時間のうちに13～33％の症例で新たに細菌感染を生じたとの報告がある[3]。

　尿道閉塞の確定診断は実際にカテーテルを尿道に挿入することでなされる。このとき、陰茎先端の色調に

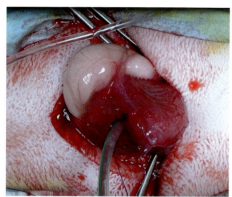

図3 猫の緊急的膀胱瘻チューブ設置（開腹下）
即日の会陰尿道瘻術が困難であったため実施。膀胱に1糸掛け、チューブを固定し閉腹する。バルーンカテーテルを用いるならば膀胱と腹壁の固定は必須ではない

注意したい。すなわち暗赤色や黒色に陰茎先端が腫れている状況であれば疼痛や外尿道口の視認困難等でカテーテル挿入に難渋する可能性が高く、十分な鎮静処置が必要になることが予測される。また、症例が大人しくカテーテル操作を受け付けないことが予測される場合や蓄尿が多く膀胱がきわめて硬く触知される場合には尿道損傷や膀胱破裂を避けるため積極的に鎮静処置を講じるべきである。筆者はミダゾラム0.1～0.2mg/kg、ブトルファノール0.1～0.2mg/kgを投与の後、プロポフォール（to effect）やアルファキサロン1mg/kg程度を用いる。ケタミンも用いられることが多いが猫では50～80％が腎排泄とされ、注意が必要である。尿道閉塞解除には古典的にトムキャットカテーテルのような硬性カテーテルが用いられてきたが、これは尿道損傷のおそれがあり、筆者はポリ塩化ビニル製の軟性カテーテル（オープンエンド）を用いることがほとんどである。太さは3～4Frを用いるが、解除困難な場合には22G留置針外套から徐々に太さを増していく。滅菌生理食塩水フラッシュが基本であるが尿道内の滑性を増し、物理的な尿道拡張を期待しキシロカインゼリーを尿道内に充填させ、閉塞解除を試みることもある。なお、カテーテルは太ければよいというわけではなく、その刺激により、カテーテル抜去後の再発率が3.5Frを用いた場合より5Frカテーテルを用いた場合のほうが有意に高かったとの報告がある[3]。

膀胱穿刺による減圧をカテーテル操作の前に実施することが推奨される。膀胱穿刺が腹腔内出血や細菌性腹膜炎を生じたという報告もあるいっぽう、膀胱や尿道内圧が高まった状態で無理に水圧をかけることは尿道破裂や膀胱破裂を誘発する可能性があり、筆者は鎮静下での膀胱穿刺と減圧は得られるメリットが大きい

と考える。Hallらは47頭の猫を用いた回顧的研究で、尿道閉塞の初期治療として22G針をエコーガイドで45°の角度をつけて膀胱に穿刺し減圧した後、尿道カテーテル留置を実施したところ全例で膀胱破裂や腹膜炎等の明らかな合併症を生じてはいなかったと報告している[6]。この研究では膀胱穿刺と合わせて最低6時間の尿道カテーテル留置が行われており（平均27.9時間）、膀胱蓄尿を避けることで穿刺部位からの尿漏出を避けることができたと思われる。なお、膀胱穿刺を数日にわたりくり返し行った場合はより合併症が生じる率は高くなるようである。

膀胱穿刺はどうしても尿道閉塞が解除できない場合の緊急避難としても用いられる。腎後性に急性腎障害を生じている場合、基本的には姑息的にでも尿を体外に出してしまうことができればよいのである。技術的な問題、あるいは症例の容態が悪く麻酔がかけられないため会陰尿道瘻術がすぐに実施できない場合でも膀胱穿刺をくり返すことで合併症のリスクはあるものの、数日の時間稼ぎをすることはできるであろう。短時間麻酔で済ませるためにバルーンカテーテルを用いて膀胱腹壁瘻チューブを設置したり（図3）、軽鎮静で経皮的に膀胱瘻チューブを挿入することも緊急的に時間を稼ぐという点で意義はあるだろう。なお、中心静脈カテーテルなどを経皮的膀胱瘻チューブとして利用できるが、膀胱とカテーテルの固定に難があり、長期管理は難しい。

TIPS
■膀胱穿刺は決して危険な処置ではなく、適切に動物を不動化し実施するならばきわめて安全かつ確実な処置であるといえる

尿道閉塞に対する点滴治療であるが、一般に高カリウムに対し生理食塩水が用いられることが多い。いっぽう生理食塩水は高クロールを生じさせたり、代謝性アシドーシスを悪化させるなどの指摘があり、実際に乳酸リンゲルと比較したところ、死亡率やカリウム値改善について有意差はなく、酸塩基平衡改善がより早く達成されたとの報告がある[11]。明らかな血圧低下・循環不全や重度脱水があるならば10～15分間ほど急速投与するなどの選択もなされるが、多くの場合は維持量より少々多い程度の輸液で十分である。尿道閉塞解除後は2mL/kg/h以上の解除後利尿がかかることが多く（46％の症例にみられたと報告あり[13]）尿量や体重、電解質の再測定をしながら輸液量を決めていく。

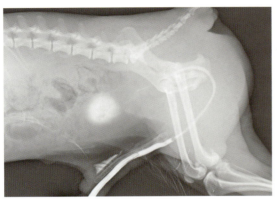

図4　犬の尿道結石（上行性造影、ウログラフィン）
陰茎尿道にX線透過性結石を認める。気泡と混同することがあるので複数回の撮影で位置が変わらないことを確認する

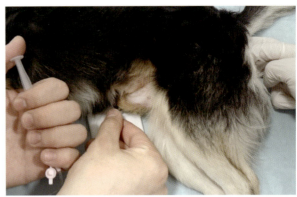

図5　犬の尿道閉塞①
直腸側から尿道を圧迫。水圧がかかったところで開放し、閉塞物を膀胱へ押し戻す

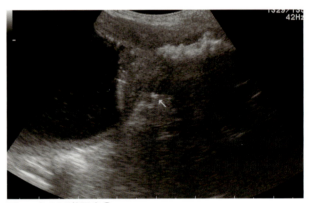

図6　犬の尿道閉塞②
膀胱三角から尿道内は腫瘍（後に移行上皮癌と判明）で占められており、結石のような閉塞解除は困難である。このような症例は救急的な膀胱瘻チューブ設置を積極的に考慮してもよいだろう

　尿道カテーテル留置期間については定まった見解はなく、閉塞再発率が高い症例はカテーテル留置期間が短かったとの報告もあるが[12]、著しい差を見出すことはできない。カテーテル留置の有無に関係なく、猫の尿道閉塞の再発率は11％が24時間以内、24％が36時間以内との報告があり、また、最近の研究で36％が3年以内に再発すると示されている[3]。
　尿道の炎症を引かせる目的でプレドニゾロン1mg/kg SCを投与することもあるが、明らかなエビデンスに基づくものではない。カテーテルによる感染を抗生剤で予防する効果はないことが示されており、ルーチンの抗生剤投与は推奨されない。尿道緊張を軽減する目的でアセプロマジン、フェノキシベンザミン、プラゾシン等が用いられることがあるが、これらについても有益であるとの明瞭な証拠は示されていない。

犬の尿道閉塞

　犬の尿道閉塞は猫に比べれば頻度は低いものの、やはり泌尿器の緊急疾患として日常的に遭遇しやすい疾患である。犬の尿道閉塞の多くが結石によるものであり、大部分がストルバイトとシュウ酸カルシウム結石で占められる。1980年代と比べシュウ酸カルシウムは大幅にその割合を増しており、ストルバイトを上回る情勢であるがその傾向は猫でも同様である[10]。ストルバイトやシュウ酸カルシウムはX線透過性の低い結石であり、X線で確認することが比較的容易であるが、尿酸塩結石などはX線透過性が高く、X線では造影検査を必要とする（図4）。尿道結石は主に遠位陰茎尿道や座骨弓部に存在することが多い。なお、Stillerらは犬の尿道閉塞の原因の少数が猫でみられるような尿道栓であることを報告し、とくにパグに多くみられるとしている[9]。

　尿道閉塞を生じた犬の臨床徴候は頻尿・血尿やポタポタと滴る尿、排尿痛に加え、嘔吐や元気食欲低下である。尿道閉塞が生じる犬の多くが猫同様雄である。診断は腹部触診と尿道カテーテルの挿入によってなされる。安全かつ円滑な尿道閉塞の解除のためにはやはり鎮静・麻酔を積極的に施し、鎮痛を行うべきであろう。雄犬の尿道閉塞では多くの場合、図5のように直腸から尿道を圧迫し水圧をかける方法が用いられる。尿道閉塞が解除できない場合は尿道切開（陰嚢前方尿道切開または会陰尿道切開）の対象となるが、直ちに手術を実施できない場合は姑息的に膀胱穿刺による減圧または膀胱瘻チューブ設置を行い、手術までの時間を稼ぎ容態の立て直しを図るべきである（図6）。

【症例2】　高カリウム血症

症例：スコティッシュ・フォールド、1歳齢、未去勢雄、既往歴なし
主訴：ぐったり動かない。
来院時身体検査所見：体温32℃以下、心拍数100回/分、

表5 症例2の血液検査結果

項目	値	項目	値
RBC (万/μL)	1,043	BUN (mg/dL)	>140
Hb (g/dL)	13.3	Cre (mg/dL)	18.3
MCV (fl)	36	P (mg/dL)	>15.0
MCH (pg)	12.8	Ca (mg/dL)	6.5
MCHC (g/dL)	35.4	Tcho (mg/dL)	188
WBC (/μL)	18,200	Glu (mg/dL)	367
PLT (万/μL)	12.5	AST (U/L)	24
PCV (%)	40	ALT (U/L)	64
TP (g/dL)	8	ALP (U/L)	76
		NH_3 (ug/dL)	155
静脈血ガス		Tbil (mg/dL)	2.2
pH	7.2	ALB (g/dL)	3
pCO_2 (Torr)	47.9		
HCO_3 (mmol/L)	17.8	Na (mEq/L)	144
BE (mmol/L)	-10	K (mEq/L)	10.1
乳酸値 (mmol/L)	1.4	Cl (mEq/L)	113

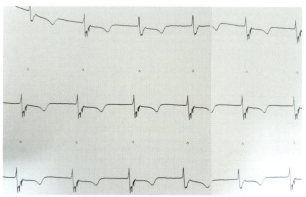

図7 症例2の来院時心電図
右横臥位。ペーパースピード50mm/sec

緩徐で深い呼吸。意識昏迷、横臥位で起立不能。聴診では異常を認めない。非観血的血圧は収縮期99/拡張期59mmHg。
腹部触診にて顕著に拡張した膀胱を触知。

　来院直後に静脈留置針を設置し生理食塩水の静脈点滴を開始。飼い主より3～4日前から排尿していないとの稟告を得たため尿道閉塞を強く疑い、血液検査、X線検査、腹部超音波検査、心電図検査を実施した。明らかな尿道破裂・膀胱破裂を疑う所見は認めなかったが、血液検査では表5のように顕著な腎臓パネルの上昇と高カリウム、低カルシウム血症、代謝性アシドーシスを認め、心電図では図7のように徐脈、P派消失、幅広のQRS群がみられるがいわゆるテント状T波はみられない。
　尿道閉塞の解除自体は比較的容易に行え、尿道カテーテル留置に成功したが、このままではいつ高カリウム血症により心停止にいたってもおかしくないと判断し、尿道閉塞解除と並行して高カリウムに対する治療を開始した。

> **TIPS**
> ■この猫は尿道閉塞ではなく、高カリウム血症による心停止で死亡するおそれがあった

　治療は生理食塩水静脈点滴の継続に加え、レギュラーインスリン0.5単位/kg IVと20%ブドウ糖液2cc/kg IV（インスリン1単位に対しブドウ糖0.8g）を投与。1時間おきに電解質や血糖値、血液ガス測定、尿量モニターをしながら点滴の量やブドウ糖濃度調整を行った。カリウム値は数時間で7.0mEq/Lまで低下し、心電図は正常化。24時間後には十分な活動性と食欲を認めるようになった。高カリウムに対する一般的な治療を表6にまとめた。筆者は腎後性高カリウム血症で心停止にいたった後にグルコン酸カルシウム投与で即座に心拍再開、洞調律復帰を得た症例を経験したことがある。本症例の心電図では典型的な高カリウム血症時の所見がそろっているわけではないが、一般に観察される高カリウム血症時の心電図所見を表7に示す。

尿管閉塞

　尿管閉塞は犬猫ともに尿道閉塞と比べると主訴が曖昧でわかりにくいが、急性腎障害により短時間で致命的な状況に陥る可能性のある疾患である。原因の多くは結石であるが、腫瘍や尿管狭窄、血餅の閉塞が原因となることもある。猫では嘔吐、元気低下、食欲低下などがみられ、尿毒症を生じていれば多飲多尿や嘔吐、食欲不振、口腔内潰瘍、衰弱等の症状を呈するが排尿障害は必ずしも現れない。猫では犬に比べ疝痛（せんつう）はみられにくいが、犬では有痛性排尿障害や多尿・頻尿・血尿が全身状態の悪化とともにみられやすい。尿路感染は猫で33%、犬で77%に合併するとされ、77%の犬で腎盂腎炎と膀胱炎が生じるという[4]。触診での所見として猫では片側腎臓が大きく、もう片方が小さく触れることが多い。犬では腎臓周囲の疼痛がみられることがある。
　19%の猫、12.5%の犬で尿管結石は両側性である。猫の48%は貧血、犬の大部分が好中球増多、44%がある程度の血小板減少を呈する。片側性尿管閉塞の猫の83%、犬の50%は尿素窒素の高値を認めるが、その程

表6　高カリウム血症の治療

薬剤	投与量	備考
グルコン酸カルシウム(10%)	0.5～1.5cc/kg IVを数分かけて 心電図を装着しながら	血清カリウム値を下げるのではなく、心筋細胞膜の閾値を正常化 効果発現は数分、持続時間は30～60分
重炭酸ナトリウム	1～2mEq/kg IVを数分かけて	細胞外pHを上昇させ、カリウムを細胞内へ移動させる 効果発現には15分以上を要する
GI療法	レギュラーインスリン0.25～0.5単位/kg IV ブドウ糖2g/インスリン1単位で同時投与	細胞内へブドウ糖が取り込まれるときにカリウムを細胞内へ移動 15～30分で発現
テルブタリン	0.01mg/kg IVを緩徐に投与	Na^+/K^+-ATPアーゼを刺激し、カリウムの細胞内移動を促す 20～40分で効果発現

表7　高カリウム血症における心電図所見

血清カリウム濃度	心電図所見
>5.5mEq/L	狭く、尖ったT波
>6.5mEq/L	QRS群広がり、PR間隔延長 R波低下、ST分節降下
>7mEq/L	P波平坦化
>8.5mEq/L	心房静止 洞室調律
>10mEq/L	心室粗動、心室細動、心静止

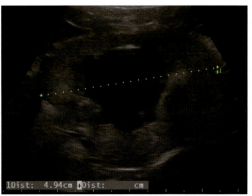

図8　尿管閉塞（結石を疑う）の猫の腎臓①

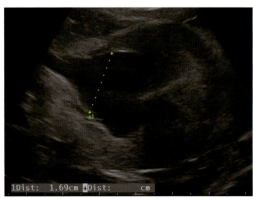

図9　尿管閉塞（結石を疑う）の猫の腎臓②

度と症状・予後に明らかな関連はないとされる。猫の尿管閉塞の54％に高リン血症、35％に高カリウム血症、14％に高カルシウム血症、22％に低カルシウムを認める[4]。また、29％の症例で血尿を認める。X線検査では両側性に腫大した腎臓、または片側性腎腫大と対側腎の萎縮を認め、結石がX線不透過性であれば腎結石や尿管結石を確認できる。尿路の超音波検査では腎盂の拡張（水腎）や尿管拡張（水尿管）が特徴的であり（図8、9）、拡張した尿管を尾側に追うことで結石や腫瘍を描出できる場合もある。

　救急的な尿管閉塞の治療はまず内科的に試みられるが、これは次の外科的段階への移行を前提と考えるべきである。内科療法で尿管結石による閉塞の解除に成功したとの報告もあるが、多くはない。十分な量の晶質液の静脈点滴とともにプレドニゾロン（1mg/kg）や尿管の平滑筋を弛緩させる目的でブチルスコポラミン（1mg/kg）を使用することもあるが、これらの薬剤はエビデンスには乏しい。頻繁な尿量測定と体重測定、超音波検査で腎盂拡張の程度を確認するとともに、腹水や胸水の出現を警戒する。腎盂拡張が進行し、点滴量に見合った尿生成がみられなければマンニトール0.5～1g/kgを20～30分かけて投与し、フロセミドで利尿を試みることもあるが著効することは少ない。

　外科的介入がすぐにできない状況、または症例の容態として長時間の麻酔処置が困難であれば、緊急的腎盂穿刺が試みられることもある。しかし、腎盂穿刺で確保できる時間は限られており、より積極的な処置としては腎瘻チューブ設置が挙げられる。開腹下での設置が一般的だが、最近では経皮的に腎盂へチューブを到達させるデバイスが登場しており、これらを用いることで症例の状態を立て直す時間を確保することができるだろう。チューブ設置に先立ち静脈性に尿路造影を行い、左右腎臓の尿生成能力を評価することは必ずしも必要ではない。

　なお、尿管閉塞を生じた症例で細菌尿から腎膿瘍へ発展することがあり（図10）、発熱や低血圧が生じる病

救急医療編　泌尿器の救急疾患

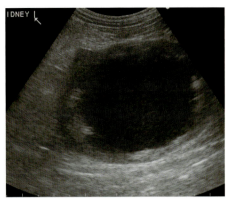

図10　尿管閉塞と腎膿瘍を併発した犬の腎臓
腎盂内にモヤモヤとした浮遊物を認める。この症例は発熱とCRPの著高を認めるいっぽう、Cre2.4mg/dL、K3.9mEq/Lと腎後性の急性腎障害にしては軽微な上昇に留まる。腎実質性急性腎障害と捉えるべきであろう

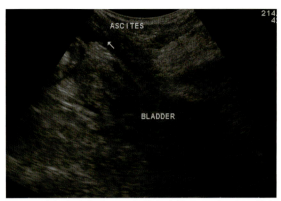

図11　走行中自転車より転落し車輪のスポークに巻き込まれた犬
膀胱は形態を失い、周囲に腹水が存在する。腹水検査でCre＞24mg/dLを記録

態となればこの場合は単純な腎後性の急性腎障害への対処だけでなく、十分な静脈輸液や昇圧治療、早期の抗生剤投与など腎膿瘍による敗血症に対する治療を開始せねばならない。

尿腹

　腹腔内に尿が漏出する尿腹は多くが交通事故、高所落下やその他鈍性外傷に伴うものであるが、ときに尿道閉塞や尿道・膀胱カテーテル操作の失宜、腫瘍、泌尿生殖器外科のあとにおこることもある。通常は遠位尿管や膀胱、近位尿道の破綻でおこる。

　診断は超音波検査による腹水の確認と、穿刺採取した腹水の性状検査でなされる。すなわち、一般に尿腹では腹水中のクレアチニンやカリウムが血中より高濃度であり、クレアチニンであれば2：1、カリウムでは1.4：1の割合で腹水中の濃度が高い場合、前者では感度86％特異性100％、後者では感度・特性ともに100％の確かさで尿腹を診断できる[7]。腹水は細菌感染の有無を評価し、必要に応じ細菌培養と薬剤感受性検査に供する。

　続いて尿の漏出部位の決定であるが、膀胱破裂の場合は超音波検査で不整な膀胱形態を確認することで推察することができる(図11)。しかし、より情報を得るためには尿路造影をすべきであり、その場合は予測される損傷部位と病態により造影法を検討する。完全尿道閉塞を伴う場合には静脈性造影をすべきであろうし、尿道損傷を強く疑うならば上行性造影でよいだろう。漏出部位の検討が事前につかない場合はときに静脈性と上行性造影を組み合わせることもある。なお、静脈

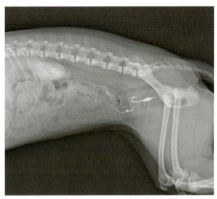

図12　図11と同一症例の静脈性尿路造影
造影開始1分。両側尿管から膀胱に入るはずの造影剤が不定形に拡散している。なお、この症例は大腿骨骨折を併発している

性造影を行う場合筆者はイオヘキソール(300)を2cc/kgで用いることが多い(図12)。

　尿腹の場合、尿路整復を急ぎ過ぎてはならない。尿路を破綻させるような外傷を生じているならばまずは外傷の状況を総合的に評価し、容態の安定化を図る必要がある。また、尿路損傷の場合、骨盤や椎体、大腿骨その他腹部臓器の挫傷や横隔膜ヘルニア、気胸・肺挫傷を伴うことも多く、頭部外傷を生じているおそれがあるならば意識レベルの変化に注意しなければならない。外科手術は数時間の静脈点滴と容態観察のあとに実施されることが多い。

　初期の外科介入では完全な尿路整復を求めてはならない。もちろん簡単に修復できる部位は修復すべきであろうが、破綻部位が広範であるなど、容易には修復できず時間がかかると判断される場合は、腹腔ドレーンを設置し閉腹することも有力な選択肢となる(図13)。いったん尿を体外に排出するルートを確保することができればある程度の時間を稼ぐことができるし、救急

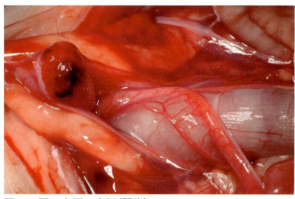

図13　図11と同一症例（開腹）
一般状態は安定していたため来院4時間で開腹。膀胱頭側の破裂を確認し、トリミングした後に2層に縫合。腹腔ドレーンと尿道カテーテルを設置し手術を終了とした。膀胱の損傷が広範で修復が容易でなければ腹腔ドレーンを設置して閉腹することもある

現場ではその方法を積極的に検討すべきであろう。

> **TIPS**
> ■尿路破綻は必ずしも緊急外科介入の対象というわけではない。まずは一般状態の安定化を優先する

参考文献

［1］Small Animal Critical Care Medicine 2nd Ed. Deborah C. Silverstein, Kate Hopper, 2009
［2］Characterization of the clinical characteristics, electrolytes, acid-base, and renal parameters in male cats with urethral obstruction, Justin A.Lee, and Kenneth J.Drobatz, Journal of Veterinary Emergency and Critical Care, 13(4), 2003
［3］Controversies in the management of feline urethral obstruction, Edward S.Cooper, Journal of Veterinary Emergency and Critical Care 25(1)2015
［4］Ureteral obstructions in dogs and cats : a review of traditional and new interventional diagnostic and therapeutic options, Allyson C.Berent, Journal of Veterinary Emergency and Critical Care 21(2) 2011
［5］Historical and physical parameters as predictors of severe hyperkalemia in male cats with urethral obstruction, Justine A.Lee,and Kenneth J. Drobatz, Journal of Veterinary Emergency and Critical Care,16(2) 2006
［6］Outcome of male cats managed for urethral obstruction with decompressive cystocentesis and urinary catheterization : 47 cats(2009-2012) Jennifer Hall, Kelly Hall, Lisa L.Powell and Jody Lulich, Journal of Veterinary Emergency and Critical Care 25(2) 2015
［7］A clinical review of pathophysiology, diagnosis, and treatment of uroabdomen in the dog and cat, Jeniffer R.Stafford, and Joseph W. Bartges, Journal of Veterinary Emergency and Critical Care 23(2)2013
［8］Characterization of acute kidney injury in hospitalized dogs and evaluation of a veterinary acute kidney injury staging system, Meredith E. Thoen, Marie E. Kerl, Journal of Veterinary Emergency and Critical Care 21(6)2011
［9］Urethral Plugs in Dogs, A.T. Stiller, J.P. Lulich, and E. Furrow, J vet Intern Med ,2014 ; 28 324-330
［10］Analysis of 451,891 Canine Uroliths, Feline uroliths, and Feline Urethral Plugs from 1981 to 2007 : Perspectives from the Minnesota Urolith Center, Carl A. Osborne, Jody P. Lulich, John M. Kruger, Lisa K. Ulrich, Lori A. Koehler Vet Clin Small Anim 39(2008)183-197
［11］Renal and cardiorespiratory effects of treatment with lactated Ringer's solution or physiologic saline (0.9% NaCl) solution in cats with experimentally induced urethral obstruction
［12］Evaluation of risk factors associated with recurrent obstruction in cats treated medically for urethral obstruction
［13］Retrospective study to characterize post-obstructive diuresis in cats with urethral obstruction

救急医療編
てんかん重積
Epilepsy load

金園　晨一

Shinichi Kanazono, D.V.M. DACVIM(Neurology)
どうぶつの総合病院

はじめに

　てんかん重積は紀元前600〜700年ころにはすでにその存在が認識されており、様々な神経学的緊急症例のなかでも比較的遭遇率が高い病態であるが、ありふれた病態にもかかわらずまだまだ解明すべき点が多い。また、日本では救急医療に対して体系的かつ実践的に学ぶことができる機会が限られるため、スタンダードな治療方法を導入するよりも、様々な経験や学ばれたエビデンスなどに基づいて諸施設における「その施設のプロトコール」を制定して対応されている読者の先生方も多いのではと推察する。

　てんかん重積は、決まった思考回路に則って行うと多くの場合に適切な対応が可能であるいっぽう、判断基準はきわめて主観的である側面もある。また、治療指針の細かい規定は人間でも存在しないため、正解が1つではないことも多い。本稿では、てんかん重積の定義、解明すべき疑問点、様々な成書に掲載されているスタンダードなアプローチを解説しつつ、筆者が個人的に好むアプローチ方法についても少し触れさせていただく。

てんかん重積

てんかん重積の定義

　International League Against Epilepsy（ILAE）が2015年にてんかん重積の定義を改訂した[1]。それによると、説明に200語以上を要する長い英文が必要なほど、てんかん重積の定義（あるいは分類）は不透明な

ものであることがうかがえる。

　このような長い定義をふまえたうえで提唱されたてんかん重積のoperational definition（実践的定義）は、5分間以上継続した全身性けいれん発作、あるいは複数回のけいれん発作が断続的に発生してその間に意識の回復が認められない場合、である[2,3]。一般臨床医の我々にとってこの提唱は非常に使いやすいので、現在広く認知されている。

　てんかん重積とは、何らかの要因でけいれん発作を自ら終了させるメカニズムが機能不全を呈してself-sustaining（自己継続性？）となった状況である[1,4,5]が、その詳細なメカニズムはまだまだ解明すべき点が多い。救急の現場では、長時間継続したにもかかわらず単純な抗けいれん薬の投与に良好に反応する患者もいれば、いっぽうで治療に対する反応がきわめて乏しい患者も存在する。自己継続性を身につけたけいれんと、そうでないけいれんが混在している状態の患者に対して我々臨床医が適切に対応する必要があるものの、両者を治療前に明確に識別することができる予後因子や治療方針決定因子は現時点では定まっていない。

てんかん重積を引き起こす原因疾患

　動物のてんかん重積に対する疫学的研究が近年発表されており、特発性、器質性、反応性てんかんのいずれもが犬では大差ない頻度で発生していることが報告された[6,7]。Batemanらの研究[7]は1990年代のゲルフ大学での回顧的研究であり、6時間以上てんかん重積が継続した患者は有意に予後が悪かったとされている。Zimmermanらの研究[6]はドイツの大学付属病院

101

犬と猫の臨床救急医療

での回顧的研究であるため、どの疾患が多いかについては地域差や特定の施設間での差異があると推察されるが、けいれんをおこし得る疾患群のいずれでも重積に発展するという点が興味深い。また、この研究ではじめてのけいれんをてんかん重積という形で発症している患者51頭のうち23.5％が特発性てんかんと診断されている。中毒性けいれんではてんかん重積に発展する可能性が比較的高いが、長期的な予後については器質性疾患が最も中央生存期間が短い。中毒性や特発性のてんかん重積症例は、適切にケアを行えば長期的生存率が高いことが報告されている。Zimmermanらの研究は、我々が救急の現場でてんかん重積患者に対してしっかりとした初期治療に取り組む価値が高いことを示唆しているだろう。

病態生理学
全身への影響

全身性てんかん重積は、様々な中枢神経以外の臓器障害をもたらす。不整脈など心筋機能不全（Brain-heart syndrome）、異常体温、電解質およびグルコースの異常、横紋筋融解、そして肺水腫などが代表的である。横紋筋融解以外は動物実験で目にみえる"ひきつけ（convulsion）"を抑制した場合でも認められる[8]。全身性てんかん重積の早期（約30分程度）には、多量のアドレナリンが放出され、高血圧、高血糖、高体温、不整脈などを引き起こす。また、換気不全も頻発する。その後アドレナリンが枯渇しはじめると、低血糖、血圧低下、循環不全、アシドーシスの悪化などが発生しはじめて永久的な脳損傷や他臓器への合併症が引き起こされる[9~11]。

脳内の変化

人と動物モデルを使用した研究によって、てんかん重積患者では（とくに海馬領域において）選択的神経細胞損傷とグリオーシスが発生することが報告されている[12,13]。また、前述の全身的な合併症と関連して脳内の神経細胞に代謝性損傷や脳虚血なども発生する。げっ歯類を用いた研究では、約20～30分間以上間代性強直性けいれん発作が持続すると不可逆的な脳損傷が確認されている。

けいれん発作が長時間持続すると様々な変化が脳内で発生するが、とくに重要なのは、脳内に存在しているはずの「自然にけいれんが消失するメカニズム」が破綻しているためにけいれん発作が自己継続性self-

sustainabilityを身に付けてしまう点である。この詳細なメカニズムはまだまだ解明されるべき点が多いが、脳内の特定領域においてGABAA受容体がinternalizationをおこして細胞膜上から姿を消し[14]、NMDA受容体などのグルタミン酸受容体が活性化されることなどが関与していると考えられており、前者はベンゾジアゼピン系薬剤に対する反応率が低下する要因、後者はケタミンなどのNMDA受容体拮抗薬が効果を発揮する背景だと考えられている[9,15,16]。長時間にわたるけいれん発作は、グルタミン酸など興奮性神経伝達物質による興奮性神経毒性（カルシウムの細胞質内流入を介した壊死・アポトーシスカスケード等）、すなわち、けいれんによる直接的な神経障害を引き起こす。また、けいれんが長時間継続することにより脳内への血液灌流異常や低血糖などエネルギー不足が引き起こされ、脳虚血・脳浮腫（細胞毒性＞血管原性）などの代謝性障害も発生する[9]。

てんかん重積のステージング

人では、けいれん発作の持続時間によって、**表1**のように分類することが提唱されているが、これはてんかん重積による脳損傷の程度を反映した分類であり、それぞれのステージで推奨される治療方法が異なる[9,17]。ステージ3の段階では、目にみえるけいれんの動きは減少しているが意識レベルが回復しないことが多く、脳内ではけいれん発作が持続しているものの外部からの観察では確認しにくい、という状況（electromechanical dissociationとよばれる）が生じている。一般的にEEGや集中管理に対応した施設が必要となる。ステージ4では、全身麻酔が必要となり、全身麻酔を減らすとEEGでけいれん波形が再発し出すため、悪性てんかん重積malignant status epilepticusと称されることもある[17]。獣医療現場でどこまでこの治療内容に即していくことができるか、個々の施設によって異なると思うので詳細は本稿では割愛するが、我々にとっても治療指針や患者の予後予測のうえで1つの指標になることは間違いなさそうである。興味のある方は一読されるとよいだろう。

治療は早期に開始すべき

すでに示したてんかん重積のoperational definitionにあるように、けいれん発作が5分間以上継続した時点で「異常に長い」けいれんであることを認識することが大切である。これは約30分後までに治療を開始す

救急医療編　てんかん重積

表1　てんかん重積のステージ分類

ステージ1	初期のてんかん重積 early status epilepticus（30分以内）
ステージ2	確立されたてんかん重積 established status epilepticus（60〜120分後まで）
ステージ3	長時間/難治性/進行性 持続型てんかん重積 prolonged/refractory/advanced status epilepticus（120分以上）
ステージ4	超難治性てんかん重積 super refractory status epilepticus

ることを念頭に置いた分類であり、このように早期治療が重要であることは広く認識されており、ここで詳細を解説する必要はないだろう。Treimanらによると、てんかん重積が長時間持続してごくわずかな不随意運動を伴うてんかん重積やまったく不随意運動を伴わないてんかん重積となった場合には、明らかな不随意運動を伴うてんかん重積と比較して第1選択薬に対する反応率が低下する（15% vs. 55%）と報告されている[18]。同様に、けいれん開始後30分以内に治療を開始した場合の反応率80%と2時間以上経過してから経過してから治療を開始した場合の反応率40%以下という報告もあり[19]、獣医師や動物看護師のQOLを維持しながら早期治療をより多くの患者に提供できるよう、地域のネットワークづくりが重要であることは読者も感じておられる通りであろう。

治療へのアプローチ

てんかん重積とは緊急的治療が必要な症候群であるため、原因疾患の特定より前に治療を開始しなくてはならない。以下に順を追って実際のアプローチを解説したい。

循環・呼吸機能の評価

他の急患患者と同様に、てんかん重積患者に対しても第一に行われるべきは心肺機能の迅速な評価である。また、低酸素症は様々な問題につながるため、ルーティンな酸素投与を推奨する。症例によっては、心電図をこの時点で使用することもある。

本当にてんかん重積？

心肺機能評価が済んだら、一般的なけいれん発作と同様に、まず行うべきはてんかん重積であるかどうかの判定である。判定が困難な場合も稀にあるが、これを間違えたくはない。残念ながらほとんどの施設でEEGがすぐに利用可能な状況ではないため、ほとんどの場合に患者の観察によって判定を下す必要がある。

一般的に多いのは、（生理的なものも含めた）振戦、失神、急性両側性前庭障害（メトロニダゾール中毒、小脳梗塞など）であるので、これらとの区別を慎重に下すことが大切である。判定が困難なのは、長時間てんかん重積が持続したあとで来院した症例であろう。このような患者は、外観上の不随意運動の大半が消失して意識レベルの低下が主だった症状となっており、時折バタバタ動いたりする程度であることが珍しくない。彼らはステージ3のてんかん重積である可能性が比較的高いため、治療に際する注意事項も多く予後も要注意である。

血管確保または抗てんかん薬の血管外投与

ほとんどの読者の方が実施されていることだろうが、まずは血管を確保する。もし、何らかの原因で血管の確保が困難な状況であれば、他のルートを使用して作用発現が早い抗けいれん薬を投与する。代表的なルートは、①経直腸投与、②筋肉内投与、③鼻腔内投与が挙げられる。

経直腸投与

ジアゼパム注射用製剤0.5〜2mg/kgを使用することが一般的である[20,21]。投与後5〜10分間以内にピーク値に到達する[20]ため迅速な作用発現が期待できるが、糞便の存在や投与後の肛門からの漏出などによって吸収率にバラツキが出やすいため、筆者は個人的に1〜2mg/kg程度を好む。フェノバルビタールを慢性的に服用している患者に対しては、原則的に2mg/kgが推奨される[22]。ミダゾラムやゾニサミドなどは適切な媒体に含ませることができれば、吸収率が上昇して実用的になる可能性があるものの、市販のミダゾラム注射製剤やゾニサミド錠剤の懸濁水溶液などは十分に吸収されないことが知られているため、高用量を用いる場合を除いて一般的に推奨されない[23,24]。また、一般的に使用されることが多いジアゼパム坐薬は、犬において投与後2時間経過しても治療域以下の血中濃度にしか到達しないことが報告されており、即時効果

を期待できないため推奨されない[25]。同様に、人間でも緊急的治療目的での坐薬使用は推奨されない[9]。諸外国では、ジェル溶剤に含まれたジアゼパムやミダゾラム製剤が利用可能であり、これらを使用すると経直腸投与あるいは後述の経鼻投与が簡単に実施できる。

筋肉内投与

ミダゾラムが比較的素早く吸収されるため、筆者はミダゾラム0.4〜0.6mg/kg IMを使用する。なお、血中濃度がピーク値に上昇するまでの経過時間（Tmax）は約8分間、bioavailabilityは約50%であるので、筋肉内投与を行う場合には、静脈内投与の約2倍量を使用する[23]。人間のてんかん重積初期患者に対しても、静脈以外（筋肉内、鼻腔内、頬粘膜）へのミダゾラムの投与が有効であることが証明されている[26]。犬ではミダゾラムの頬粘膜を検証した研究は筆者の知る限りでは見当たらないが、唾液のpHなど同様にレバチラセタムを筋肉内投与した研究もあるが、こちらはTmaxが約40分後なので、緊急時の使用には適さない[27]。

鼻腔内投与

ミダゾラムあるいはジアゼパムで吸収されるとの報告がある。ジアゼパムは注射用製剤を使用しておりbioavailability約80%、Tmax約4.5分間、そして血中濃度が治療域とされる300ng/mL以上を維持できる時間は約35分間程度と短かったが、静脈確保が困難な場合の代替案として有用であることが示唆されている[28]。いっぽう、ミダゾラムに関しては特定のジェル溶剤を使用したほうがより早くより効率的に吸収されることが知られている。この研究では、注射用製剤の鼻腔内投与ではbioavailability約52%、Tmax約18分間、ジェル溶剤を使用した製剤の鼻腔内投与ではbioavailability約70%、Tmax約12分間とされている[29]。

これらは自宅での応急処置としても実施可能であるため、いくつかの選択肢を提示して個々の飼い主にとって投与しやすい形で緊急薬を処方することが多い。鼻腔内投与や経直腸投与などは人医領域でも重要な治療方法であるため、より容易に効率的な吸収を期待できる製品の国内販売が望まれる。また、筆者の知る限りではベンゾジアゼピン系薬剤の一種であるロラゼパムの注射用製剤は国内で販売されていないが、人医領域ではジアゼパムなどと比較してロラゼパムのほうが優れていることが複数の研究で示唆されており、ロラゼパム錠剤は犬でも別の目的（行動治療など）で使用さ

れることがある。

なお、血管確保が困難な場合には、まず血管外に抗てんかん薬を投与してから改めて血管確保に努める。

採血

血管確保時に採血を実施する習慣をつけることをおすすめする。ジアゼパムはプロピレングリコール溶剤を使用しており、場合によっては血糖値に影響を与えることがあるため、血管確保時に採血を行い、スクリーニング検査としてCBC、血液生化学（必ずNa、K、Cl、Caの電解質を含める）、血液ガスを実施する。筆者はルーティンにCPKも測定して急性腎不全に対するリスク評価の一環としている。必要な場合にはアンモニアなども測定を行うが、長時間のけいれん自体によって一時的に高アンモニア血症が認められることが珍しくないため、一度の高値に惑わされず数時間後に再評価すべきである[30]。また、血糖値は患者のシグナルメントにかかわらず必ず検査に含めるべきだということを示したよい文献が2011年にBrauerらによって発表されている。この研究では、低血糖性のけいれん発作は反応性てんかんのうち約1/3を占めており、低血糖性けいれん発作のうち若齢犬は16%のみであり、高齢犬の腫瘍性疾患に関連した低血糖性けいれん発作が69%を占めている[31]。また、キシリトール中毒なども低血糖の鑑別診断に入るため、やはり病歴聴取は大切である[32]。

ベンゾジアゼピン系の静脈内投与

採血を終えたら、結果を待たずにジアゼパム（0.5〜1.0mg/kg IV）あるいはミダゾラム（0.2〜0.3mg/kg IV）を用いて差し支えないと感じている。静脈内投与後は速やかにけいれん発作が終息するか確認をする。3〜4分程度経ってもけいれん発作が治まらない場合には同量を再投与を行うが、それでも終息しない場合や、すぐにけいれんが再開する場合には、ジアゼパムかミダゾラムの持続点滴を行う。持続点滴の詳細は後述する。

患者のTPR、血圧、呼吸音などを再評価

ベンゾジアゼピン投与後は、けいれんが止まるかどうかのみならず、患者のバイタルサインを素早く再評価する。ジアゼパムを投与後2〜3分後にけいれんは止まったようにみえるものの呼吸数が高いままでパンティングしている症例に遭遇した場合、読者の先生方はどのように感じられるだろうか？　ジアゼパムなど

で十分にけいれん発作を抑えられた場合には呼吸数も落ち着くべきである。呼吸数が落ち着かないような状況では、まず患者の換気機能を胸部聴診と血液ガス（SpO_2＋静脈血液ガスあるいは動脈血液ガス）等で評価して、胸部X線を撮影する必要性があるか判断する。てんかん重積や頭部外傷患者などでは、神経原性肺水腫、誤嚥性肺炎などにしばしば遭遇するため、この徴候を処置開始後速やかにキャッチできるようになると素晴らしい救急医だと感じる。神経原性肺水腫で換気不全が重度（$PvCO_2>60mmHg$）の場合には、SpO_2を維持できているかにかかわらず基本的に人工換気を選択する。幸い、24〜48時間重度の支持療法で改善することが多い。いっぽう、てんかん重積とともに嘔吐して誤嚥性肺炎が発生した場合には、経験的に予後不良なことが多い。

静脈内輸液

てんかん重積の患者では、全身の血圧を正常範囲内に維持することが非常に大切である。一般的にてんかん重積自体による高血圧は一過性なので、低血圧に対する対応が主となり、血圧維持と頭蓋腔内灌流圧の維持のためには静脈内輸液は欠かせない。また、彼らは自力で採食・飲水が安全にできないことが珍しくなく、筆者はすべての患者に対して静脈内輸液を12〜24時間は必ず実施している。ジアゼパムの点滴だけが細々と…などという事態は避けていただけるとうれしい。

ベンゾジアゼピン系の持続点滴

ジアゼパムやミダゾラムを静脈内へボーラス投与してもけいれん発作を管理することが困難な場合には、持続投与を選択する。ジアゼパム0.4〜0.5mg/kg/h CRIあるいはミダゾラム0.2〜0.3mg/kg/h CRIの用量で開始し、12〜24時間程度「けいれんがない時間」をつくりだす。これが得られたら、それまでの持続点滴時間と同程度の時間をかけてベンゾジアゼピンを漸減・終了する。すなわち、12時間ジアゼパム0.5mg/kg/hで安定化させた場合には、その次の12時間を使って0.4mg/kg/h 3時間 → 0.3mg/kg/h 3時間 → 0.2mg/kg/h 3時間 → 0.1mg/kg/h 3時間 → 終了となる。

ジアゼパムを使用する場合には、静脈ラインを2本確保してそのうち1本をジアゼパム専用とする。ミダゾラムを使用する場合には、ミダゾラムは水溶性なので通常の晶質液投与ラインと三方活栓などでつなげても問題ない。また、小型の動物ではミダゾラムを生理

食塩水で希釈して点滴することが多い。

代謝性けいれんを疑う場合

低血糖、低カルシウム血症、肝性脳症を疑うような持続的な高アンモニア血症およびその他の病歴などが認められた場合には、随時基礎疾患に対応した治療を行う。また、ビタミンB_1・B_{12}欠乏症などが疑われる症例の場合には、それらを静脈内投与する。初診時点でビタミン欠乏症を推測できる症例は少ないが、幸いビタミンB製剤は安くて安全なため、筆者は疑わしい状況ではビタミン血中濃度測定用血液を採取した後に静脈内投与を開始しておくこともある。投与量については各自成書（Plumb's Veterinary Drug Handbookなど）を参照されたい。なお、比較的高用量を投与する必要があるため、筆者は大動物用の高濃縮製剤を使用している。低カルシウム血症は、けいれん発作のみならず、顔面知覚過敏などの末梢神経系の過度な興奮からはじまり、その後CNS症状を呈する。病歴聴取や血液検査ですぐに明らかになるが、ルーティンな血液検査にカルシウムを含めておくことを推奨したい。なお、一般的には6.5mg/dL以下の低カルシウム血症ではこのような神経学的異常が認められることが多い。

長時間作用型抗てんかん薬の投与

短時間作用型の薬剤のみでは、てんかん重積の管理は成立しない。同時並行で長時間作用型薬剤の投与を開始する。これら長時間作用型抗てんかん薬は、ベンゾジアゼピン系のみでてんかん重積を鎮静化できない状況を短時間で好転させる役割ももつ。

安定化したあとに経口投与に切り替えることを考慮に入れると、フェノバルビタールが第一選択となる。また、近年国内でも注射用製剤が発売されたレベチラセタムも頻繁に使用する。犬ではHardyらによって56%の反応率、人間でも65%の反応率と報告されている[33,34]。

フェノバルビタールの静脈内投与は様々な方法が成書に記載されているが、血液脳関門を通過するまでに約30分程度かかるため、フェノバルビタールの追加投与が必要か判定を下すには最低限30分間隔を空ける。筆者が頻繁に行う方法は、3mg/kg IV q1h PRN（最大合計18mg/kg IVまで）という方法である。1時間ごとに3mg/kgを静脈内投与し、けいれん発作が消失した時点で3mg/kg IV q12hへと変更する。経験的には、多くの症例で9mg/kg IVに達した時点で安定化を得

られる。レベチラセタムは、30〜60mg/kg IV q8hであり、フェノバルビタールのようなloadingはあまり行われていないようである。

　近年の報告では、その他の注射用製剤も使用成績が明らかとなりつつある。NMDA受容体拮抗薬であるケタミンは、NMDA受容体を阻害することでけいれん発作の連鎖を停止させる役割が期待されており、原則的にバルビツレート系と併用することが望ましい。これは、NMDA受容体を拮抗することで興奮性のニューロン活動にバランスがシフトすることをなるべく防ぐためである。また、脳波計を使用したモニタリングが望ましい。また、ホスフェニトインは、フェニトインのプロドラッグであり、フェニトイン静脈内投与に関連した様々な副作用や懸念点を軽減することができる点で注目されており、人では多くの文献や成書で標準的な使用薬剤に挙げられている。犬では、15mg/kg IVの投与を行った反応率が63％（同研究でのプラセボ群の反応率が22％）と報告されている。同研究で25mg/kgを超えると有害事象が有意に増加すると報告されているため、注意されたい[35,36]。

　普段から抗てんかん薬を服用している患者では、これを継続する、あるいは静脈内投与ができない場合には一時的に他の薬剤（フェノバルビタールなど）に変更しておいて、経口投与できるようになった段階で（禁忌でなければ）これまでよりも用量を増やして経口投与を再開する、ということが忘れられがちなので、注意されたい。

プロポフォール　全身ガス麻酔ペントバルビタール

　ここまでの取り組みで安定化が得られない場合には、プロポフォール、全身ガス麻酔、ペントバルビタールなどの使用を検討する。ただし、頭蓋腔内の器質性疾患が存在することが強く疑われる症例では、これらの処置から回復しない可能性もあるため、注意して症例の選択や飼い主への説明を行う。

　プロポフォールは呼吸抑制を引き起こす可能性が比較的高いため、基本的には全身ガス麻酔と同様の体制で臨む必要がある。ペントバルビタールはアメリカでは安楽死用製剤としてのみ販売されているため筆者に使用経験がなくコメントを控えるが、人でも使用されることがあり、換気機能、血圧、体温などを安全に管理できる場合には適切な選択肢だと思われる。当然ではあるが、難治性てんかん重積で低血圧や換気機能不全が発生して昇圧剤や人工呼吸管理が必要となる状況

は予後不良因子であり、とくにペントバルビタールの使用でこのような事態に注意が必要とされている[37]。

本当に止まったのか？

　てんかん重積の治療ゴールは、（安全に）けいれん発作を止めることである。が、このゴールに到達できたかを確認することは難しい。容易な症例では、発作らしき症状は止まり、患者は歩いたり周囲とコンタクトをとることができるようになる。が、長時間てんかん重積が経過した症例で「目にみえる」けいれん発作が消失したあとも、抗けいれん薬の影響や原因疾患の影響等と複合的ではあるが、意識レベルが回復しない患者に頻繁に遭遇する。これらの患者の一部はNon-convulsing status epilepticus（NCSE）とよばれる状態であり、脳内でけいれん発作が持続していることが知られている[17,38〜41]。NCSEの判定基準、治療、予後などは本稿でカバーしきれる部分ではないため割愛するが、獣医療領域でも報告が増えてきており筆者もEEGを使用していたころに経験がある（現在はEEGをもっていないが、将来的には導入したい）。興味のある読者の先生方は参考文献などを参照していただければ幸いである。

モニタリング・その他の治療

　てんかん重積患者のモニタリング項目は個々の患者によって異なるが、典型的な意識喪失・横臥位の状態でジアゼパムの持続点滴やペントバルビタール投与などを受けている患者では、経時的なTPR、血圧測定、呼吸音聴取、MGCSなどを使用した継続的な神経学的検査などが必要となる。換気機能が不安定な患者では経時的な血液ガス検査（静脈血液ガスでも十分な場合もある）が必要となる。標準的なICUシートを使用すると経時的な変化を検出しやすくモニタリング項目を他のスタッフに伝えやすいため、これを推奨する。

　その他の治療についてご質問を受ける機会は多いが、シグナルメントと臨床経過より大脳内器質性疾患を強く疑う場合には、頻繁にステロイド剤（プレドニゾロン0.5〜1.0mg/kg IV SID）の投与を行う。とくに脳腫瘍が強く疑われる症例では腫瘍周囲の血管原性脳浮腫によって脳圧上昇が頻繁に発生するが、このような状況で脳圧を持続的に降下させるためはステロイド剤が適任である。脳炎が強く疑われるような若齢〜中齢の成犬（とくに小型犬）では、ステロイド剤の使用が診断の障壁になることがあるが、これは個々の患者に対

救急医療編　てんかん重積

するメリットを最大限に生かすべきであろう。マンニトールや高張食塩水などの浸透圧性利尿剤は緊急的な脳圧降下が必要となる状況では非常に有用であるが、血管原性脳浮腫に対する効果は確立されているものの長時間続いたけいれん発作自体が引き起こし得る細胞毒性脳浮腫(cytotoxic edema)に対する効果は期待できない。また、数時間程度しか脳圧降下作用が持続しない。筆者はごく限られた症例にのみ使用しており、てんかん重積患者に対してルーティンで使用するものではないと認識している。が、MRIなどの画像診断機器へのアクセスが容易ではない、原因疾患が不明で意識レベルが低下したままである、などの状況で脳圧上昇が強く懸念される場合には個々の症例や個々の施設の状況を踏まえて使用されるとよいだろう。

けいれんが止まっても、終わりではない

てんかん重積の患者のうち、原因にかかわらず有意な意識レベルの低下が認められている患者は薬剤投与後のモニタリングがきわめて大切となり、これを十分に行わないと様々な支持療法やけいれん管理が十分に行われずに治療成績が伴わない。が、いっぽうでこれが獣医師や動物看護師のQOLに大きくかかわる。てんかん重積患者は基本的に24時間体制での専門的ケアが必要となる。今後、地域のネットワークづくりや24時間体制施設が専門性を高めていくことが、我々自身のQOLを維持しながら患者のケアの質を高める方策ではないだろうか。てんかん重積患者は、一般的には24時間程度けいれん発作が発生していないことを確認して退院させる。その際には、原因にかかわらず、日常的に服用する抗けいれん薬が必ず必要になる。

治療に関連した合併症

人間のてんかん重積で多い治療に関連した合併症は、重度の低血圧と感染である[42]。とくにガス麻酔薬・チオペンタール・ペントバルビタール・プロポフォールなどを使用する際には、様々なリスクを抱えながら治療が行われているのが現状である。難治性てんかん重積患者に対する治療は、前向き二重盲検を行うことが倫理的に困難である以上、理想的なケアを科学的に見出すことは困難かもしれない。

その他、プロポフォールに関連したpropofol infusion syndrome、人工呼吸器使用による肺などの臓器損傷など、様々な問題が発生し得る。動物医療では、治療が長期化しそうな気配を感じた時点で現実的な予後と照らし合わせて治療方針を飼い主と検討を重ねることが大切であろう。

原因疾患の鑑別

てんかん重積を引き起こす原因疾患の鑑別は、けいれん発作の鑑別に準ずる。すなわち、反応性けいれん、器質性けいれん、特発性けいれんの3種類に大別され、器質性けいれんを疑う場合にはMRIや脳脊髄液検査等が必要となる。これらの検査は全身麻酔を必要とするため、個々の症例によって適切な時期に適切な検査を実施するとよい。重度のてんかん重積や群発性発作をおこしたあとは、epileptic encephalopathyとよばれる(一過性)病変が認められることがあるため、飼い主へは3～4ヵ月後に再検査が必要となる可能性がある旨を伝えたうえでMRI等を実施するようにしている。

おわりに

てんかん重積はよく遭遇する緊急治療が必要な症状であるが、人間でも死亡率が20%前後と報告されていることが多く、個々の患者に対して適切な対処ができているのかすら不明瞭であることが多い。日本でも大きな病院や夜間病院などが増えてきているのはこのような24時間集中的ケアが必要な患者にとってたいへん喜ばしい。今後は、さらにそれぞれに施設の専門性を高めることが必要となるだろうが、本稿が少しでも役立てば幸いである。

参考文献

[1] Trinka, E., et al., A definition and classification of status epilepticus--Report of the ILAE Task Force on Classification of Status Epilepticus. Epilepsia, 2015. 56(10) : p. 1515-23.

[2] Brophy, G.M., et al., Guidelines for the evaluation and management of status epilepticus. Neurocrit Care, 2012. 17(1) : p. 3-23.

[3] Lowenstein, D.H. and B.K. Alldredge, Status epilepticus. N Engl J Med, 1998. 338(14) : p. 970-6.

[4] Lowenstein, D.H., Status epilepticus : an overview of the clinical problem. Epilepsia, 1999. 40 Suppl 1 : p. S3-8 ; discussion S21-2.

[5] Engel, J. and T.A. Pedley, Epilepsy : a comprehensive textbook. 2nd

ed. 2008, Philadelphia : Wolters Kluwer Health/Lippincott Williams & Wilkins.

[6] Zimmermann, R., et al., Status epilepticus and epileptic seizures in dogs. J Vet Intern Med, 2009. 23(5) : p. 970-6.

[7] Bateman, S.W. and J.M. Parent, Clinical findings, treatment, and outcome of dogs with status epilepticus or cluster seizures : 156 cases (1990-1995). J Am Vet Med Assoc, 1999. 215(10) : p. 1463-8.

[8] Rossetti, A.O. and D.H. Lowenstein, Management of refractory status epilepticus in adults : still more questions than answers. Lancet Neurol, 2011. 10(10) : p. 922-30.

[9] Shorvon, S., The management of status epilepticus. J Neurol Neurosurg Psychiatry, 2001. 70 Suppl 2 : p. II22-7.

[10] Benowitz, N.L., R.P. Simon, and J.R. Copeland, Status epilepticus : divergence of sympathetic activity and cardiovascular response. Ann Neurol, 1986. 19(2) : p. 197-9.

[11] Horton, R.W., et al., Regional cerebral blood flow in the rat during prolonged seizure activity. Brain Res, 1980. 192(2) : p. 399-412.

[12] Lowenstein, D.H., Treatment options for status epilepticus. Curr Opin Pharmacol, 2005. 5(3) : p. 334-9.

[13] Chen, J.W. and C.G. Wasterlain, Status epilepticus : pathophysiology and management in adults. Lancet Neurol, 2006. 5(3) : p. 246-56.

[14] Goodkin, H.P., J.L. Yeh, and J. Kapur, Status epilepticus increases the intracellular accumulation of GABAA receptors. J Neurosci, 2005. 25(23) : p. 5511-20.

[15] Kramer, A.H., Early ketamine to treat refractory status epilepticus. Neurocrit Care, 2012. 16(2) : p. 299-305.

[16] Mazarati, A.M. and C.G. Wasterlain, N-methyl-D-asparate receptor antagonists abolish the maintenance phase of self-sustaining status epilepticus in rat. Neurosci Lett, 1999. 265(3) : p. 187-90.

[17] Trinka, E., et al., Pharmacotherapy for Status Epilepticus. Drugs, 2015. 75(13) : p. 1499-521.

[18] Treiman, D.M., et al., A comparison of four treatments for generalized convulsive status epilepticus. Veterans Affairs Status Epilepticus Cooperative Study Group. N Engl J Med, 1998. 339(12) : p. 792-8.

[19] Lowenstein, D.H. and B.K. Alldredge, Status epilepticus at an urban public hospital in the 1980s. Neurology, 1993. 43(3 Pt 1) : p. 483-8.

[20] Papich, M.G. and J. Alcorn, Absorption of diazepam after its rectal administration in dogs. Am J Vet Res, 1995. 56(12) : p. 1629-36.

[21] Mealey, K.L. and D.M. Boothe, Bioavailability of benzodiazepines following rectal administration of diazepam in dogs. J Vet Pharmacol Ther, 1995. 18(1) : p. 72-4.

[22] Wagner, S.O., R.A. Sams, and M. Podell, Chronic phenobarbital therapy reduces plasma benzodiazepine concentrations after intravenous and rectal administration of diazepam in the dog. J Vet Pharmacol Ther, 1998. 21(5) : p. 335-41.

[23] Schwartz, M., et al., The pharmacokinetics of midazolam after intravenous, intramuscular, and rectal administration in healthy dogs. J Vet Pharmacol Ther, 2013. 36(5) : p. 471-7.

[24] Brewer, D.M., et al., Pharmacokinetics of single-dose rectal zonisamide administration in normal dogs. J Vet Intern Med, 2015. 29(2) : p. 603-6.

[25] Probst, C.W., et al., Evaluation of plasma diazepam and nordiazepam concentrations following administration of diazepam intravenously or via suppository per rectum in dogs. Am J Vet Res, 2013. 74(4) : p. 611-5.

[26] Brigo, F., et al., Nonintravenous midazolam versus intravenous or rectal diazepam for the treatment of early status epilepticus : A systematic review with meta-analysis. Epilepsy Behav, 2015. 49 : p. 325-36.

[27] Patterson, E.E., et al., Intramuscular, intravenous and oral levetiracetam in dogs : safety and pharmacokinetics. J Vet Pharmacol Ther, 2008. 31(3) : p. 253-8.

[28] Platt, S.R., et al., Comparison of plasma benzodiazepine concentrations following intranasal and intravenous administration of diazepam to dogs. Am J Vet Res, 2000. 61(6) : p. 651-4.

[29] Eagleson, J.S., et al., Bioavailability of a novel midazolam gel after intranasal administration in dogs. Am J Vet Res, 2012. 73(4) : p. 539-45.

[30] Hung, T.Y., et al., Transient hyperammonemia in seizures : a prospective study. Epilepsia, 2011. 52(11) : p. 2043-9.

[31] Brauer, C., M. Jambroszyk, and A. Tipold, Metabolic and toxic causes of canine seizure disorders : A retrospective study of 96 cases. Vet J, 2011. 187(2) : p. 272-5.

[32] Piscitelli, C.M., E.K. Dunayer, and M. Aumann, Xylitol toxicity in dogs. Compend Contin Educ Vet, 2010. 32(2) : p. E1-4 ; quiz E4.

[33] Trinka, E. and J. Dobesberger, New treatment options in status epilepticus : a critical review on intravenous levetiracetam. Ther Adv Neurol Disord, 2009. 2(2) : p. 79-91.

[34] Hardy, B.T., et al., Double-masked, placebo-controlled study of intravenous levetiracetam for the treatment of status epilepticus and acute repetitive seizures in dogs. J Vet Intern Med, 2012. 26(2) : p. 334-40.

[35] Patterson, E.E., et al., Canine status epilepticus treated with fosphenytoin : A proof of principle study. Epilepsia, 2015. 56(6) : p. 882-7.

[36] Coles, L.D., et al., Use of IV fosphenytoin pharmacokinetics to determine the loading dose for a clinical trial of canine status epilepticus. Epilepsia, 2015. 56(6) : p. 888-94.

[37] Kowalski, R.G., et al., Third-line antiepileptic therapy and outcome in status epilepticus : the impact of vasopressor use and prolonged mechanical ventilation. Crit Care Med, 2012. 40(9) : p. 2677-84.

[38] Sutter, R. and P.W. Kaplan, Electroencephalographic criteria for nonconvulsive status epilepticus : synopsis and comprehensive survey. Epilepsia, 2012. 53 Suppl 3 : p. 1-51.

[39] Husain, A.M., G.J. Horn, and M.P. Jacobson, Non-convulsive status epilepticus : usefulness of clinical features in selecting patients for urgent EEG. J Neurol Neurosurg Psychiatry, 2003. 74(2) : p. 189-91.

[40] Raith, K., T. Steinberg, and A. Fischer, Continuous electroencephalographic monitoring of status epilepticus in dogs and cats : 10 patients (2004-2005). J Vet Emerg Crit Care (San Antonio), 2010. 20(4) : p. 446-55.

[41] Sutter, R. and P.W. Kaplan, The neurophysiologic types of nonconvulsive status epilepticus : EEG patterns of different phenotypes. Epilepsia, 2013. 54 Suppl 6 : p. 23-7.

[42] Sutter, R., P.W. Kaplan, and S. Ruegg, Outcome predictors for status epilepticus--what really counts. Nat Rev Neurol, 2013. 9(9) : p. 525-34.

救急医療編
外傷
Trauma

上田　悠
Yu Ueda, D.V.M., DACVECC
カリフォルニア大学デービス校

はじめに

　外傷の原因は多岐にわたり、症状も様々である。また外傷の診断・治療において、救急集中治療医の役割は非常に大きい。欧米では近年、人医療で設置されている外傷センターといった医療システムが獣医療においても注目されており、実際に2015年、アメリカ獣医救急集中治療学会認定の獣医版トラウマセンター設立がアメリカで開始された。これにより、重度外傷を呈した動物に対して、救急科、外科、内科、神経科、集中治療科などの複合的な観点から迅速で適切な治療を行うことができるシステム構築と、外傷患者管理向上のための情報共有促進を行っている。このように、外傷患者においては組織的なアプローチを迅速に提供できるかが予後に大きく影響する。本稿では、外傷を損傷部位に分けて、初期対応を中心とした救急医療の観点からみていきたい。

処置の手順

トリアージ

　トリアージの詳細については他稿で説明されているが、外傷を呈した動物に対しても、その他の救急疾患と同様に、気道（A：Airway）、呼吸（B：Breathing）、循環（C：Circulation）が安定であるかをまず確認する。気道と呼吸が安定であるかどうかを確認するためには、呼吸症状（努力呼吸、頻呼吸、チアノーゼ、意識混濁、犬座姿勢など）を確認する。循環動態は、灌流指標である粘膜色、CRT（Capillary Refill Time：毛細血管再充填時間）、脈拍、脈圧の強弱、末梢体温（四肢末梢体温、直腸体温）、意識レベル（意識障害の有無）を調べ、動物がショック状態でないかを調べる。また、外傷性心筋炎・心筋挫傷、臓器障害や代謝疾患などの全身性疾患によって不整脈がおこり、それによって心原性ショックを呈している場合もあるので、身体検査で不整脈が疑われた場合は心電図検査を実施する。脊髄損傷や脳外傷など重度の神経系外傷を呈している場合は、検査や治療時に2次的損傷がおこることを抑えるために体動を最小限に抑える。出血を呈している場合は、ショックの有無にかかわらず十分な止血を行う。そのために必要であれば、鎮痛剤・鎮静剤を投与して体動を抑制し、ガーゼなどで出血部位を圧迫する。

> **TIPS**
> ■他の救急疾患と同様、外傷患者においてもトリアージと気道確保、呼吸・循環不全の改善を最優先で実施する
> ■脊髄損傷、頭部外傷、胸腹腔内出血などを呈している可能性がある場合は、トリアージ段階から体動を最小限に抑え2次的神経損傷や出血を抑える

問診

　外傷がおこったときの状況とその前後の動物の状態は、診断・治療方針や予後を決定するうえで重要な情報である。とくに外傷発生直後の意識状態、四肢運動機能、呼吸状態などは、疾患部位の特定や初期治療方針を決定するうえで重要になる。また既往歴や薬物摂取歴（過去の輸血経験も含む）、外傷発生前の情報も動

犬と猫の臨床救急医療

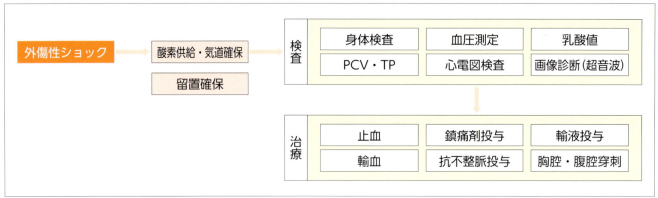

図1　外傷性ショック動物に対する初期対応の手順

物の治療を行っていくうえで重要になる。

蘇生（図1）

　トリアージにおいて気道や呼吸に問題があると判断された場合、まずは酸素供給を行い、必要であれば気管チューブ挿管などによる気道確保を行う。酸素供給は呼吸器症状を呈している動物に対してだけでなく、循環動態不全（ショック）、貧血、神経疾患によって意識混濁や頻呼吸を呈している動物に対しても、脳や腎臓といった臓器への酸素供給量を維持するために実施する。気道確保は重度呼吸器症状を呈している動物において実施する必要があるが、意識障害（昏迷、昏睡）を呈した動物で、喉頭反射が喪失している動物に対しても気道保護の観点から気管チューブ挿管を実施する。また頭部や顔面外傷を呈した動物で気管チューブ挿管が困難である場合は、その他の気道確保の方法（喉頭マスク、経口高頻度ジェット換気、経気管カテーテル、気管切開、P73参照）を実施する。

　外傷によって出血性ショックを呈している場合は、まず輸液投与を実施する。輸液投与には、等張晶質液（0.9％食塩水、乳酸リンゲル、酢酸リンゲル）を第一選択として使用することが基本となるが、必要であれば、高張食塩水（7.0〜7.5％食塩水）や膠質液（例：ボルベン、ヒトアルブミン製剤）を使用する。現時点では、外傷による出血性ショックに対してどの輸液製剤が最適であるかはわかっていない。しかし、等張晶質液の大量投与は、希釈性凝固不全、貧血悪化、再出血を引き起こす可能性があり、合成膠質液（ボルベン）の大量投与も、凝固不全や腎障害といった副作用を引き起こす可能性があることに注意する。高張食塩水も出血性ショックに対する有用性が注目されているが、現時点で高張食塩水投与がその他の輸液製剤よりも優れているといったエビデンスはない。人医療においては、蘇生目標血圧を正常値より低値（収縮期血圧80〜90mmHg）に設定することで、再出血の発生を抑えることができる可能性があると報告されている（Permissive hypotension）。しかし、逆に低血圧による臓器への血液循環不全により臓器障害が発生し、予後を悪化させる可能性がある。したがって、Permissive hypotensionは、再出血の可能性が低い場合や止血が可能な症例、外科的止血が可能な環境下や症例では実施するべきではない。

　出血により重度貧血を呈している場合は、出血性ショックを呈していない場合でも輸血を実施する。目標ヘモグロビン濃度は7〜9g/dL（PCV：21〜27％）と人医療では設定されているが、これは動物の循環動態や出血程度によって変わってくる。また貧血と同時に低血圧・低循環を呈している動物や、その他の輸液製剤では血圧などの循環動態を安定化させることができない場合は、たとえヘモグロビン濃度が9g/dL以上であっても輸血製剤を投与する必要がある場合もある。このような出血による貧血やショックの治療には、全血や濃厚赤血球が最もよく使用されるが、濃厚赤血球を用いた大量輸血を実施する場合は、凍結新鮮血漿と同時に1：1もしくは1：2（新鮮血漿：濃厚赤血球）の割合で投与することがすすめられている。胸腔内や腹腔内出血によるショックまたは貧血を呈している動物で、生命維持のために輸血が必要であるにもかかわらず、血液製剤が即座に手に入らない場合は胸腹腔内血液を静脈に戻す自己血輸血の実施を考慮してもよい。

　多発性重症外傷を呈している動物では、凝固因子不足やフィブリン溶解亢進による出血傾向が発生する可能性がある。したがって出血を伴う重症外傷動物で、輸液投与や輸血で循環動態を安定化させることができず、また出血が容易に止められない場合は、新鮮血漿投与（10〜20mL/kg）やトラネキサム酸投与（10〜

15mg/kg）を考慮する。しかし、獣医療における過去の研究では、来院時には逆に凝固亢進を呈している可能性のほうが高いという報告もある。このような凝固不全・フィブリン溶解亢進がおこっていない動物に血漿やトラネキサム酸などを投与することで免疫反応や血栓生成といった副作用を呈する可能性が高くなることから、血漿やトラネキサム酸投与は止血が困難な状態で出血性ショックを呈しているような症例においてのみ適応であるといえる。また、これらの内科的療法によって止血が十分に達成できない場合は、緊急の外科的治療による止血を実施する。

TIPS

■気道確保は、気道閉塞や呼吸困難動物だけでなく、神経疾患などから昏迷、昏睡状態、咽頭反射喪失によって気道保護が困難な動物に対しても実施する

■出血性ショックを呈している動物に対しては、輸液製剤（等張晶質液、高張食塩水、膠質液）を使用する。しかし、重度貧血（ヘモグロビン濃度が7〜9g/dL以下）を呈するショック動物や、晶質液や膠質液投与で血圧を維持できない場合は、血液製剤（全血、濃厚赤血球）の投与を考慮する

■多発性重症外傷を呈している場合は、凝固因子喪失やフィブリン溶解亢進により出血傾向にある場合がある。したがって止血が困難な出血性ショックを呈している動物には新鮮血漿（もしくは全血）やトラネキサム酸の投与を考慮する

外傷部位別の診断と治療

胸部外傷（図2）

救急症例として比較的頻繁にみられる胸部外傷には、気胸、肺挫傷、肋骨骨折（主にフレイルチェスト）、血胸、気管裂傷、横隔膜ヘルニアなどが挙げられる。

気胸

気胸は肺実質や胸壁の裂傷、声門が閉塞した状態で急激な気道内圧上昇が発生することでおこる。気胸を呈している動物は、換気不全による高二酸化炭素血症と2次的な低酸素血症、そして無気肺による低酸素血症をおこしている場合が多い。気胸の診断には、身体検査と胸部X線を使用する（図3）。身体検査では、肺音低下（とくに背側肺野）、浅速呼吸、胸壁と腹壁の不同一性（シーソー呼吸ともよばれる）呼吸様式がみられる場合が多い。胸部X線像では、胸腔内に空気が貯留

することにより、肺胸膜と壁側胸膜が離れ、肺紋理喪失部位が末梢肺野に存在し、ラテラル像では心影が胸骨から離れている状態がみられることで気胸を診断できる。しかし、重度気胸を呈している動物では、X線撮影を行うことでストレスが増加し、呼吸状態が悪化する可能性がある。このような場合は、胸部・肺エコー検査を実施することで、より少ないストレス下で検査を行うことができる（詳しい手技についてはP8、9参照）。

気胸は閉塞性と開放性気胸に分けることができる。閉塞性気胸の場合は、胸腔穿刺を実施し、胸腔内圧を低下させることで呼吸の安定化を図る。また、胸腔内の空気を吸引した直後にX線撮影を行うことで、気胸の再発、肺実質損傷の有無を確認する。胸腔穿刺中に空気が持続的に吸引される場合や、気胸の再発により胸腔穿刺を短時間内に複数回実施する必要がある場合は、胸腔チューブを設置する。また、緊張性気胸を呈している場合は、呼吸不全だけでなく静脈還流減少による循環障害（閉塞性ショック）を呈している場合があることから、迅速な緊張性気胸治療（胸腔穿刺）を開始するだけでなく、輸液投与などによるショックに対する治療も同時に開始する。貫通性胸壁外傷による開放性気胸の場合は、貫通部をジェルや濡れたガーゼで塞ぎ、同時に胸腔穿刺を外傷部位と別の胸壁部位で実施することで胸腔内圧を下げる。胸腔穿刺を行わない状態で貫通部を閉塞すると、緊張性気胸が発生し動物の呼吸状態・循環状態が悪化する可能性が高いことから、貫通部位を閉塞する場合は、胸空穿刺を同時に行うことを忘れない。また、あとでも述べるが胸壁外傷による疼痛が換気不全の主原因となることから、鎮痛剤投与によって疼痛管理を行うことは、呼吸状態を安定化させるために重要である。そして、開放性気胸は原因が何であれ胸腔内傷害や汚染が強く疑われることから、蘇生・安定化後に開胸手術を行い胸腔内傷害の治療、胸腔内洗浄を行う必要がある場合が多い。

肺挫傷

肺挫傷は、犬猫の胸部外傷で最もよくみられる傷害であると報告されている。身体検査では、肺障害による呼吸器症状の他、人では喀血もよくみられるようであるが、犬猫では重度肺挫傷を呈していないかぎりみられることは少ない。胸部X線では斑状もしくは、びまん性間質肺胞パターンがみられるが、画像診断上の異常は外傷発生から12〜24時間遅れて出現することも

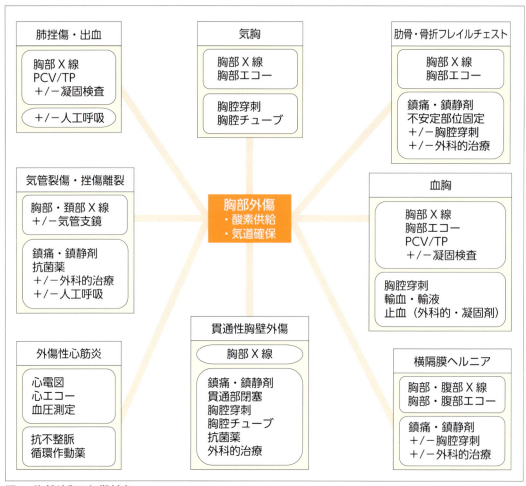

図2　胸部外傷の初期対応

あることから、来院時の正常肺X線像だけでは、肺挫傷を除外することはできない。胸部CTではこのような症例でより早期に肺実質障害を診断できることが報告されている。しかし呼吸困難を呈してる動物にCT検査を実施することは危険性が伴うことから、検査実施前にCT検査で得られる情報が治療方針決定において有用であるかどうかなどを十分に考慮したうえで実施する。肺挫傷による酸素化能力低下度を調べるためには、血液ガス（動脈酸素分圧）やパルスオキシメーター（酸素飽和度）を使用する。肺挫傷を呈している動物の多くが、その他の胸部傷害（気胸、肋骨骨折、血胸、横隔膜ヘルニア）を併発していることから身体検査や画像診断を実施して見逃さないようにする。肺挫傷の治療は、酸素供給と必要であれば気道確保を行うといった支持療法である。この場合、大量輸液投与や輸液過多によって肺挫傷が悪化する可能性があることから、輸液投与時には投与量や投与速度に注意する。肺挫傷の治癒には程度によって3〜7日かかるといわれている。肺挫傷の合併症として、感染性肺炎が挙げられるが、過去の研究報告においては感染発症率が高くないこと

と、耐性菌発生を抑えるためにも、感染徴候が認められないかぎり肺挫傷初期治療時の抗菌薬投与は避ける。

肋骨骨折

　肋骨骨折によっておこる臨床徴候は、程度によって無症状から重度呼吸困難症状まで多岐にわたる。肋骨骨折が認められる症例の多くが、肺挫傷や気胸を伴っていることから、肋骨骨折が診断された場合には胸腔内や肺実質の傷害有無も身体検査や画像診断によって確認する。肋骨骨折が3ヵ所以上でおこっている場合は、呼吸時に傷害部位胸壁が周囲の胸壁と逆の動きをする様態（フレイルチェスト）がみられる場合が多い。フレイルチェストは損傷範囲によって、換気不全（高二酸化炭素血症）や低酸素血症を引き起こす可能性があるが、これらの肺機能低下は、肋骨骨折自体よりむしろ疼痛と肺挫傷などの合併症による場合が多い。したがって肋骨骨折およびフレイルチェストの治療では、酸素供給だけでなく鎮痛剤投与が重要である。また、フレイルチェストを呈した動物が横臥状態であれば傷害部位を体の下にし、伏臥状態では包帯で患部を固定

救急医療編　外傷

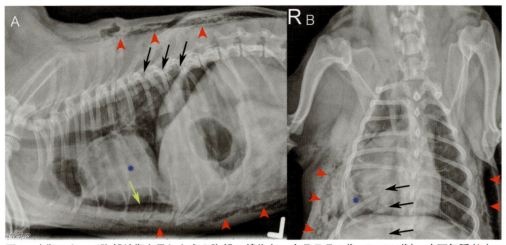

図3　咬傷によって胸部外傷を呈した犬の胸部X線像（A：左ラテラル像、B：DV像）。皮下気腫（▶）、気胸（→）、肋骨骨折（→）、肺挫傷（✳）と少量の胸水貯留が認められる

することで、肋骨骨折部位が呼吸をするたびに動くことでおこる疼痛と、それに伴う呼吸不全を一時的に改善することができる。肋骨骨折およびフレイルチェストの外科的固定は多くの場合必要としないが、内科的治療によって呼吸状態が安定化しない症例や貫通性胸壁外傷などによって、いずれにせよ開胸手術が必要であれば同時に骨折部位の外科的固定を考慮する。

血胸

外傷症例における血胸は、胸壁、肺実質、胸郭内の血管損傷によっておこり、身体検査、胸部エコー、X線検査によって胸水貯留を診断後、胸腔穿刺によって血液貯留を確認することで診断する。胸水貯留による呼吸器症状は、胸水量が犬で20mL/kg、猫で10mL/kgを超えると顕著にみられることが多い。そのため、血胸によって呼吸器症状を呈している場合は、出血性ショックや重度貧血がおこっている可能性が高いといえる。このような場合は、胸腔穿刺だけでなく輸液投与・輸血などによる出血性ショック・貧血の治療も必要となる。また胸腔内出血が持続し、止血が困難な場合は、凝固作用（ACT、PT、aPTT）や血小板数を測定し、凝固不全が認められれば、新鮮血漿、全血、血小板（フィブリン溶解亢進が疑われる場合は、トラネキサム酸（7～15mg/kg IV、SC、IM使用）を投与することを考慮する。凝固不全が認められない場合で、持続的出血を呈している動物は、開胸手術によって、迅速に出血部位を特定し止血を開始する。

気管裂傷、挫傷、裂離

気管裂傷、挫傷、裂離は、咬傷や交通事故による場合が多いが、気管チューブ挿管やカフの過膨張による傷害によってもおこる。呼吸器症状としては、呼吸促迫、浅速呼吸、ストライダー（頸部気管では吸気時、胸郭内気管では呼気時）といった異常呼吸音がきこえる場合が多い。また、頸部気管裂傷、裂離の場合は、皮下気腫がみられる場合が多いことも特徴として挙げられる（図4）。初期診断には頸部・胸部X線撮影を使用するが、気管損傷の部位や損傷程度を正確に判断するためには、X線透視、気管支鏡検査、またはCT検査などが必要となる。また、気管裂傷によって皮下気腫、縦隔内気腫、気胸を呈している場合も多いことから、頸部傷害であっても胸部の身体検査・画像診断を忘れない。治療には多くの場合、酸素供給、鎮痛剤投与、鎮静剤投与、運動制限といった内科的療法が試みられるが、重度気管裂傷や裂離の場合で、とくに内科療法では改善がみられない場合は、外科的治療が必要となる。過去の症例報告では、気管チューブ挿管とカフの過膨張による気管裂傷は、内科的治療のみで回復することが多いと報告されている。筆者の経験上、咬傷による頸部気管でも内科的療法で治癒する場合があるが、重度の気管裂傷や裂離を呈している場合は、外科的治療が必要である症例が多い。また、初期治療時に頸部の皮膚裂傷部をガーゼや包帯で閉塞すると、気管裂傷部から漏出した空気が貯留することで皮下気腫、縦隔内気腫、気胸が悪化する可能性が高いことに注意する。

横隔膜裂傷

横隔膜裂傷とそれに伴う横隔膜ヘルニアは、交通事故といった外傷でよくみられる。横隔膜傷害を呈している動物は、後半身で他の傷害が併発している可能性

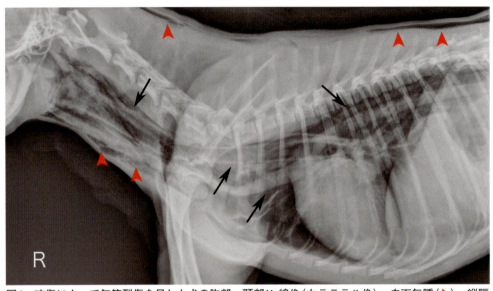
図4　咬傷によって気管裂傷を呈した犬の胸部・頸部X線像（右ラテラル像）。皮下気腫（▶）、縦隔気腫（→）の徴候が認められる

が高いことから、腹部X線・エコー・CT検査、臀部・後肢X線・CT検査の実施を考慮する。また胃腸など膨張可能な臓器が横隔膜ヘルニアによって胸腔内に侵入している場合は、急速な呼吸不全の悪化だけでなく、静脈還流低下による閉塞性ショックをおこす可能性があることから、呼吸器検査だけでなく循環動態検査も初期治療の段階で行う。横隔膜ヘルニアは左側より右側横隔膜で発生しやすいと報告されているが、いずれの側でもみられる。身体検査では肺音低下が認められる場合が多く、胃腸が胸腔内に侵入している場合は、腹鳴が胸腔内よりきこえる場合もある。確定診断を得るためには、胸部X線・エコー・CT検査を実施する。胸部X線では、横隔膜ライン喪失、腹腔内臓器の胸腔内侵入、胸水貯留、胸腔内臓器（心臓、肺、気管）変位がみられる。横隔膜裂傷とヘルニアの根本治療には外科的処置が必要になるが、外科手術の前に酸素供給、輸液投与などによって動物の呼吸・循環状態を安定化させることが重要である。胸水貯留が顕著な場合は胸腔穿刺を行う必要があるが、横隔膜ヘルニアによって、胸腔内に存在している腹腔内臓器を傷つけないように胸部エコー下で実施することが望ましい。横隔膜ヘルニアの外科的治療を行うタイミングについては議論の余地があるが、筆者の病院では、胃腸や大容量臓器が胸腔内に侵入していることで、呼吸器系、循環器系の十分な安定化が初期治療で得られない場合は緊急手術を行う。逆に呼吸器症状や循環動態が安定しており、呼吸器症状の急激な悪化がおこる可能性の低い場合（胃など膨張可能な臓器の胸腔内侵入が認められない場合）は、支持療法を実施し、十分な安定化が得られたあとに手術を行っている。

心筋外傷

胸部外傷では呼吸器傷害だけではなく、心筋挫傷または外傷性心筋炎といった心筋傷害がおこる可能性がある。このような心筋傷害は外傷後の不整脈として出現する可能性がある。最もよくみられる不整脈は、心室性期外収縮、心室性頻拍、ST部上昇、ST部下降である。しかし、これらの不整脈は代謝性アシドーシス、低酸素血症、電解質異常、交感神経亢進（疼痛、脳外傷）などによってもおこることから、血液検査、血液ガス、神経検査も同時に行う。また、心筋傷害によっておこる不整脈は時間が経過してから出現することがあることから、必要に応じて入院中も心電図モニタリングを行う。心筋傷害の診断には、心電図だけでなく心エコーが有用である。外傷性心筋挫傷を呈した動物でみられる典型的な心エコー上での変化として、拡張期心室壁肥大、心筋収縮機能低下、心筋エコー輝度亢進、心筋内高エコー領域存在などが挙げられる。また、トロポニン-Iといったバイオマーカーを使用することは診断の補助になる。とくにトロポニン-Iが正常値内で不整脈がみられない場合は、心筋挫傷を呈している可能性がきわめて少ないといえる。心筋挫傷や心筋炎を呈してる動物においては、その他の胸腔内臓器傷害を併発している場合が多い。したがって、心筋外傷が診断された動物では、同時に胸部X線や胸部エコーを実施する。心筋傷害によって、心室頻拍（小型犬：180bpm

以上、大型犬160bpm以上）、不整脈による循環不全を呈している、R on T、多因子性心室性不整脈を呈している場合は抗不整脈剤を投与する。心室性不整脈治療の第一選択はリドカイン（2〜8mg/kgボーラス投与後30〜100mcg/kg/min 持続点滴）であるが、必要であればプロカインアミド（6〜15mg/kgボーラス投与後10〜40mcg/kg/min）やβ阻害薬（エズモロール 0.25〜0.5mg/kg ボーラス投与後10〜200mcg/kg/min持続投与）やソタロール（1〜3mg/kg PO q8〜12h）などの抗不整脈剤を使用する。

TIPS

■胸部外傷の診断には画像診断が欠かせないが、検査によるストレスに動物が耐えられるかどうかを考慮する。また胸部エコーはストレスを与えずに有用な情報を得ることができることから呼吸困難動物に対して積極的に使用する

■緊張性気胸や横隔膜ヘルニアによって胸腔内圧上昇を呈した動物では静脈還流低下による循環不全（閉塞性ショック）を呈してる場合があることから、身体検査における灌流指標、血圧、血中乳酸値なども同時に調べる

■開放性気胸や気管傷害の動物の皮膚開放部をガーゼや包帯などで閉塞させることで、漏出空気が胸腔内に貯留し、より深刻な緊張性気胸、皮下気腫、縦隔気腫を呈する場合があることから、開放性気胸の閉塞時には気胸の治療も同時に実施する

■肋骨骨折やフレイルチェストによって換気不全を呈している場合は、疼痛によって換気不全がおこっていることが多いので疼痛管理を積極的に実施する

■不整脈や心機能低下は外傷性心筋炎や心筋挫傷によっておこる可能性があることから、胸部外傷を呈している動物では、呼吸器検査・治療だけでなく心電図、心エコーなどの検査を実施する

腹部外傷（図5）

救急現場でよくみられる腹部外傷として、腹腔内・後腹腔内臓器損傷、横隔膜損傷・ヘルニア、腹壁裂傷・ヘルニアが挙げられるが、交通事故や高所落下による腹部外傷は、胸部外傷に比べて発生頻度は少ないと報告されている。腹部外傷を呈している動物のなかでは、肝臓傷害発生頻度が最も高いと報告されている。

腹部外傷を呈している動物で、腹部疼痛や腹水貯留といった症状がみつかった場合は、腹部X線、腹部エコー、腹部CTを用いて腹腔内損傷の有無を調べる。

腹部CT検査は人医療において、腹部外傷の検査に有用であることが確認されており、獣医療においても今後外傷症例に対して使用する機会が増えるであろう。腹部エコー検査（AFAST：Abdominal focused assessment with sonography for trauma）は利便性のよさから、腹水貯留の有無を迅速に判断するために有効である。腹水貯留が認められた場合は、迅速に腹腔穿刺（22〜25G針使用）を実施することで出血の有無を判断する。この手技はエコーガイド下で行うことで、より安全に実施することができる。腹部外傷が軽度であると考えられる症例でも、腹腔内で予想以上に重篤な臓器傷害がおこっている可能性があることから画像診断検査を実施する。貫通性腹壁外傷も外見からは見分けがつきにくい場合が多いことから、腹壁外傷が軽度にみえる場合でも貫通性腹壁外傷と腹腔内傷害そして汚染がおこっている可能性を考える。そして、貫通性腹壁外傷が認められた症例では、約70％の確率で何らかの腹腔内臓器損傷（とくに肝臓、腎臓、横隔膜、胃）がおこっているという報告があることからも蘇生後の開腹手術が必要である。また、交通事故などによる多発性外傷を呈している動物では、腹部外傷と同時に、気胸などの胸部外傷を呈してる可能性もあることから、たとえ目にみえる胸壁外傷が確認できない場合でも、胸部X線撮影を同時に行う。

外傷性腹腔内出血の出血部位は過去の論文で脾臓58％、肝臓50％、腎臓23％と報告されている。身体検査では、出血性ショック症状（意識混濁、蒼白粘膜色、CRT延長、末梢体温低下、脈圧低下）の有無を調べ緊急治療が必要であるかどうかを判断する。他にも、貧血症状（蒼白粘膜色、頻脈、意識障害）や腹水貯留徴候（腹部膨張、腹部疼痛）がみられる可能性もある。このような症状を呈する外傷性腹腔内出血動物では、初期治療（酸素供給、輸液投与、鎮痛剤投与など）による安定化を図ると同時に、止血手段を考える必要がある。多くの場合、動物の体動を制限し安静にすることで出血が収まるが、重篤な腹腔内傷害や輸液製剤投与によって出血継続または再出血がおこる場合がある。このような場合は、トラネキサム酸（7〜15mg/kg IV、SC、IM使用）や輸血製剤（新鮮血漿10〜15mL/kg、全血10〜30mL/kg）の投与および外科的止血を考慮する。また、腹腔内出血以外に外科的治療が適応となる症例（例：貫通性腹壁外傷、外傷性腸穿孔）においては、外科的治療によって止血を試みる。腹部に包帯を巻き、腹腔内圧を上昇させることで止血をする方法も以前は

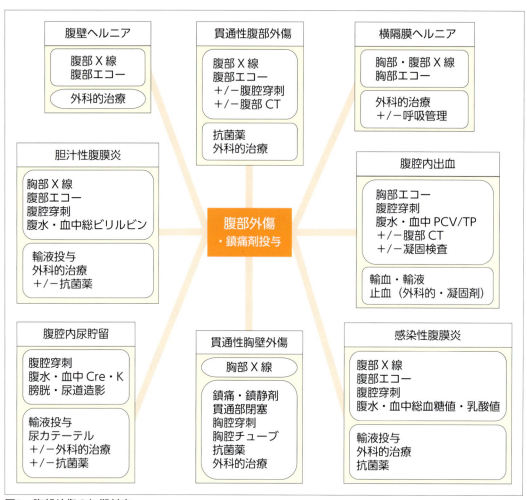

図5　腹部外傷の初期対応

成書などでよく紹介されていたが、腹腔内圧上昇による血液循環障害によって腹腔内臓器障害がおこる可能性が指摘されていることから、現在では積極的に実施されることはない。

腹腔内尿貯留

　腹腔内尿貯留は、腎臓、尿管、膀胱、尿道への傷害によっておこる。そのなかで膀胱破裂が腹腔内尿貯留の原因として最も多いといわれている。腹腔内尿貯を診断するためには腹部疼痛や腹部膨満といった臨床徴候が認められる症例に対して、腹部X線やエコー検査を実施し、腹水が認められた場合は腹腔穿刺を実施する。腹腔穿刺によって得られたサンプルは、細胞診だけでなく、腹水内クレアチニンやカリウム濃度を測定するために用いる。腹水クレアチニン濃度が血中濃度より2倍以上高い場合やカリウム濃度が血中濃度と比較して犬で1.4倍、猫で1.9倍以上の場合は腹水内尿貯留である可能性が高いといえる（**表1**）。このような動物では尿内排出されたカリウムの再吸収がおこることから高カリウム血症を引き起こし、重度の場合には生命にかかわる問題となることから、迅速な高カリウム血症の診断と治療が必要である。また、尿路感染を呈している動物では、腹腔内尿貯留と同時に腹腔内感染がおこる可能性があることから、腹水サンプルの培養も行う。高カリウム血症が診断もしくは疑われる症例では、心電図検査を行い、高カリウム血症による異常（P波喪失、PQ間隔延長、T波増高）がみられる場合は、10％グルコン酸カルシウム（0.5mL/kg IV）を10〜15分以上かけて投与する。カリウム濃度を低下させるためには、レギュラーインスリン0.1〜0.2unit/kg IV（猫では1unit/猫から開始）と50％デキストロース0.5mL/kg IV（0.9％食塩水と1：1に希釈または25％デキストロースを1.0mL/kg）を投与する。他にも、重炭酸投与（1〜2mEq/kg）やβ作動薬（テルブタリン0.01〜0.02mg/kg SC、IM）も高カリウム血症の治療に使用することができる。また尿漏出部位を特定するためには、尿道カテーテル設置下で膀胱（尿道）造影検査を実施する必要がある（**図6**）。尿道カテーテルを設置する場合は、尿道損傷がおこっている可能性を考慮して、無理に挿入しないようにする。腎臓や尿管から

表1 外傷によっておこる腹水貯留の種類と特徴

腹水の種類	細胞診	腹水	腹水・血液生化学検査
腹腔内出血	多量赤血球数 血小板（急性時） 赤血球貪食単球	滲出液	低蛋白血症 貧血 血中血小板減少
腹腔内尿貯留	化膿性炎症 細胞内細菌 （感染性）	漏出液 (Modified)	腹水クレアチニン濃度/血漿クレアチニン濃度比＞2（犬・猫） 腹水カリウム濃度/血漿カリウム濃度比＞1.4（犬）、＞1.9（猫）
胆汁性腹膜炎	化膿性炎症 細胞内胆汁色素	滲出液	腹水総ビリルビン濃度/血漿ビリルビン濃度比＞2（犬・猫）
感染性腹膜炎	化膿性炎症 細胞内細菌	滲出液	腹水糖濃度＜血糖値（20 mg/dL以上）（犬・猫） 腹水乳酸値＞血漿乳酸値（2mmol/L以上）（犬）

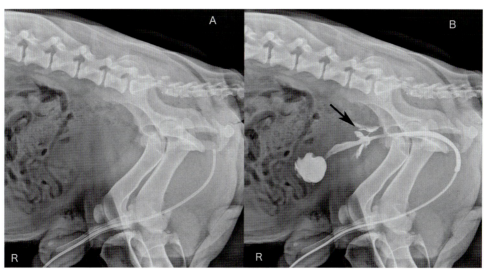

図6 交通事故によって尿道裂傷、骨盤骨折、腹腔内出血を呈した犬の腹部X線像（AB：右ラテラル像）。尿道カテーテル（A）を通して膀胱造影検査を行うことで（B）尿道裂傷が認められる

の漏出が原因の場合は、外科的治療が必要となる場合が多いが、膀胱破裂や尿道傷害の損傷部位が小さい場合は、尿カテーテルや経皮膀胱瘻チューブ設置による内科的治療によって治癒する場合もある。尿路感染によって腹腔内汚染がおこっている場合は、2次的感染性腹膜炎を発症する可能性が高いので抗菌薬投与を迅速に開始し、開腹手術による腹腔内洗浄と尿漏出部閉鎖を行う。

胆嚢破裂、胆管裂傷

胆嚢破裂や胆管損傷による胆汁漏出とそれに伴う胆汁性腹膜炎も腹部外傷によっておこる可能性がある。診断は身体検査（腹部疼痛、腹部膨満）、画像診断（図7）、腹腔穿刺、細胞診、腹水内ビリルビン濃度測定（腹水内ビリルビン濃度が血中濃度より高値であれば胆嚢性腹膜炎である可能性が高い）によって行う（表1）。胆汁漏出は重度の腹膜炎を引き起こすことから、外科的処置による腹腔洗浄、胆汁漏出部閉塞が必要となる。

また、腹腔内尿貯留のときと同様、感染性胆汁腹膜炎を発症していることも少なくないことから、腹水サンプルを用いて培養検査を実施し、抗菌薬投与を開始する。

感染性腹膜炎

感染性腹膜炎は貫通性腹壁外傷による汚染、または胃腸や（尿路感染を呈した）膀胱などの腹腔内臓器の裂孔・破裂によりおこる。感染性腹膜炎を呈した動物は、腹部疼痛、腹水貯留だけでなく血管拡張性ショックのサイン（粘膜うっ血、CRT短縮、頻脈、脈圧上昇、意識混濁、末梢体温上昇）のサインがみられる場合がある。診断には画像診断、腹腔穿刺、細胞診、腹水培養検査を実施する。とくに、初期治療の段階では細胞診によって細胞内細菌の存在を確認することで、感染性腹膜炎の診断を行う。また補助検査として、腹水糖濃度・乳酸値を血糖値・血漿乳酸値と比較して、腹水糖濃度が血糖値より20mg/dL以上低値である場合（犬・猫）や、腹水乳酸値が血漿乳酸値より2mmol/L以上高値であ

犬と猫の臨床救急医療

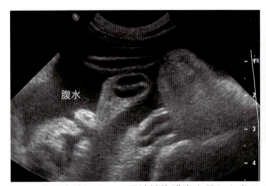

図7　交通事故によって胆汁性腹膜炎を呈した犬の腹部超音波像。腹水貯留が認められる

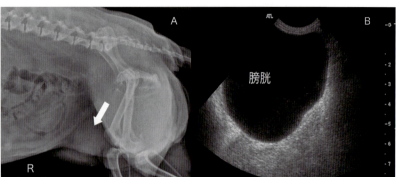

図8　交通事故によって外傷性鼠径ヘルニアを呈した犬の腹部X線像（A）と腹部超音波像（B）。
膀胱（→）が腹腔外に突出していることが認められる

る場合（犬）は、感染性腹膜炎である可能性が高いと報告されている。感染性腹膜炎が診断または疑われる症例では蘇生・安定化とともに、広域スペクトラムの抗菌薬（例：アンピシリン・サルバクタム30〜50mg/kg IV q8h）の投与を開始する。外科的治療は初期治療において、蘇生・安定化が達成され次第、迅速に実施する。開腹手術によって漏出部位の特定と切除・吻合、閉鎖そして腹腔内洗浄を行ったあと、培養サンプル採取と吸引ドレーン（Jackson-Prattドレーン）設置を行う。術後は、吸引ドレーンを用いて定期的に腹水生成量、腹水サンプルの細胞診・培養を行うことで、感染性腹膜炎再発の有無を調べることができるだけでなく、輸液管理モニタリングに使用することもできる。しかし、長期間の吸引ドレーンは術後腹腔内感染の原因となることから、通常は数日内に抜去することがすすめられる。

横隔膜ヘルニア

　横隔膜ヘルニアは「胸部外傷」（P111）でも書いたが、交通事故などの外傷によって引き起こされることが多い。通常、腹部外傷による腹腔内圧の急激な上昇によっておこることから、横隔膜ヘルニアと同時に腹腔内組織・臓器の傷害がないかどうかを画像診断によって判断する。治療は外科的治療を必要とするが、胃などの膨張可能な臓器がヘルニア門より胸腔内に侵入している場合や、大量の腹腔内臓器が侵入している場合は緊急外科的処置を実施する。また、呼吸器系や循環器系の十分な蘇生・安定化が内科的治療によって得られない場合も、緊急外科的処置を行う。

腹壁ヘルニア、鼠径ヘルニア

　腹壁裂孔や前恥骨腱破裂による腹壁ヘルニアや鼠径ヘルニアは、咬傷や交通事故でよくみられる。原因としては、外力による急激な腹圧上昇による腹壁構造の破綻、もしくは咬傷などによる直接的な腹壁傷害による。診断には身体検査における触診、腹部画像診断（X線、エコー、CT）を実施する必要がある（図7、8）。これらの症例のなかで、腹腔内臓器（膀胱、腸など）がヘルニア門から突出している場合は、臓器の絞殺による臓器損傷を引き起こす可能性があることから、緊急の外科的治療が必要である。腹壁ヘルニアによって破裂部位から腹腔外へ突出しやすい臓器としては、小腸、脾臓、大網、肝臓、膀胱が挙げられる。

> **TIPS**
> ■咬傷などによる腹部外傷では、腹壁に目立った外傷がない場合でも、腹腔内で重篤な傷害が発生している場合が多いことから、腹部エコーやその他の画像診断を実施する
> ■腹水貯留が認められる場合は、腹腔穿刺を実施し、得られたサンプルを用いてPCV/TP、クレアチニン、カリウム、ビリルビン、糖濃度、乳酸濃度を測定する。また細胞診や培養検査を行うことで、出血、尿貯留、胆汁性腹膜炎、感染性腹膜炎の有無を判断する

神経外傷

　救急現場で遭遇する神経外傷としては、脳外傷と脊髄損傷が挙げられる。このような症例において、直接受けた神経細胞損傷の治療は難しい。しかし、血液量減少、虚血、炎症、興奮性アミノ酸（グルタミン酸など）放出、活性酸素放出などによって引き起こされる2次的損傷は、迅速で適切な治療を施すことにより防ぐことができる可能性があることから、神経外傷症例の初期治療においては、いかに2次的損傷を防ぐかに集中する。

脳外傷

　脳外傷による症状は様々な脳神経反射喪失として表れることが多いが、初期検査、治療の段階では、まず意識混濁、瞳孔不同、対光反射喪失、運動機能喪失といった症状の有無に注目する。これらの症状の有無と程度によって動物の神経症状を点数化することで、重症度の客観的評価、予後の判断を行うことができる。現在、獣医療で最も普及しているこの採点方法はModified Glasgow Coma Scale(MGCS、P13**表5**参照)とよばれるものである。

　脳外傷による換気不全(高二酸化炭素血症)、低酸素血症、虚血は脳神経の2次的損傷の主要原因となることから、気道・呼吸・循環の治療は迅速に行う。また、疼痛やてんかん発作による交感神経亢進も、興奮性アミノ酸放出による脳神経の2次的損傷を引き起こすことから、鎮痛剤や抗発作薬を初期治療段階で必要に応じて投与する。脳内出血や炎症による浮腫が原因でおこる頭蓋内圧上昇もまた脳細胞の2次的損傷の主要原因となることから迅速に頭蓋内圧を低下させる治療を開始する。頭部外傷により意識障害(混迷、昏睡状態)を呈している動物では、頭部と肩を胴体よりも高位置に保つことで静脈還流を促進し頭蓋内圧上昇を抑える。しかし、このときに首が屈曲していると、頚静脈が圧迫され、逆に静脈還流低下を招き頭蓋内圧上昇が悪化する可能性があることに注意する。頭蓋内圧を低下させるために用いる薬剤は高浸透圧剤である。獣医療で最もよく使用される高浸透圧剤はマンニトール(0.5～1.0g/kg IVを15分程度かけて投与)と高張食塩水(7.0～7.5％食塩水、2～4mL/kg IVを5～10分かけて投与)である。現時点で、どちらの高浸透圧剤が頭蓋内圧をより効果的に低下させるかはわかっていないが、高張食塩水はマンニトールと比べて血管内液増量、心臓収縮機能亢進、血管内皮脱水といった機序によって、血液灌流を改善することが報告されていることから、筆者は血液量減少などの循環不全を併発している脳外傷動物には高張食塩水を、循環動態に問題がない場合はマンニトールを使用するようにしている。フロセミドの使用は、単独またはマンニトールや高張食塩水との併用いずれの場合も有効であるというエビデンスが現時点ではないことから、使用されることは少ない。とくに、血液量減少や脱水症状を呈している動物へのフロセミド併用は、脳への血液循環を悪化させ2次的損傷を引き起こす可能性が高まるので、使用は避けるべきである。頭蓋内圧下降を目的とした開頭手術

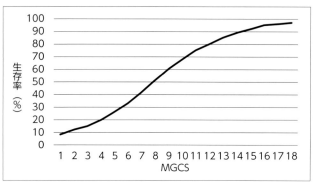

図9　Modified Glasgow Coma Scale(MGCS)による生存率予測

は、内科的治療に対して反応が乏しい場合、MRI検査で重大な血腫が認められる場合、頭蓋骨骨折部位により脳実質の直接的圧迫がおこっていることが認められる場合に適応となる。脳外傷の予後(生存率)は、上記の意識状態、対光反射の有無、運動機能の有無といった症状から採点されるMGCSを用いて予測することができる(**図9**)。また、来院時の採点も脳外傷の重症度や予後の判断において重要であるが、入院時のMGCS推移のほうが予後とより密接に関連していると報告されていることから、定期的なMGCS評価を実施する。

外傷性脊髄損傷

　外傷性脊髄損傷は、脊椎骨折、脱臼・亜脱臼、椎間板ヘルニアによっておこる。神経疾患が疑われる動物、とくに運動機能障害を呈している動物に対しては、神経学的身体検査によって、疾患区域を特定し損傷程度を判断する。疾患区域が判断されれば、脊椎X線撮影(ラテラル像のみ)により、明らかな脊椎骨折や脱臼の有無を判断する。外傷による傷害は、どの脊髄区域でもおこり得るが、最も頻繁にみられる区域はT3～L3である。この部位での疾患の場合は、後肢での上位ニューロン症状がみられるだけでなく、前肢の筋緊張を伴うシッフ・シェリントン現象がみられる場合がある。

　C1～C5区域での損傷の場合は、四肢での上位ニューロン症状だけでなく、横隔膜神経(C3～C5)損傷・圧迫により換気障害がおこる可能性があるので、呼吸運動状態にも注意を払い、呼吸運動障害が認められる場合は、二酸化炭素分圧や酸素分圧または酸素飽和度(パルスオキシメーター)を測定する。

　C6～T2区域での損傷の場合は、前肢での下位モーターニューロン症状と後肢の上位モーターニューロン症状だけでなく、交感神経幹損傷によるホルネル症候群(縮瞳、眼瞼下垂、眼球陥入)、神経根症状(前肢の

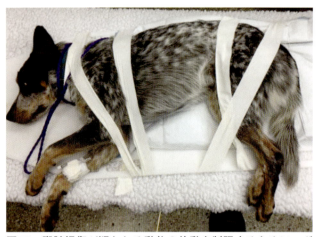
図10　脊髄損傷が疑われる動物の体動を制限するために、ボードに胴体をテープで固定している様子

跛行と疼痛)、体幹皮筋反射喪失がみられる場合もある。
　L4～S3での脊髄損傷の場合は、後肢での下位運動ニューロン症状の他にも尿便失禁、尾運動喪失などがみられる。このような脊髄損傷による症状がみられる場合には、疾患区域にかかわらず、トリアージの段階で、体幹をテーブルやボード(スパイナルボード)に固定し、体動を制限することで脊髄の2次的損傷発生を防ぐ(図10)。外科的治療が必要かどうかは、脊椎損傷部位が安定であるかどうかと、神経症状の重症度によって決定される。関節面で骨折が発生している場合や、脱臼・亜脱臼によって椎体に歪みが生じていることが脊髄X線検査でみられる場合は、2次的な損傷がおこる可能性が高いことから、CTやMRI検査後に外科的安定化が必要である。外傷性椎間板ヘルニアで歩行困難(グレード3以上)や痛覚喪失といった重度の症状を呈している場合は、外科的治療を行い、脊柱管内の減圧を行う必要がある場合が多い。脊椎骨折、脱臼、外傷性椎間板ヘルニア以外の症例では、ギプスなどで固定する内科的療法を選択することもできる。このような外科的、内科的損傷部位固定の他にも、循環動態安定化(正常血圧維持)、疼痛管理、抗炎症剤、運動制限といった支持療法も疾患部位の2次的損傷を防ぐために重要である。予後は、損傷部位、損傷原因、神経症状の重症度による。外傷による頚椎損傷の場合は、2次的な換気不全を呈していない場合、予後は良好であると報告されている。また、脊椎骨折や脱臼による前肢または後肢の深部痛覚喪失を呈する場合は予後不良であるが、外傷性椎間板ヘルニアによる深部痛覚喪失の場合は、迅速な外科的減圧によって深部痛覚の回復がみられる場合がある。痛覚が認められる場合は、内科的、外科的治療によって2次的損傷を防ぐことで、運動機能回復が認められる場合が多い。

TIPS
- 神経外傷の治療で最も重要なことは、いかに2次的損傷を防ぐかである
- 呼吸不全、循環不全、疼痛、てんかん発作などは中枢神経の2次的損傷を引き起こすことから、初期治療においては酸素供給、気道確保、血圧維持、疼痛コントロール、抗発作薬投与を積極的に行う
- 頭蓋内圧の低下には、循環動態に問題がなければマンニトールを使用し、血液量減少性ショックを併発している動物には高張食塩水を使用する
- 外傷性脊椎損傷動物はトリアージの時点から、できるだけ体動を制限するために胴体をテーブルやボード(スパイナルボード)に固定する
- 頚椎損傷の場合は、換気不全を呈している場合があることから換気能力を評価する

軟部組織・整形外傷
　軟部組織の外傷としては、咬傷、裂傷、擦過傷、剝脱創などが挙げられる。いずれの場合も創傷処置を行う前に、まず止血を行う。多くの場合は、鎮痛・鎮静剤投与と外傷部にガーゼを当てて圧迫することで止血を図ることができる。四肢末梢からの出血の場合は、止血帯もしくは非観血的血圧測定に使用するカフ(200mmHgで1時間まで)を使用することも止血の助けになる場合がある。しかし外傷部への血液灌流が悪化し組織の損傷を悪化させる可能性があることから、できるだけ避けるようにする。そして、止血が圧迫や止血帯使用では困難な場合は、外科的止血を考慮する。外傷周囲の毛刈りと洗浄を行う場合は、刈られた毛などが創傷内部に入らないように、無菌ジェルで創面を覆う。創傷周囲の皮膚洗浄には、ヨウ素液やクロロヘキシジンを使用する。その後、創傷部の洗浄とデブリードマン(著しく汚染または感染がおこっている組織や、血液が乏しく壊死にいたる可能性の高い組織を切除する操作)を行う。創傷部の洗浄、デブリードマン、縫合を実施する際は、全身の鎮痛剤と鎮静剤を投与するだけでなく、可能であれば局所麻酔(リドカイン、ブピバカイン)を行う(猫では局所麻酔でもリドカイン中毒を呈する可能性があることから、使用しないか少量に留めておく)。創傷部洗浄は18G留置カテーテルと60mLシリンジを用いて、0.9%食塩水もしくは乳酸リンゲル液で洗浄する。十分な洗浄を行うことで新鮮外傷は1期的(1次的)縫合が可能である場合が多い。

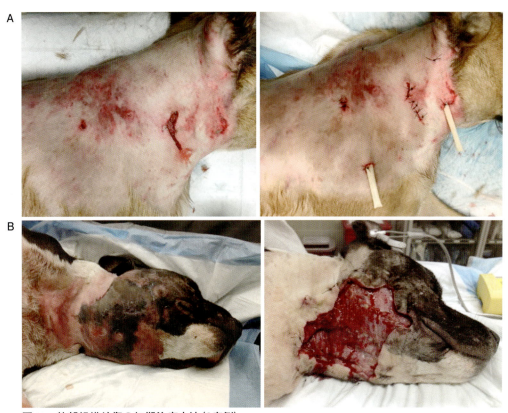

図11 軟部組織外傷の初期治療方法（2症例）
A：咬傷：本症例は皮下空洞が大きいことから、ペンローズドレーンを設置して管理した。また、創傷部に挫滅、壊死、感染徴候がみられなかったことから洗浄後、1次的縫合を実施した
B：咬傷：創傷部に壊死・感染が確認されたことからWet-to-dryドレッシング管理後、2次的縫合を実施した症例

また、咬傷などにより皮下空間ができている場合は、洗浄後ペンローズドレーンを設置することで、漿液腫の発生や皮下感染を避ける（ペンローズドレーンは長期間設置することで、逆に感染源になり得るので、2～3日で抜去する、図11）。明らかな組織の感染が発生している場合や、外傷が発生してから長時間経過している場合（6～8時間以上）、咬傷などにより感染源（例：細菌）が深創まで及んでおり十分な洗浄が困難な場合は、感染成立の可能性が高いため、1次的縫合を避ける。また、すでに感染がおこっていると考えられる創傷部からサンプルを洗浄後に採取し、培養と感受性検査を行うことで適切な抗菌薬を選択することができる。感染徴候がみられない症例や、培養検査結果がでるまでは、外傷原因や部位から感染頻度の高い細菌を念頭に広範囲抗菌スペクタムをもつ抗菌薬（例：アンピシリン・サルバクタム）を選択し早期に投与を開始する。変色した組織や洗浄時に出血のまったくない組織は壊死がおこっているか壊死となる可能性が高いことからデブリードマンを行う対象となる。感染や高度挫滅を伴う圧挫創や組織欠損創において1次的縫合を避けるべき症例では、Wet to dryドレッシング法などを用い、壊死部の分画と肉芽の形成を待ってから、2次的創閉鎖を図るほうが安全である（図11）。剥脱創（剥脱創は皮膚と皮下組織が骨から引き剥がされておこる）、腱、靭帯、神経損傷などの損傷では、デブリードマンによる組織切除を最低限に抑える必要がある。

骨折などの整形外傷は、その他の外傷に比べて緊急度は高くない場合が多い。また、交通事故、高所落下、咬傷などによる骨折症例では、前述の胸腹腔内や軟部組織損傷を併発している場合が多いことから、まずは呼吸・循環不全など生命にかかわるような疾患の診断・治療を行うことが重要である。整形外傷のなかでも比較的緊急度の高い損傷として開放骨折が挙げられる。開放骨折はグレード1～3までに分類され、グレード1は骨貫通による小さい（1cm以下）皮膚裂傷、グレード2は外傷による裂傷や擦過傷による比較的広い範囲（1cm以上）の皮膚外傷を含む開放骨折、グレード3は重度の皮膚創傷と複雑骨折を有する開放骨折である。開放骨折はグレードが高くなるにつれて骨感染がおこる可能性が高くなることが知られており、高グレードになればなるほど、より迅速な外科的治療が必要であるだけでなく、術後の骨感染発生に十分な注意が必要となる。また、骨折部位の骨が突出し、空気と触れている場合は、外科的治療を実施するまでの間、開放部

位を皮膚内に戻さずに、無菌ジェルや濡れたガーゼなどで覆い外傷部のさらなる汚染や乾燥を避ける。そして、開放骨折の場合も軟部外傷と同様、早期の抗生物質投与と十分な洗浄が骨感染を防ぐために重要である。

TIPS

■軟部組織の外傷の初期治療では、止血、洗浄、デブリードマンが重要である

■創傷部洗浄には18Gの留置カテーテルと60mLシリンジを用いて、適度な加圧下で十分に洗浄する

■創傷部の感染が疑われる場合には、Wet to dry ドレッシング法などを用いて壊死部の分画と肉芽の形成を待ってから2次的創閉鎖を行うほうが安全である

おわりに

　重傷救急外傷症例は、多発性外傷を呈している場合が多い。したがって常に全身検査を忘れず、傷害を見逃さないようにすることが重要である。外傷動物の初期治療では、他の救急疾患と変わらず、まずは呼吸器や循環動態の蘇生と安定化に集中する。そして、迅速な治療をもって組織や臓器の2次的損傷をいかにして抑えるかが、救急外傷患者をみるときのポイントである。

救急医療編
熱中症
Heat stroke

神津　善広
Yoshihiro Kouzu,D.V.M.
北摂夜間救急動物病院

はじめに

一般的にほ乳類は環境の変化から体温を一定に保たなければ生命を維持することができない(一部の冬眠種を除く)。体内で産生された熱と体内から放散される熱を平衡に保つ必要がある。

犬猫などの体で行われている化学反応には数千種類の酵素が触媒となる。体温はこの酵素の働く重要な因子となる、酵素が活性化する至適温度が人で36～37℃といわれており犬猫でも多少ちがいがあるがおおよそ同等の体内条件が至適温度と考えられる。犬猫では正常体温は直腸温でおおよそ38～39℃となっており、約38.3℃で比較的固定されたセットポイントが存在するといわれている。日内変動は1.1℃以内といわれている(年齢の影響を除く)。

熱中症は高温環境下での暑熱曝露、運動後(労作性)、てんかん重積や中毒(メタアルデヒドやストリキニーネなど)による筋肉の異常活動からの熱産生がおこり、体温調整機能が破綻した病態では異常高体温状態になり様々な身体への影響が出る疾患である。非発熱性高体温であり感染や腫瘍性疾患などの発熱性疾患、炎症性疾患とは区別される。体温が41℃を超えてくると細胞内ミトコンドリアの酵素活性が障害されてATPが産生できなくなり、中枢神経系をはじめとした臓器障害につながると考えられる。そして熱侵襲により種々のサイトカインが産生されて全身性炎症反応症候群(SIRS)の様相を呈し、血管透過性亢進から脱水に拍車がかかり、血管内皮細胞の障害から播種性血管内凝固症候群(DIC)も発症、多臓器不全へと状態は悪化、最後は不可逆的な変化となり死亡することになる。

体温調整機構

まずは正確な体温測定が必要

犬猫では正常体温は直腸温でおおよそ38～39℃となっており、約38.3℃で比較的固定されたセットポイントが存在するといわれている。また日内変動は1.1℃以内といわれている(年齢の影響を除く)。

熱中症ではなるべく正確な体温測定をしなくてはならない。とくに重症熱中症においては、温度変化しやすい外殻温(マイクロチップなどは)は測定に不向きであり必ず核心温(中枢温)を測定する必要がある。正式には肺動脈温(核心温)を測定することが最も正しい体温評価法となるが実際に臨床の現場では不向きである。一般的には直腸温を測定することで十分内部体温の評価ができる、また麻酔下の処置中であれば食道温も活用できる。鼓膜温も理論的には活用はできるが耳垢などの堆積がなく、かつ耳道の狭窄がなく正確に測定することが前提となっておりその確認ができない場合、精度は落ちるので注意が必要となる。まずは正確な体温評価を行うことが重要であり、その結果によりその後の診断、治療の選択も異なる。

体温調整機構は熱産生と熱放散(喪失)のバランスで維持されている。

正常な視床下部設定点を超える体温上昇は、発熱性または非発熱性の原因によるものである。

非発熱性高体温は、熱放散メカニズムが熱産生を十分に補うことができないとき、またはこれらのメカニズムが損なわれているときにおこる。

通常の環境条件下にある犬では、全体的な体内の熱の70%以上が放射と対流によって体表から消散すると

考えられている。

環境温度が上昇して体温に近づくにつれて、蒸発（パンティング）は正常体温を維持するためにより重要になる。

鼻甲介の粘膜面は大きな表面積を有しており、鼻腔内に存在している外側鼻腺などからの分泌液により湿った状態となり、鼻呼吸による熱放散において重要な役割を果たしている。また流涎により蒸発効率は高められこれも熱放散の仕組みとなっている。しかしながらこれらの機構は環境温度が高温となり、35％以上の多湿の条件では体温調整効果が低下し、湿度が80％を超えると機能しなくなる。

犬では中枢温が41℃を超えると細胞内ミトコンドリアの酵素活性が障害されてATPが産生できなくなり、中枢神経系をはじめとした臓器障害を発症する。また臨界温度は42.8℃で細胞内酵素活性と細胞膜安定性が変化、機能を停止し細胞死となる。

これらの現象は高温多湿の環境（古典的熱中症）、自発的な激しい運動（労作性熱中症）、またはてんかん重積などから異常高体温となり発症するものである。

熱ストレス下の初期段階では、末梢血管拡張と血管抵抗の減少により心拍出量が増加する。高体温状態が進行するにつれて、脱水と組み合わされた、皮膚および内臓の血液貯留は、循環血液量および低血圧の減少をもたらす。その結果、循環血液量の減少により心拍出量が低下し、放射および対流のメカニズムによる熱消失機構の破綻につながり、体温が上昇して熱中症にいたる。これらの臓器への血液の蓄積は、多くの熱中症患者が発症するショックおよびその結果としておこる腸管虚血、低酸素症、および血管内皮透過性亢進の主な原因である。サイトカイン産生、活性酸素および窒素種の生成、内毒素血症、ならびに血管内皮傷害はすべて、血管透過性の増加およびそれに続く間質性浮腫の一因となる。炎症性経路および止血経路の活性化は、全身性炎症反応症候群（SIRS）の引き金となり、それはしばしば多臓器不全症候群（MODS）に進行する。

熱中症の深刻な合併症には、横紋筋融解現象、急性腎障害（AKI）、急性呼吸窮迫症候群（ARDS）、および播種性血管内凝固症候群（DIC）が含まれる。その結果、適切な冷却および支持療法にもかかわらず、活性化された炎症カスケードおよび止血経路を改善するための特定の治療がないため、50％を超える死亡率が人および犬における熱中症患者において報告されている。

TIPS

1　熱による組織障害
2　抹消血管拡張⇒心拍出量の増加。皮膚、内臓への血液貯留
3　脱水、血液の臓器への貯留⇒血液循環量の低下　血圧の低下
4　心筋への熱損傷、脱水による心筋虚血⇒心機能低下
5　心機能低下、循環血液量の低下⇒心拍出量の低下
6　心拍出量の低下⇒熱放散メカニズムの破綻
7　持続的な体温上昇⇒血小板の凝集、血管内皮細胞損傷⇒血液凝固亢進
　　線溶系活性化（DIC）、活性酸素の産生、白血球への刺激による炎症性サイトカインの放出⇒SIRS
8　腸管粘膜の熱。虚血による浮腫、壊死、透過性亢進⇒防御機構の破綻
9　腸管からのBacterial translocation、内毒素症⇒全身性の感染症→敗血症性DIC
10　多臓器不全（MODS）⇒死亡

熱中症におけるリスクファクター

いくつかの要因が熱射病を発症するリスクに関連している。これらには熱中症発生以前の問題として、肥満、犬種（短頭種、ゴールデンおよびラブラドール・レトリーバーなどの興奮性の高い犬種）、体重（＞15kg）、高い環境温度および湿度、ならびに順応性および適応性の欠如が含まれる。

熱中症になる以前の問題として、体温調節中枢に異常があり、それが熱感覚および熱放散に関与することもある。また人では体の温度センサーが老化とともに変化し暑熱に対する感覚が鈍くなることも熱中症発症の一因として注目を集めている。動物に対しての詳細な研究はないが同様なことがおこっている可能性は高いと思われる。脂肪が過剰になると、体の自然な熱的隔離が高まり、体表への熱伝道が低下することから熱放散メカニズムが損なわれる。

大型犬は、熱中症、とくに労作性熱射病を発症する危険性が著しく高く、体サイズと表面積の比が熱ストレス時の熱放散の重要な要素であることを示唆していると思われる。自然発生する熱中症の犬54頭の体重の中央値は31kgであった報告が海外からありこの理論を裏付けている。しかしながら日本では小型犬の発症が多いと感じる。調査地域での動物の飼育状況に左右されると思われる。

暑熱順化

人を含めた動物はある程度暑熱環境に適応できる能力がある。その仕組みを暑熱順化と熱ショック反応がある。熱順化の主だった仕組みは生理的適応および行動上変化を含む順応で暑熱環境に対応するために個々の能力を向上させる。このプロセスは時間依存性であり熱放散および熱損傷の温度閾値を向上させ、体温調節範囲が拡大する。

熱ショック応答は、熱ショックタンパク質（HSP）の産生を含む急速な細胞保護メカニズムである。熱ストレスにさらされると、身体はHSPの転写および合成を増強してHSP72の細胞内貯蔵を増加させ、それによって細胞を保護する。またeHSP72血清レベルが肝臓、心筋および骨格筋の壊死と相関し、そして生存固体においてより低いことを示したとの報告もある。このことからHSP72はバイオマーカーとして注目されている。また救助信号や回復、保護の強化として機能している可能性もある。

臨床徴候および診断

犬の熱中症の最も一般的な臨床的徴候には、虚脱、ショック、頻呼吸、自然出血（たとえば、点状出血、止血、および血便）、見当識障害／昏迷、昏睡、およびけいれんが含まれる。熱中症はショックと低血圧を引き起こす高体温と定義されているが、来院前に冷却措置が飼い主によって開始された場合、患者は高体温、正常、または低体温になり得ることを覚えておくことが重要である。さらに、犬の熱関連疾患の後ろ向き研究では、入院時の低体温は予後不良の指標であった。したがって、患者が来院時に正常体温や低体温であったとしても直近の病歴が運動後または高温多湿の環境での閉じ込められており、飼い主による冷却されていた場合、ならびに熱関連疾患と互換性のある臨床的および／または臨床病理学的所見がある場合は熱中症である可能性を無視してはいけない。急性虚脱、意識レベルの異常、低血糖および粘膜充血は、熱関連疾患の犬でよくみられる所見である。

CBCおよび血液化学的検査等における異常

重症熱中症患者における最も一般的な血液学的所見は、PCV、ヘモグロビン濃度とTP（血漿総蛋白量）の上昇と血小板数の減少である。血小板減少症は、血管

炎、脾臓の血液貯留による隔離、消化管出血、および高体温による血小板凝集、DICの組み合わせによって引き起こされる可能性が最も高い。犬の熱中症の患者では骨髄への熱損傷で末梢血塗抹標本上に有核赤血球（nRBC）が出現することがあり、死亡への重大なリスクファクターと考えられている。末梢血塗抹上でWBC100個中18個以上の有核赤血球が出現していた患者では死亡率、急性腎障害（AKI）DIC発症率が極めて高いとの報告がある。入院当初に有核赤血球（nRBC）が最高値を示した患者は発症から徐々にnRBC数が減少しており、このことから熱が骨髄内（血骨髄バリアー）を損傷し抹消循環へのnRBCの放出へとつながっている説とサイトカインを介しnRBCの放出がおこる説とがある。

横紋筋融解現象は熱中症でよくみられる現象であり、熱損傷によりおこるものとその後の分配ショックおよびDICによる筋肉組織への低灌流のために、発症後24時間は悪化する。通常血清中CKの上昇が一般的にみられる現象であるが由来は骨格筋、心筋となる。心筋の損傷に関してはトロポニンを測定することがより特異的な評価となる。測定値の上昇はそれら組織の細胞レベルでの損傷を反映している。肝障害および急性肝不全は、熱中症の人および動物で報告されている。犬の熱中症患者において最も一般的に観察されている肝臓疾患に関する血清生化学異常はアラニンアミノトランスフェラーゼ（ALT）、アスパラギン酸アミノトランスフェラーゼ（ALP）、γ-グルタミルトランスペプチダーゼ（GGT）、T-Bil（総ビリルビン）および低血糖がある。ALPとGGTの有意な上昇が死亡例で多く、このことは敗血症誘発性胆汁うっ滞と肝不全の関与を裏付けている。

また熱中症患者では低血糖となっていることがあり死亡への重大なファクターであるといえる。この場合の低血糖発症の原因は、利用率の増加またはグルコース産生の減少に起因する可能性があると考えられる。加えて血清グルコースレベルの初期安定化にもかかわらず持続性低血糖症を示す場合は肝不全または敗血症に起因すると考えられる。

腎不全徴候は重症熱中症患者ではみることがある臓器障害である。通常急性尿細管壊死をおこす。評価にはBUN、Cre測定、尿分析が必要となる。重症熱中症患者では尿渣中に多数の顆粒円柱、低血糖時での尿糖出現などをみることがあり、BUN、Cre上昇がない場合での腎損傷の重要な指標といえる。また治療開始

後の尿産生量モニターは急性腎障害（AKI）の重要な判断基準となる。先に説明した横紋筋融解現象からミオグロビン尿症をおこし、急性尿細管壊死を悪化させる。

DIC徴候に対するモニターはPT、APTT、Fib、ATⅢ、FDPもしくはDD、血小板数をこまめにモニターする。可能であればTAT（トロンビンアンチトロンビン複合体）による血液凝固亢進状態を評価する。TATの測定は採血方法などにより偽高値が出現することがあり神経を使うところがあるが血液凝固亢進を裏付ける指標となる。人医療ではDICの補助診断項目として利用されている。この検査でわかることは基準参考値以下であれば血液凝固亢進はないと判定できる。このことにより治療の選択肢に大きな影響がある検査と考えられる。この検査を院内で行える施設は少ないと思われるが現在富士フイルムモノリスにて測定は可能である。

血液ガス分析はこの病態の評価において様々な様相を呈する。初期はパンティングによる呼吸性アルカレミア、ショック、臓器損傷など病状が進行するにつれて乳酸産生による代謝性アシデミアへ移行する。

X線、エコー検査

熱中症に特異的な検査ではないが、肺水腫の有無、他の基礎疾患の有無を確認するうえで必要である。

血圧測定、ECGのモニター

循環状態、不整脈の有無などを確認する。

予防策

これは病院での対応というよりは飼い主への注意喚起としての意味合いが強いが知っていれば防げることも多々あるので重要な項目となる。

労作性熱中症に関しては暑熱環境での運動をしないことが優先すべき事柄となる。その基準は人では暑さ指数（WBGT：Wet Bulb Globe Temperature）という一つの基準がある。人での熱バランスに影響のある気温、湿度、輻射熱の3つの要素を取り入れた暑さの厳しさを示す基準である。アメリカ軍で提案、導入されている基準であり屋外、屋内で算出方法がある。野外で散歩や運動する犬などの管理にこのまま導入するには十分な検証がされていないが、かなり有望な指標と思われる。ちなみに人での基準は表の通りである（**表1**）。

また脳炎、脳腫瘍、てんかんなど脳疾患に起因する

けいれんに対して十分なコントロールがされていない場合、てんかん重責となり異常な筋肉活動から異常高体温、熱中症を発症し得るので、飼い主に対して十分説明を行い、防止策をとる。

心臓疾患、肥満

これもリスクファクターとなる、可能であれば事前の改善策が必要である。

気管鏡脱、短頭種症候群、喉頭麻痺など気道疾患

熱中症発症のリスクファクターとなり得る。可能であれば事前の改善が必要。

自宅内での注意すべきこととしては、まずは室温湿度のコントロールをしっかり行うこと、飼い主からよく報告を受けることであるが、夏外出する前に窓を開けたままにして通気をよくしていたから大丈夫ということだが、筆者の居住している関西地域では真夏には気温が38℃以上になることもよくあり、湿度も高く暑さ指数は容易に31℃を超えてしまう分このような状況下では、窓を開放状態にした室内でも犬などは熱中症になる可能性が高い。事実、夏では飼い主が仕事を終え帰宅したところ飼育動物が死亡していたという報告を耳にすることがある。すべてが熱中症というわけではないのだが、それを疑う症例は多々ある。

散歩、野外での活動は暑熱環境下では回避すべきことではあるがやむを得ない事情でしなければならないのであれば（警察犬などの使役犬）短時間で行い、クーリングベストを使用することが推奨される。しかしながら被毛の厚い犬では熱伝導が悪く注意が必要となる。現時点でのこういった製品の多くは海外製品となっておりどの程度の効果があるは製品によってまちまちである。

舗装された道路は、日中はもちろん、夜間でも熱せられており四肢端の熱傷をおこすこと、また路面に近いほど輻射熱などのよる熱中症のリスクが高くなることもあり小型犬ではさらなる注意が必要となる。

暑い車内に放置しないことなども当然と思われるが意外と多い熱中症の原因である。

初期治療

冷却が最も重要な治療

熱中症は異常高体温による組織損傷によっておこる。

表1 日常に生活に関する指針

温度基準（WBGT）	注意すべき生活活動の目安	注意事項
危険（31℃以上）	すべての生活活動でおこる危険性	高齢者においては安静状態でも発生する危険性が高い。外出はなるべく避け、涼しい室内に移動する。
厳重警戒（28〜31℃※）		外出時は炎天下を避け、室内では室温の上昇に注意する。
警戒（25〜28℃※）	中程度以上の生活活動でおこる危険性	運動や激しい作業をする際は定期的に十分に休息を取り入れる。
注意（25℃未満）	強い生活活動でおこる危険性	一般に危険性は少ないが激しい運動や重労働時には発生する危険性がある。

※（28〜31℃）および（25〜28℃）については、それぞれ28℃以上31℃未満、25℃以上28℃未満を示す。
日本生気象学会「日常における熱中症予防指針Ver.3」（2013）より

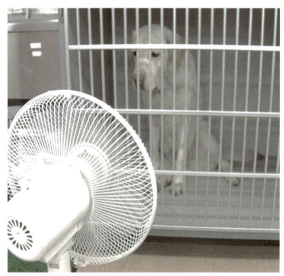

図1 霧吹き＋扇風機による体表冷却

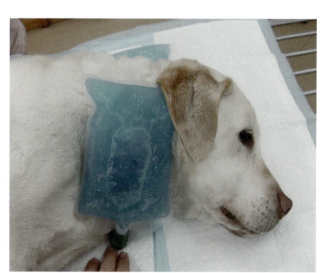

図2 アイスパックの使用

まずは体温の正常化が最優先。

体表冷却

霧吹き＋扇風機（図1）

体表面に水を噴霧して、そこへ送風し、その気化熱で体温を奪う方法。体にガーゼを載せて、水道水を噴霧しながら扇風機で風を当てて冷却する。かつて報告されたなかでは冷却速度が0.05〜0.31℃／分程度というものもある。

アイスパック、氷のう（図2）

頚部、腋窩、大腿動脈をアイスパック、氷のうで冷却し循環血液温を低下させる。小型の動物では効果的であるが大型犬で効果は低い。

水風呂

以前は体表の血管を収縮させ、熱伝道経路を遮断することから禁忌とされていたが人では10℃の氷水に漬けて0.12〜0.35℃／分で冷却できたという報告もあり最も効果的な方法と考えられ今後見直すべき方法と思われる。しかしながらモニタリングしにくいこと、また小型の動物はシンクに水を張り十分行うことができるがやや大型犬では子ども用のプールが必要となり設置に困る。どうしようもない高体温状態での最後の手段としてお考えいただきたい。

体内冷却

静脈輸液なども循環を改善し熱放散を促進することから効果的と思われるが高齢犬など心疾患がある動物には厳重な注意が必要となる。また胃洗浄（図3）、冷水浣腸、膀胱洗浄などは冷却処置が難しい肥満動物、超大型犬などには効果的であるが水中毒に注意する必要がある。人では体外循環を利用した体内冷却システム（サーモガードなど）が存在し使用され成果を挙げているが獣医療での治験はまだない。今後の研究が待たれるところである。

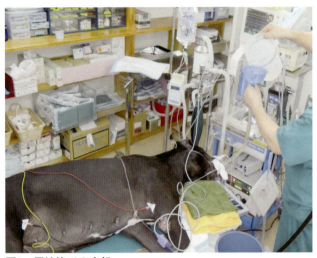
図3　胃洗浄での冷却

いずれの方法も体温低下は39.5℃までとし、低体温まで下げない。体温低下はシバリングを誘発し体温上昇、酸素消費量を増加させ逆効果となるため注意する。

輸液療法

犬猫の熱中症患者に対する治療で輸液療法を必要とすることは多々ある。通常静脈内へ投与する。初期投与量は10～20mL/kg/hとし、その後の循環の指標をモニターしたうえで調整を行う。

初期の熱中症では犬猫の場合、大量発汗などによる水分喪失が少なく水分の不足量は相対的に少ない。心拍数が増加、末梢血管が拡張し低血圧状態となっていても冷却処置により末梢血管が収縮し、臓器にうっ滞した血液が循環に戻り血圧が元に戻ることがある。血管透過性亢進状態で盲目的に静脈内輸液を行うことにより循環血液量過剰となり肺水腫や脳浮腫の可能性が増大することもある。自然発生の熱中症を有する30頭の犬の研究における治療への入院時の最高血圧および最低血圧は、正常範囲内であった(それぞれ＞90mmHgおよび＞60mm Hg、およびHRは160BPM)。これは、実験モデルと人の臨床報告の両方に記載されている低血圧とは対照的である。低血圧がないことは、入院時(飼い主による冷却)に犬が代償性ショックの状態にあったことを示唆している。血圧の神経ホルモン代償反応は、生化学的パラメータの回復/破壊よりも速いと思われる。

それゆえに水和の状態、CVP(中心静脈圧)、電解質、尿産生の状態など患者個々に合わせた対応が必要であり過剰輸液を回避すべきである。

膠質液の投与

通常晶質液などの細胞外液を血管内へ投与すると約1時間後には投与量の1/4程度しか血管内に留まっていない。また3/4は間質に分布するため間質性浮腫や肺水腫の原因となる。この現象を少しでも減少させ高率的に血管内容量を維持し循環血液量を維持するために従来ヒドロキシエチルスターチ(HES)などの人工膠質液が使用されてきた。しかしながら副作用として腎機能障害と止血凝固能障害の可能性があり熱中症で腎障害をおこしている患者に対しての使用に関しては注意が必要となる。あくまで輸血や血漿製剤投与(FFPなど)前の補助的な使用に留めるのが望ましいと考えられる。

呼吸困難を呈している患者への対応

喉頭麻痺、喉頭虚脱、気管虚脱、短頭種、喉頭浮腫など気道に問題があり十分な呼吸ができない場合がある。その場合にはマスクやICUでの酸素療法を行う。それでも呼吸の安定化にいたらない場合は気管挿管を行い、気道を確保し十分な肺胞換気を行う。短頭種などでは熱中症に伴い咽喉頭浮腫をおこし呼吸困難な状態にある場合、気管チューブ抜管後再び呼吸困難となる場合がある。その場合には気管切開なども考慮する(図4)。

薬剤投与に関して

解熱鎮痛剤(NSADIS)の投与

熱中症は非発熱性異常高体温であるので視床下部体温調整中枢におけるセットポイントは正常なため投与の意味はない。むしろセットポイントを下げ医原性低体温症の原因となり得る。また消化管障害や腎臓の虚血性損傷の可能性があるため原則投与は禁忌となる。

コルチコステロイドの投与

消化管障害などマイナス面もあり基本禁忌とされているが脳浮腫の治療や最近では敗血症に関連した低血圧に有効との報告もあり少量であれば有効と思われる。しかしながら必須ではない。

抗生物質の投与

重症熱中症では消化管障害から敗血症を発症することがわかっており殺菌性抗生物質を投与する必要がある。病態から皮下や筋肉内投与ではなく静脈内投与で

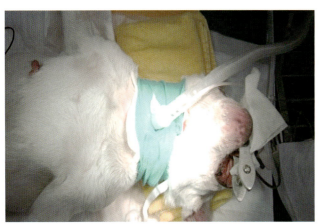
図4　気管切開

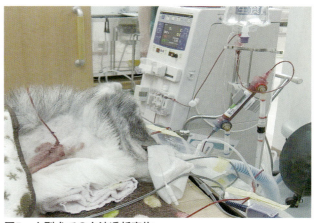
図5　大型犬での血液透析実施

好気性、嫌気性細菌へ有効なものが望ましい。具体的には合成ペニシリンとニューキノロンの併用、第3世代セフェム系抗生物質の投与が望ましいと考えられる。

グルコースの投与

重度熱中症患者で低血糖を呈している患者は多い。通常は20％グルコース液を1mL/kg 静脈内ボーラス投与。その後もモニターを継続する。敗血症や肝不全に陥っている患者では低血糖が持続することがよくある。ボーラス投与で血糖値を維持できない場合は5％グルコース液での持続点滴なども検討する必要がある。

マンニトールの投与

脳浮腫を呈している患者に使用する。通常0.5〜1g/kg 20分以上かけて静脈内投与する。脳損傷から脳内出血をおこしている患者では状態悪化の可能性がある。

消化管保護剤

H2ブロッカーやプロトンポンプインヒビターの投与が胃潰瘍発生予防として投与を検討する。また誤嚥防止にためにマロピタントなどの制吐剤の投与も検討する。

DICに対する対応

重症熱中症では熱による組織損傷からの組織因子放出、腸管由来の敗血症の2系統が発症原因となっており病態を複雑かつ難治にしている。腸管由来の敗血症に関しては熱損傷、虚血が原因となり粘膜バリアが喪失することにより、細菌のトランスロケーションが発生し敗血症を引き起こす。粘膜の修復に関しては基本的には対症療法で維持し自己修復を待つしかない。DICに対する治療の基本は、①基礎疾患に対する対応、②抗凝固剤の投与（ヘパリン、ダルテパリン、セリンプロテアーゼ阻害剤など）、③補充療法（血液凝固因子枯渇時にはFFP：新鮮凍結血漿などの投与）。

腎不全

熱損傷による尿細管上皮損傷からの腎不全およびミオグロビン腎症によるさらなる尿細管ダメージがおこる。治療は基本輸液療法を行い、血圧を維持し、腎灌流量を維持し、尿産生量をモニターする。反応がなければ利尿剤（マンニトールやフロセミドなど）を投与する。重炭酸ナトリウムを投与し、尿をアルカリ化することは腎臓の保護に役立つとされている。また血液成分モニターを行い高カリウム血症、低カルシウム血症の発現には注意を払う必要がある。それでも乏尿、無尿が続く場合には腎代替療法（血液透析）を行う（図5）。AKIで一時的に腎機能が停止している場合は回復の可能性があるが数日間実施しても改善がない場合はその後の回復は難しい。

おわりに

熱中症は室内、野外にかかわらず暑熱環境下でおこる。事前に予測できる状況であれば予防策をとることが重要である。飼い主には、不注意による熱中症の発症リスクを回避するために、以下のような教育が必要である。

・車中に置き去りにしない

犬と猫の臨床救急医療

・十分な日除けがない状況下に放置しない
・夏場はエアコンなしの室内は予想以上に高温になるため、自宅で過ごす際も注意する
　また病的要因（環境以外のリスクファクター）は可能な限り事前に治療しておくことが望ましい。一度重症

熱中症を発症すると体内では様々な臓器損傷から複雑な病態がおこりMODSとなり死亡する可能性も高い。不注意での事故を減らし動物とよりよい形での共存できる社会の構築を望んでやまない。

救急医療編
食道および胃内異物
Foreign bodies in esophagus and stomach

高橋　雅弘
Masahiro Takahashi, D.V.M.
高橋ペットクリニック

はじめに

　食道内異物は食道に機械的な閉塞を引き起こすことにより、食物の通過障害、それに続いて浮腫を伴う粘膜の炎症、そして虚血性の壊死を引き起こす[1]。したがって食道内に異物が閉塞し、時間が経過してしまうと食道穿孔を引き起こす。

　いっぽう、胃内異物は急性嘔吐、食欲不振、慢性間欠的嘔吐から無症状まで様々な臨床症状を示す。臨床症状の改善のためもしくは胃内異物が小腸内に流れて腸閉塞をおこす可能性があるため、比較的早期の治療は必要である。また胃内異物の中にひも状異物が含まれるが、このようなケースでは異物の一端が胃内に残留し、残りが小腸内に流れているので、小腸の複数の部位で穿孔をおこす可能性（図1）があり、食道内異物と同様に危険な疾患である。

　食道、胃そしてひも状異物は早期に治療が実施できれば比較的治療も容易で、予後は良好であるが、時間の経過が長くなればなるほど合併症を引き起こす可能性が高くなり、ときとして、致死的な経過をたどることになる。したがって、異物症例は迅速な診断と治療が必要な救急疾患である。

　本稿では、食道および胃内異物の診断および治療について概説する。

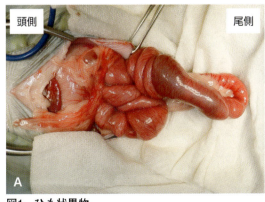 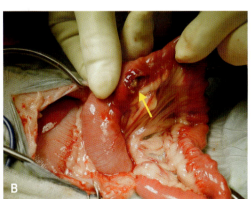

図1　ひも状異物
A：ひも状異物の開腹時所見　腸はひも状異物によってアコーディオン状になっており一部で腸重積も認められた
B：ひも状異物除去後の腸管　腸間膜付近にひもによって腸管穿孔が複数で確認された（←）

犬と猫の臨床救急医療

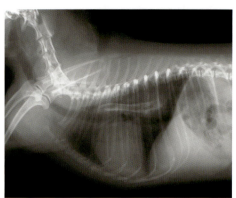

図2　鳥の骨による食道内異物
ポリペクトミースネアを用いて食道内の骨は除去した

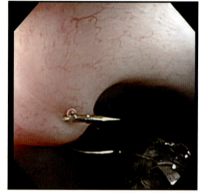

図3　釣り針による食道内異物
釣り針は食道に刺さっていたのでV字型把持鉗子を用いて除去した

食道内異物

問診

　食道内異物は何かを飲み込んでから吐き気がある、あるいは吐出をするとのことで来院するケースが最も多い。飼い主からそのような情報が得られれば食道内で何か閉塞をおこしている可能性を連想できるが、飼い主が気付いていないケースもあるため、注意深い臨床症状の確認および問診は必要である。また閉塞が直近でないこともあるため、ある程度時間をさかのぼることは、問診のうえで重要である。飼い主が吐出と嘔吐との区別ができていないことも多く経験するため、注意深い問診が必要である。よく遭遇する食道内異物は、海外において骨および皮の加工品が多かったと報告されている[2]が、当院における食道内異物は、ジャーキーなどの犬用おやつ製品が最も多く、半数以上を占めていた[3]。その他には骨（図2）、釣り針（図3）、ササミ、リンゴ、ひづめ、豚足そして牛すじなどがみられた。

> **TIPS**
> ■日常的にジャーキーを与えていないかの確認する
> ■吐いているという症状が嘔吐なのか吐出なのかをしっかり確認する

身体検査

　食道内に異物閉塞を引き起こした動物の臨床症状は吐き気、吐出そして流涎過多などが一般的である。また、ときに典型的な臨床症状を示さず、食欲不振のみの症状で来院することもあるので、注意が必要である。頚部の触診は頚部食道内の異物に対して、触知可能な場合があるが、食道内異物の発生部位の多くは食道遠位であるため、触診で確認することは困難である。

検査

　飼い主からの稟告や臨床症状から食道内異物が疑われた場合は、まずX線検査を実施する。胸腔内の食道における異物閉塞は、通常肺野とのコントラストが生じるため、食道内異物を確認することは容易である。同時に食道穿孔をおこして気胸および胸水貯留がないかの確認も行う。頚部食道の異物も見逃さないように注意する。続いて造影X線検査を実施する。この検査は、食道内異物をより明確に描出することに加えて、食道穿孔の有無を確認することを目的としている。また造影時にX線透視検査を実施すると食道内における造影剤の流れがリアルタイムで観察できるため、食道内異物の診断を容易にする。使用する造影剤は、その後に内視鏡検査が控えている場合は、ヨード系の造影剤を使用する。硫酸バリウムは、内視鏡使用時の視覚の妨げになり、またスコープの吸引チャネルを詰まらせ故障の原因となるため使用を控える。

> **TIPS**
> ■造影X線検査は食道内異物の診断のみならず、食道穿孔の有無も評価する
> ■造影剤はヨード系の造影剤を使用する

【症例1】

症例：ミニチュア・シュナウザー、12歳齢、7.1kg
　その日の朝、リンゴを食べてから様子がおかしいとのことで来院した。食道閉塞の明確な吐出症状は呈していなかったが、臨床症状の開始がリンゴを食べてからとのことなので、リンゴの食道閉塞を疑ってX線検査を実施した。食道遠位において食道内異物が疑われた（図4、5）。

132

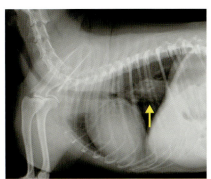
図4　食道遠位におけるリンゴの閉塞
食道遠位においてX線不透過性亢進した部分が確認された

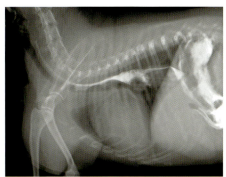
図5　X線造影検査所見
食道遠位において造影欠損像と閉塞前に軽度の食道拡張を確認した

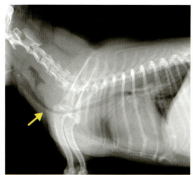
図6　頚部食道におけるジャーキーの閉塞
頚部食道において気管を腹側に圧迫する所見および食道内にガスの貯留を認めた

【症例2】

症例：マルチーズ、13歳齢、5.6kg

5日前からの食欲不振、呼吸促迫および流涎過多を主訴に来院した。本症例はうっ血性左心不全の治療を継続中であった。胸部X線検査時に頚部食道の異常を確認した(図6、7)。

処置

食道内異物の治療は内視鏡下食道内異物除去あるいは外科的食道切開術があるが、患者への侵襲を考えると、まず低侵襲な内視鏡下食道内異物除去を実施して、除去できなかった症例に外科的食道切開術による食道内異物除去を実施するというのが一般的であると思われる。他には、診断時にX線造影検査において食道穿孔が認められる場合そして、内視鏡下食道内異物除去中あるいは除去後に食道穿孔がおこった場合は、手術が必要となる。

内視鏡下食道内異物除去

使用するスコープは、除去時に使用する鉗子の種類の豊富さと把持力を考えると2.8mmの鉗子チャネルを有する先端部外径8.8mm以上のスコープを用いる。異物除去に用いる鉗子は、鰐口型把持鉗子、V字型把持鉗子、バスケット把持鉗子そしてポリペクトミースネアなどを使用する。食道内異物の一端を把持したら口腔側へ引き出し除去するか、食物で脆い異物の場合は、これらの鉗子を使用して把持すると破砕してしまうことがある。食物であれば細かくして胃内に押し込むことを考慮する。除去後は食道粘膜の損傷の程度を確認し、スクラルファート(0.5～1.0g/頭 PO TID)および抗炎症量のプレドニゾロン(0.5～1mg/kg PO SID)などの治療は実施する。処置後に食道の炎症が治まるまで胃瘻チューブを設置するかどうかの明確な

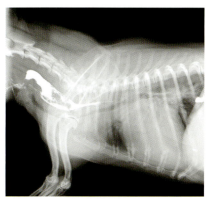
図7　X線造影検査所見
頚部食道内に造影欠損像が観察された

基準はない。当院における食道異物除去後は胃瘻チューブの設置は行わず、流動食あるいは缶詰食の少量頻回の給与で処置後の管理を行っている。食道内異物除去時に発生している合併症には食道狭窄(図8)、食道穿孔(図9)そして食道憩室などがある。これらの合併症の発生は、食道内に異物が閉塞してからの経過時間(3日以上)、患者の体重(10kg未満)そして異物の硬さ(骨)に関連があることが示唆されている[4]。

●食道内異物の内視鏡検査所見と処置後の食道炎

内視鏡下で食道内異物除去は様々な程度の食道炎を引き起こしている[5]。

【症例3】(図10)

リンゴが食道の遠位に閉塞をおこしていた(図10A)。ポリペクトミースネアを用いてリンゴを把持したところリンゴは破砕した(図10B)。この処置を数回くり返し、リンゴが粉々になったところ、胃内に押し込んで終了とした。リンゴが閉塞して数時間以内で処置を実施したため食道の炎症は軽度であった(図10C)。

犬と猫の臨床救急医療

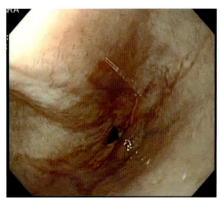

図8　食道狭窄の内視鏡検査所見
ジャーキーによる食道閉塞を内視鏡下食道内異物除去を実施1週間後に吐出を示した

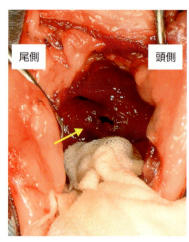

図9　異物除去後に食道穿孔を引き起こした右肋間開胸所見
食道内に骨が閉塞して5日以上経過していた。食道内に閉塞した骨は除去できたが、その後気胸になったため緊急的に開胸手術を実施した

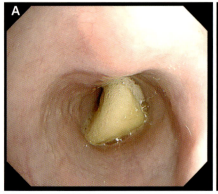
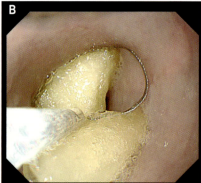
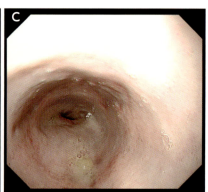

図10　内視鏡検査所見
A：閉塞をおこしていたリンゴ
B：ポリペクトミースネアを用いてリンゴを破砕
C：処置後の食道所見

【症例4】（図11）

　食道内にジャーキーが閉塞していた（図11A）。鰐口型把持鉗子でジャーキーを把持したが、咽頭部を通過できなかったためポリペクトミースネアを用いてジャーキーを締め付けて咽頭部を通過し口腔側に取り出した（図11B）。処置後の内視鏡所見において、食道内に異物閉塞後の時間経過が長かったこと、異物の硬さ、そして食道全周にわたって粘膜に接触し障害を与えていたため、処置後の粘膜の損傷は重度であった（図11C）。治療は抗炎症量のプレドニゾロンおよびスクラルファートによって実施した。その後の合併症は認められなかった。

【症例5】（図12）

症例：ヨークシャー・テリア、3歳齢、1.5kg
　6日前にジャーキーを飲み込んでから食欲が消失したとのことで来院した。胸部X線検査および造影X線検査所見によって、食道内ジャーキー閉塞と診断した。
　鰐口型把持鉗子を使用して把持したが、ジャーキーは砕けてしまい、最終的に細かく破砕させて胃内に押し込んだ（図12A）。除去後の食道粘膜は中程度の食道炎が認められ、出血および粘膜びらんが観察された（図12B）。しかし処置後に、食道穿孔および食道狭窄などの合併症はおこらなかった。時間の経過から考えると、食道穿孔をおこしてもおかしくない時間の経過であったが、ジャーキーは食道の全周にわたって接触していなかったためこの程度で済んだと考えられた。

> **TIPS**
> ■食道内異物における処置後の合併症には食道穿孔および食道狭窄などの重度から致死的なものも含まれることを飼い主にインフォームド・コンセントを行う

外科的食道切開術[6, 7]

　外科的食道手術は、他の消化管と比較して、縫合離開および吻合部位狭窄などの合併症が多いといわれ、非常にデリケートな部位である。また食道内異物の症例における、食道は異物による粘膜損傷が存在するこ

救急医療編　食道および胃内異物

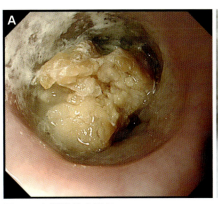
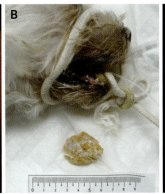
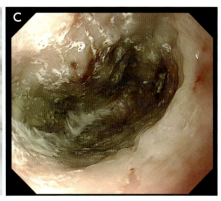

図11　内視鏡検査所見
A：閉塞をおこしていたジャーキー
B：口腔側に取り出したジャーキー
C：処置後の食道所見

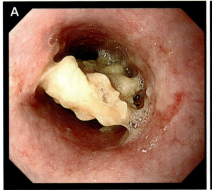
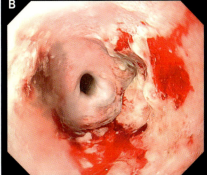
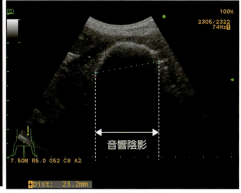

図12　内視鏡検査所見
A：閉塞をおこしていたジャーキー
B：処置後の食道所見

図13　胃内異物の超音波検査所見
胃内に音響陰影を伴う表面高エコーの所見が確認された。胃内異物は毛球であった

とから、外科手術後における合併症の発生率がさらに高くなることが予想される。これらのことを留意して飼い主へのインフォームド・コンセントを行う必要があると思われる。

開胸手術による食道手術は、作業範囲が狭いため的確な閉塞部位のアプローチが重要であると考えている。胸部食道頭側であれば左側3〜5肋間、胸部食道心基底部であれば右側第5肋間、そして食道遠位であれば左側第9肋間で開胸する。食道の縫合は可能なかぎり2層性の単純結節縫合を実施する。

胃内異物

問診

飼い主が異物を誤飲したことの認識があった場合は、診断は非常に容易である。その後は処置について検討するのみだが、飼い主に誤飲の認識がない場合の胃内異物の有無を診断することは非常に難しい。臨床症状は食欲不振を伴わない間欠的嘔吐から頑固な嘔吐まで様々である。また誤飲の時期は直近とは限らないため、問診時には数ヵ月から数年前にさかのぼって聴取することに留意する。

身体検査

胃内異物は触診にて診断することは一般的には困難である。

検査

X線不透過性異物は容易にX線検査で確認できる。しかしX線透過性異物で小さな異物であった場合は、X線検査では検出できない。胃の超音波検査において、胃内異物は音響陰影を伴う表面高エコー所見として描出される(図13)が、胃の解剖学的特徴から胃内にガスが貯留しているときは、超音波検査による胃内の十分な観察は不可能である。他にも食塊なども胃内に混在すると異物と断定することは難しくなる。胃の造影検査は異物を確認するためには有効な検査である。またCT検査も胃内異物の診断には非常に有用な検査であ

る。それぞれの断面から胃内を確認できる。3D構築することによって立体的に評価することが可能となり異物の形態が明確になり、さらに飼い主への説明を容易にしてくれる(図14)。

最終的に胃内異物と診断した場合でも、小腸内に異物がないかどうかも確認する。異物が1つでなく、複数存在することもあるので注意する。また胃内異物から小腸内まで達しているひも状異物では、治療の手段が変わるため、超音波検査において小腸内の直線上の異物所見、腸管の蛇行および腸管の連続性消失などがないかを確認する(図15)。

> **TIPS**
> ■胃内異物と確定診断しても、ひも状異物はないかの確認も実施する

処置
催吐処置

異物を誤飲した動物において、催吐処置は麻酔を使用せずに意識下で胃から異物を回収することが可能な処置である。もし異物が排泄されなくても胃内の食塊を吐き出してくれることによって、それに続く内視鏡下処置に関して、作業をしやすくする効果も期待できる処置である。催吐処置は、トラネキサム酸の静脈内投与(50mg/kg)あるいはオキシドール(2mL/kg)の経口投与が挙げられる。しかしオキシドールは投与後に胃粘膜傷害を引き起こすため、当院では、トラネキサム酸の静脈内投与を実施している。トラネキサム酸の静脈内投与は比較的高率に催吐を引き出せるが、はっきりとした安全性や副作用の有無に関しては明確ではないことは理解して使用すべきである。これらの処置を実施しても嘔吐をしないこともあるため、そのことも想定してインフォームド・コンセントを実施しておく。催吐処置の禁忌は穿孔する恐れのある竹串、爪楊枝そして縫い針などである。すでに臨床症状に嘔吐を呈している場合は、催吐処置による胃からの異物排出が、期待できない可能性が高いと判断して、催吐処置は実施していない。

内視鏡下胃内異物除去

内視鏡下胃内異物は比較的侵襲性の低い有用な処置であり、外科的胃切開手術の前に実施することが一般的である。内視鏡下胃内異物除去の最適条件は、胃の中に食塊がないことである。胃内に大量の食塊があ

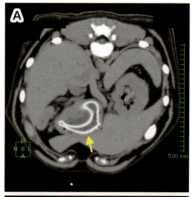
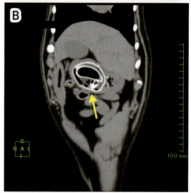
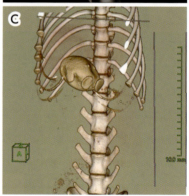

図14　胃内異物のCT検査所見
A：横断面。胃内に歪な高信号所見がみられた
B：冠状断面像
C：3D-CTにおいて犬用の玩具の形状が描出された

る場合は、小さな異物が食事に紛れ込んで、探し出せない可能性もでてくるため、処置前に胃内の状況は確認しておく。食塊が胃内に大量に残留している場合、胃内容物が胃から排泄されるまで待つことも考慮すべきである。スコープは食道内異物除去時と同様に鉗子チャネルが2.8mm以上の先端部外径8.8mm以上を使用する。異物把持鉗子は鰐口型把持鉗子、バスケット把持鉗子、V字型把持鉗子、W字型把持鉗子そしてポリペクトミースネアなどを異物にあわせて適宜使用する。内視鏡下胃内異物の限界に関する明確な基準はないが、つかむところのない球系異物ではバスケット把持鉗子を用いて3.5cm径のピンポン球、ポリペクトミースネアを用いて4.0cmのゴルフボール大までで

救急医療編　食道および胃内異物

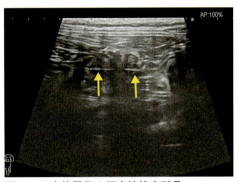

図15　ひも状異物の超音波検査所見
腸管の蛇行と連続性の消失そして異物自体である腸管内に直線上の異物所見(↑)が確認され、ひも状異物と診断した

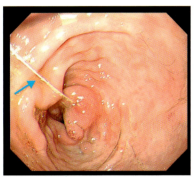

図16　ひも状異物の内視鏡検査所見
胃内の異物から幽門を通過して小腸に流れていることが確認できる(→)

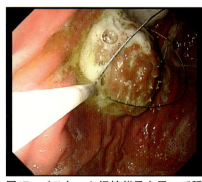

図17　バスケット把持鉗子を用いて種を除去している所見

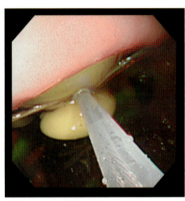 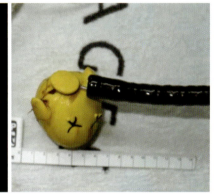

図18　大型犬用玩具の丸呑み
つかめる部分があったため(玩具の足の部分)ポリペクトミースネアで把持し除去した

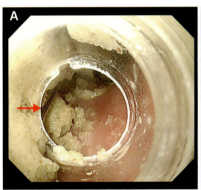 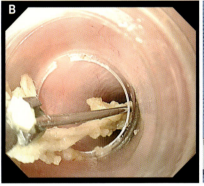 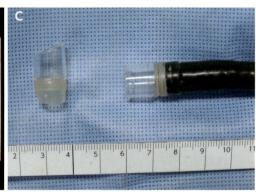

図19　裁縫針を誤飲した猫
A：胃内に食塊があり確認が難しいが、キャップ越しに裁縫針の一部が認められた(→)
B：裁縫針をV字型把持鉗子でつかみキャップ内におさめて食道を通過した
C：透明キャップとスコープ先端に装着した透明キャップ

あると思っている[8]。しかし犬用の大型の玩具でつかむところがある場合は、比較的大きな異物でしっかり把持できれば除去可能なこともあるので、挑戦してみる必要は感じている。把持可能であっても噴門を通過時に落下することが多い。噴門通過時は強引に引き戻すだけでなく、回転を加えたりして工夫する必要もある。注意すべき点は、胃内異物の一部がひも状になり幽門を通過している場合(図16)は、ひも状異物となって小腸内にまで達しているので、安易に幽門を通過している異物を引っ張ることは小腸穿孔を引き起こす可能性があるため、注意が必要である。

●内視鏡下胃内異物除去例
【症例4】　種誤飲症例(図17)。
　梅干しあるいは桃など種の誤飲は、比較的頻繁に遭遇する。種の除去は、バスケット把持鉗子を用いるこ

137

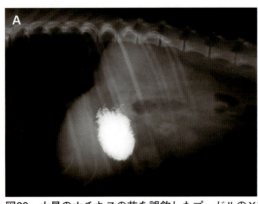
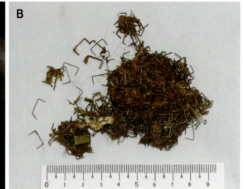

図20 大量のホチキスの芯を誤飲したプードルのX線検査所見
A：胃内に大量のホチキスの芯が確認された
B：細かな大量の異物のため内視鏡下異物除去は断念し、外科的胃切開によって除去したホチキスの芯

とで容易に除去可能である。バスケット把持鉗子の先端を胃壁に押しつけることによってバスケットが広がり、種をバスケット内におさめることが可能である。

【症例5】 犬用の玩具丸ごと誤飲症例（図18）

大型犬は、与えられた大きな玩具を丸呑みすることがある。噛みちぎられバラバラになっている場合はともかく、丸呑みの場合は内視鏡下での除去は難しいと思われがちだが、つかむところがあった場合は、そこにポリペクトミースネアをかけるあるいは2チャンネルスコープを用いて2つの鉗子で把持することによって、除去可能なケースもある[9]。

【症例6】 裁縫針誤飲症例（図19）

糸のついた裁縫針を猫が遊んでいる最中に飲み込んでしまうことに時折遭遇する。針、釣り針そして竹串などの穿孔性異物において、催吐処置は実施しない。針の把持にはV字型把持鉗子が有効である。針を把持した後、胃から回収する際に食道を傷付けないように透明キャップを内視鏡先端に装着して把持した針先をキャップ内におさめることによって、安全に食道を通過できるようになる。

外科的胃切開による胃内異物除去

内視鏡下胃内異物除去ができなかった症例、明らかに内視鏡では除去不可能と判断される大きめの胃内異物、回収時に食道を傷付けるような危険な異物あるいは非常に細かな大量な異物で麻酔時間が長くなる場合などは、外科的胃切開術を選択する（図20）。

おわりに

異物誤飲において、とくに食道内異物およびひも状異物では時間の経過が長くなると、動物が非常に危険な状況に陥ってしまうため、迅速な診断と治療が必要である。したがって、初診時にこれらの異物誤飲を見抜くスキルを身に付けなければならないと強く感じている。

また異物誤飲は、実際飼い主の管理不足からおこることが多い。したがって、飼い主への食道を閉塞するような大きめのジャーキーあるいは骨を与えないように、そして誤飲がおこらない環境整備ができるように指導することも、同時に重要であると思われる。

本稿では個人の経験的なものが多く、もっとよい方法やご批判もあると思うが、未熟な視点からの考察としてご了承いただけると幸いである。

参考文献

[1] Larry P. Tilley et.al. (2011) : ESOPHAGAL FOREIGN BODIES : Blackwell's Five-Minute Veterinary Consult : Canine and Feline,pp.432-433.WILEY-BLACKWELL
[2] Holly C. Thompson et.al.(2012) : Esophageal foreign bodies in dogs : 34 cases (2004-2009) : Journal of Veterinary Emergency and Critical Care 22(2) : pp 253-261
[3] 高橋雅弘ら (2011)：犬の食道内異物において内視鏡下食道内異物除去を実施した46例　平成23年度　獣医学術学会年次大会 (北海道)：pp141
[4] P. Gaianella, N. S. et al.(2009) : Oesophageal and gastric endoscopic foreign body removal : complications and follow-up of 102 dogs.JOURNAL OF SMALL ANIMAL PRACTICE Volume 50, Issue 12, December, pp 649-654
[5] Alexandre Rousseau, DVM et al.(2007) : Incidence and characterization of esophagitis following esophageal foreign body removal in dogs : 60 cases (1999—2003) Volume 17, Issue 2, June, pp 159-163,
[6] 浅野和之 (2010)：食道の外科.SURGEON 79：pp39-59.インターズー
[7] 岡野昇三ら (2008)：第3章　食道の外科.小動物最新外科学大系：pp148—186.インターズー
[8] 高橋雅弘 (2013)：犬と猫の胃内異物症例における超音波検査とX線検査の診断精度および内視鏡下胃内異物除去成績　第22回中部小動物臨床研究発表会：pp188-189
[9] 高橋雅弘 (2015)：2チャンネルスコープを用いて胃内の大型異物および食道内の釣り針を除去した犬の3例　第36回動物臨床医学会年次大会プロシーディング、No.2 pp385-384

救急医療編

中毒
Intoxications

中村　篤史
Atsushi Nakamura, D.V.M.
一般社団法人東京城南地域獣医療推進協会
TRVA夜間救急動物医療センター

はじめに

　中毒診療には2パターンあると思われる。1つはチョコレートやタマネギのような一般的な中毒物質を摂取したことに飼い主が気づき「うちの子が〜を食べてしまいました」という毒物がわかっているパターンで、もう1つは急性の消化器症状、神経症状などから鑑別疾患として中毒を疑ってかかる必要性があるパターンである。前者に対しては、飼い主が知っているあるいは、インターネットなどで調べて来院されるため、有名な中毒物質については押さえておく必要がある。後者に対しては、中毒疾患を常に鑑別に入れるくせをつけること、とくに、神経症状（歩様異常、急性のふらつき、瞳孔サイズ異常）、消化器症状、急性腎障害、肝障害が同時多発的に認められた場合は必ず鑑別疾患に入れるべきである。本稿では診断および浄化、対症治療の方法を解説する。また、一般的な中毒物質に対してそれぞれ記載する。

問診および身体検査

　毒物摂取の診断は、問診および身体検査が非常に重要である。毒物の種類、摂取してからの時間、量、臨床症状の有無、症状が発現してからの時間など可能な限りの情報を収集することは予後判定や治療方針を選択するうえで重要になる。身体検査では、意識レベル、バイタルサインの評価を行い、臨床徴候が認められる場合は、静脈確保、輸液などの治療を優先すべきである。状況や毒物に応じては、心電図、血液検査、神経

学的検査などを実施する。来院時、けいれん発作や頻回嘔吐による顕著な脱水、意識レベルの低下、虚脱しているような場合は、抗けいれん処置、静脈点滴、酸素吸入（気管内挿管）を優先する。また、口臭や吐物の臭いの確認もチョコレート中毒やタマネギ中毒やアルコール中毒などの特定に役立つ。

治療

　中毒の治療は、①毒物除去、②拮抗薬・解毒薬の投与、③対症治療の3つからなる。

毒物除去とその適応

　毒物の浄化は吸収の防止あるいは抑制、排泄促進、毒物からの隔離を目的とする。
　浄化は、ほとんどの毒物において、曝露してから短時間以内に行う必要があることから、問診にて曝露したタイミングを確認することが重要になる。浄化は、眼、皮膚、消化管がその対象となる。消化管浄化には、催

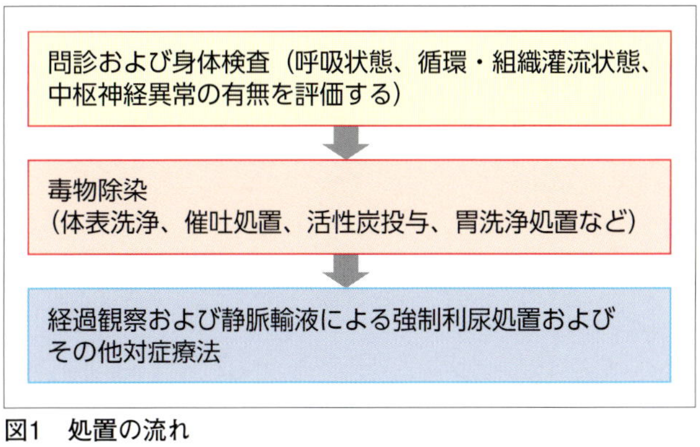

問診および身体検査（呼吸状態、循環・組織灌流状態、中枢神経異常の有無を評価する）
毒物除染（体表洗浄、催吐処置、活性炭投与、胃洗浄処置など）
経過観察および静脈輸液による強制利尿処置およびその他対症療法

図1　処置の流れ

表1 けいれん発作が生じ得る中毒物質

興奮性＋けいれん発作	ストリキニーネ
	メタアルデヒド
	マイコトキシン（生ゴミ、カビ）
	キノコ（アマニタトキシン）
	アンフェタミン・コカイン
	有機リン、カーバメート
	ピレスリン、ピレスロイド
	メチルキサンチン
	ジクロロジフェニルトリクロロエタン（有機塩素系殺虫剤）
	リン酸亜鉛（メッキ剤）
	ブロメサリン（殺鼠剤）
	鉛
	メトロニダゾール
	ニコチン
	三環系抗うつ薬
	蕃茉莉（ばんまつり：植物）など
沈うつ性＋けいれん発作	イベルメクチン、アベルメクチン
	マリファナ
	ベンゾジアゼピン
	バルビツレート
	エチレングリコール
	メタノール
	プロピレングリコール
	バクロフェン
	アミトラズ
	SSRI（選択的セレトニン再取り込み阻害薬）

表2 急性腎不全を引き起こす可能性のある中毒物質

エチレングリコール
ブドウ、レーズン
ユリ
ビタミンD殺鼠剤
キノコ類
亜鉛
鉛

表3 急性肝障害を引き起こす可能性のある中毒物質

アセトアミノフェン
アフラトキシン（カビ）
藍藻（シアノバクテリア）
鉄
銅
ソテツ
アマニタトキシン（キノコ：タマゴテングダケ、ドクツルダケ）
キシリトール

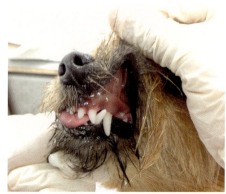

図2 ガマガエル中毒の口腔内洗浄

吐、胃洗浄処置、活性炭の投与、緩下剤の投与、強制利尿などが挙げられる。以下にそれぞれの処置の方法、注意点を述べる。

眼の浄化

毒物の眼に対する曝露は、角膜表面、結膜、その他の周囲の組織に障害を与える可能性がある。障害の結果、局所の刺激、長期的な角膜損傷および盲目の可能性がある。局所的な刺激は、酸、アルカリ、有機溶媒、アルコール、洗剤などでおこり得る。酸やアルカリは最も重篤な影響を及ぼし、接触直後より進行性の障害が生じるかもしれない。どのような薬剤であれ、ぬるま湯、生理食塩水、蒸留水などで20～30分洗浄処置を行う。コンタクトレンズの装着は悪化させる可能性があるため避ける。洗浄後、動物病院あるいは眼科専門医の診察をすすめるべきである。

皮膚の浄化

毒物の皮膚に対する曝露では、刺激やアレルギー反応など皮膚のみの病変あるいは、毒物が吸収された場合全身性に症状が現れることがある（図2）。脂溶性毒物は吸収が早いため、せっけん水あるいは食器用中性洗剤で洗浄後、ぬるま湯で十分に流す。洗浄時、人間への曝露を防止するため、ゴム手袋など装着すべきである。

催吐処置

毒物摂取時の催吐処置は、摂取後短時間であること、胃内に毒物の残存が予想されることが適応となる。催吐は毒物摂取から短時間であれば有効な手段であるが、時間経過とともに毒物排出効果は減弱する。過去の報告では、60分以内に催吐処置が実施できたとしても、胃内容物の17～60％程度しか排出できないといわれている[1～4]。

4時間以上経過した場合その効果はほとんど期待できないとされている。当院では、胃に停留する時間が長い毒物（ブドウ、レーズン、チョコレート、キシリトールなど）以外は、3時間以上経過した症例の場合、催吐不適応と判断する。また、催吐処置にてすべての毒物が排出することはできないため活性炭等の使用も考慮する。

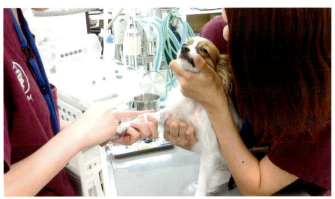

動画1　トラネキサム酸での催吐(Movie)

表4　催吐処置が禁忌な場合

腐食性毒物	電池、オーブン用洗浄剤、漂白剤
炭化水素毒物	ガソリン、灯油、トーチ用オイル
症状の認められている動物	震戦、興奮、発作、高体温、低血糖、虚弱、虚脱
誤嚥性肺炎を引き起こす可能性のある疾患をもつ動物	巨大食道、喉頭麻痺、誤嚥性肺炎の既往のある動物

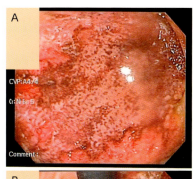
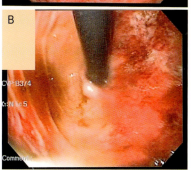

図3　催吐処置でオキシドール使用後、吐血を主訴に来院した猫の内視鏡所見

　催吐の薬剤としては、3％過酸化水素水、アポモルヒネ、α₂作動薬、トラネキサム酸などが知られている(動画1)。犬では、3％過酸化水素水、アポモルヒネ、トラネキサム酸が適応となる。猫では、α₂作動薬(メデトミジン)やトラネキサム酸が一般的であり、3％過酸化水素水により、重篤な食道炎、胃炎が生じる可能性があるため状況に応じて使用すべきである。トコンシロップは、過度の嘔吐や中枢神経症状といった副作用が認められることから使用する際は注意が必要となる。

　催吐処置が禁忌な毒物として、催吐時に食道の障害を悪化させる可能性のあるボタン電池や強酸(パイプ洗浄)、強アルカリ(漂白剤)などの腐食性毒物や少量でも重度の誤嚥性肺炎を引き起こす可能性のある有機剤であるガソリンや灯油などが挙げられる。また、何度も嘔吐を示している動物や神経症状(けいれん発作や、異常興奮、振戦)などを認める動物、誤嚥性肺炎を生じやすい喉頭、食道疾患のある動物は催吐させるべきではない(表4)。

3％過酸化水素水

　3％過酸化水素水は胃粘膜を刺激することあるいは咽頭を刺激することで、その刺激により嘔吐を誘発する。投与量は1～2mL/kg(経口)であり[5]、嘔吐誘発率は50～70％であると報告されている。副作用として胃粘膜障害、食道炎(とくに猫)、誤って気道内に入った場合重度の誤嚥性肺炎(とくに猫)が生じる可能性があるため注意して使用すべきである(図3)。

アポモルヒネ

　海外で最も一般的に使用される催吐剤であり、CTZのドパミン受容体を刺激することにより嘔吐を誘発する。投与量は0.03mg/kg(静脈内投与)、0.04mg/kg(筋肉内投与)で、嘔吐誘発率は7割程度であり、即効性があるため非常に有用である[5]。また、0.25mg/kgを眼瞼内に投与する方法もある。猫では神経症状を誘発する可能性があり推奨されていない。

α₂作動薬(キシラジン、メデトミジン)

　α₂作動薬は、鎮静鎮痛効果を目的として使用されるが、副作用として嘔吐が認められこれを催吐剤として使用することができる。猫の催吐剤として有用であるが、犬では比較的催吐効果が弱いため犬の催吐剤としては使用しにくい。キシラジンの投与量は0.44mg/kg筋肉内投与である。

　ただし徐脈、末梢血管収縮作用といった循環器への影響が強く、循環器系に障害のある動物に対しては注意が必要である[6]。催吐処置を実施したあとは拮抗薬であるヨヒンビンを投与することで鎮静状態などを軽減させることができる。

　当院では猫の催吐剤として同じα₂作動薬である、塩酸メデトミジンを使用している。投与量は10μg/

kgで使用しており、筋肉内にて投与している。静脈内に投与した場合、鎮静効果が早く発現してしまい嘔吐が誘発されない。拮抗薬としてアチパメゾールを使用する。

トラネキサム酸

トラネキサム酸はフィブリンに拮抗してプラスミノーゲンに結合することで出血を抑制するため、主に止血剤として用いられる。その副作用として、悪心、嘔吐を誘発することが知られており、この副作用を利用している。トラネキサム酸による催吐作用に対するラットでの報告では、脳幹領域にいけるNK1受容体を介している可能性が示唆されている。

10頭のビーグルを用いたトラネキサム酸の催吐処置における有効性および安全性を評価した文献によると50mg/kgで全頭催吐が確認された。また、トラネキサム酸50mg/kgでの抗線溶作用をトロンボエラストグラフィーを用いて評価したところ、投与後20分後には、抗線溶作用が有意に認められ、24時間後には投与前と比較し有意差は認められなかった[7]。

当院では、静脈留置を設置し、50mg/kgの静脈内投与を実施している。幼齢犬では一時的な神経症状、ふらつきなどの経験があるため30mg/kgとしている。当院での催吐誘発率は90%近くで、催吐誘発までの時間は投与後3分以内（多くは2分以内）、平均嘔吐回数は3～4回であった[8]。

嘔吐以外の副作用として、一時的に散瞳、血圧低下、ショック、けいれん発作などを認めることがあるため、即時に対応できるよう静脈留置は設置しておくべきである。また、血液凝固線溶系に作用する薬剤であるため、血栓形成傾向にある場合やDICに罹患している場合は使用すべきでない。また、催吐剤としては効能外使用であり、副作用により吐かせているため、使用する際は飼い主に十分なインフォームを行う必要がある。

トコンシロップ

トコンシロップは化学受容器引金帯（CTZ）を刺激、あるいは胃粘膜に炎症を惹起させることで、その刺激により嘔吐を誘発する。犬の投与量として、1～2.2mL/kg[1]、猫では、3.3mL/kgを等倍希釈して使用することが報告されている[9]。小動物における催吐率は50%程度といわれている。

トコンシロップは非常に苦味が強いため、とくに猫では投与が難しい。また、副作用としては、不整脈を

表5　胃洗浄の適応

①毒物を経口摂取後1時間以内
②大量服毒、毒性の高い物質
③胃内に多く残留していると考えられる物質
④活性炭投与が不適当な場合（大量服毒、活性炭に吸着されにくい物質：重金属、キシリトール、エチレングリコール、アルコールなど）

表6　胃洗浄の禁忌

腐食性毒物	食道穿孔、胃穿孔が生じてしまう可能性があるため
炭化水素毒物	ガソリン、灯油などは粘稠性が低く、誤嚥性肺炎の原因となりやすい
尖った異物	縫い針など

引き起こす心毒性などがあるため嘔吐できなかった場合、理想的には胃洗浄処置を実施すべきである。

食塩

食塩は咽頭粘膜を刺激することで嘔吐を誘発する。やむをえない状況で使用する場面もあるかもしれないが、基本的には実施すべきでない。高ナトリウム血症に伴う中枢神経症状が生じる場合があるため、きわめて注意深く使用する必要がある。

その他の薬剤

エビデンスはないものの臨床家のなかでは、猫の催吐処置においてセファゾリン（300mg/head急速静脈内投与）あるいはヒドロモルフォン塩酸塩0.05mg/kgとミダゾラム0.2mg/kgの混合投与なども実施されている。

胃洗浄処置

胃洗浄（gastric lavage）は、胃内に残留する薬毒物を胃管により回収する手段であり催吐処置同様、飲んでから時間が経過するほど効果が下がる。基本的には1時間以上経過した場合には効果はあまり期待できないかもしれない。また、合併症をおこす可能性があるため、慣習的に漫然と行うことは許されず、適応を選ぶ必要がある（表5）[10]。誤嚥性肺炎のリスクを防ぐため挿管管理下で実施することが望ましい。胃管を用い洗浄液として1回の注入量を10mL/kgの温水あるいは温めた生理食塩水を使用する（図4）。排液が透明になるまで十分に洗浄操作をくり返す。主な注意点は、気道内への誤嚥防止（実施体位、嘔吐への備え、危険な症例には事前の気管挿管）と、食道・胃の損傷防止（禁

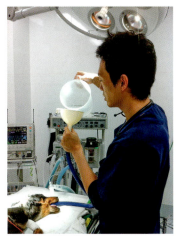

図4　胃洗浄

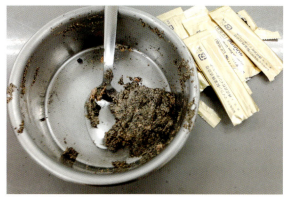

図5　活性炭の経口投与

忌症例を避け、胃管の選択や挿入手技に注意)である（表6）。

活性炭の投与

活性炭は多くの物質と結合する吸着剤であり、それ自身は体内に吸収されないため服用した中毒物質の吸収を減少させる。また、すでに血中に吸収されている毒物の排泄促進効果もあり、禁忌症例および活性炭に吸着しない物質以外すべて中毒で活性炭治療が推奨される。

活性炭の吸着は可逆性で投与後1分以内にはじまり、離脱はゆっくりと進行する。活性炭の吸着作用に影響を与える因子として①消化管内食物の存在②消化管内のpHである。とくに、牛乳やエタノールが存在すると活性炭の作用は減弱する。また、胃から小腸に通過してpHが上昇すると離脱が生じる。この離脱に打ち勝つためには、活性炭の大量投与が必要となる。

医学領域にて、活性炭の単回投与がとくに有効とされている物質として、アスピリン、アセトアミノフェン、テオフィリン、三環系・四環系抗うつ薬、バルビツレートであり、犬猫の誤飲でよく認められるチョコレート中毒、人薬の誤飲への処置対応に相当する。また上記以外の薬物にもその効果が期待できるため、服用した毒物が明らかでない場合も投与すべきである。

投与量として、1～4g/kgが推奨されている[11]。経口投与量としてかなりの量になってしまうので、嗜好性を増すために少量のフードと混ぜることも可能である（図5）。ただし、なるべく薬物単体のほうが効果的である。牛乳やオイル、アイスクリームなどは吸着力が低下するためやめるべきである[12]。

意識レベルの低下など臨床徴候が認められる場合は、気管挿管実施後、胃チューブなどを介して投与すべき

表7　活性炭の使用禁忌

意識レベルの低い動物	誤嚥性肺炎の可能性がある
吸着しにくい毒物	重金属、キシリトール、エチレングリコール、アルコール
腐食性毒物	
重度の脱水および低灌流	塩類の誤飲
消化管閉塞および穿孔を疑う	
高浸透圧病態	腎疾患、糖尿病、心因性多尿、糖尿病性尿崩症
高ナトリウム血症	
誤嚥性肺炎を引き起こす可能性のある疾患をもつ動物	巨大食道、喉頭麻痺、誤嚥性肺炎の既往のある動物

である。また、活性炭のくり返し投与（4～8時間ごと数日間）により、静脈内に投与された薬剤やすでに吸収された薬剤でも排泄効果が期待できる。

活性炭投与の禁忌は、腸管閉塞、消化管穿孔である。また、消化管運動を抑制する薬剤の服用、麻痺性イレウスのよる蠕動運動低下も相対的禁忌となる（表7）。活性炭に吸着されない薬物として、強酸、強アルカリ、エタノール、エチレングリコール、鉄、カリウム、臭化物などがある。内視鏡実施時は、視野の妨げとなるため優先順位を考慮する。

緩下剤

中毒では、糖類下剤（ソルビトール）、塩類下剤が推奨され、どちらも浸透圧作用により水分の増大あるいは腸管蠕動を促進させることで排便が誘発される。活性炭と併用することで、活性炭と結合した中毒物質の腸内滞在時間を短縮させることができると考えられている。70％ソルビトール液を1～2mL/kgにて使用する。

緩下剤投与の禁忌は、腹部外傷、近日中に手術をしていた場合、腸閉塞、消化管穿孔、重度電解質異常などである[13]。塩類下剤は、マグネシウム、ナトリウムを含むため、心機能、腎機能低下時には慎重に投与

犬と猫の臨床救急医療

表8　拮抗薬、解毒剤

拮抗薬・解毒剤	中毒適応
Nアセチルシステイン	アセトアミノフェン中毒
フルマゼニル	ベンゾジアゼピン中毒
シプロヘプタジン（ペリアクチン）	セロトニン症候群、抗うつ剤中毒
4MP（フォメピゾール）	エチレングリコール中毒
エタノール	エチレングリコール中毒
ジメルカプロール（BAL）	鉛、水銀、ヒ素中毒
プラリドキシム（2PAM）	有機リン中毒
アトロピン	有機リン中毒、カーバメート中毒
Dペニシラミン	亜鉛、鉛、カドミウム、銅、水銀中毒
ディフェロキサミン	鉄中毒
ナロキソン	オピオイド中毒
ビタミンK1	抗凝固系殺鼠剤中毒
メチレンブルー	メトヘモグロビン血症

表9　脂肪乳剤の静脈内投与が有効とされる中毒（脂溶性が高い中毒物質）[14]

油水分配係数（Log^P）が高い薬剤
イベルメクメクチン
モキシデクチン
ペルメトリン
カルプロフェン
ケトプロフェン
イブプロフェン
インドメタシン
リドカイン
ブビバカイン
ジアゼパム
メトプロロール
ジルチアゼム　　　　　　　　　　など

する。

強制利尿

　強制利尿は中毒起因物質の排泄を促進する目的として、尿量を増加させる治療法であり、人医領域でも急性中毒の標準的な治療法の1つとして広く実施されている。当院では1時間当たり4〜8mL/kgの持続点滴かつ尿量が十分出なければ、状況に応じて利尿剤（フロセミド）を使用している。治療中は、尿量、体温、呼吸数、心拍数のモニターおよび必要に応じて、尿比重、電解質、血圧などの評価が必要となる。

　しかしながら理論的に有効性が期待できる物質は非常に少なく、実際に臨床効果が示された物質に関してはごく一部（バルビツール薬剤、サリチル酸など）しかなく、多くの中毒例においては、嘔吐による脱水の補正・防止と腎血流量の維持が目的とされている。

　獣医学領域では中毒時の強制利尿に関する情報は乏しいため、当院では上記に記した情報をもとに処置を進めている。ただし、強制利尿の禁忌症例に関しては熟知しておく必要がある。禁忌症例としては、心不全、肺水腫、脳浮腫、腎不全、高ナトリウム血症、低ナトリウム血症、重度高血糖などである。また、高齢動物や心雑音のある動物、腎不全症例に対しても輸液量や利尿剤の使用には十分な注意を払うべきである。

拮抗薬・解毒薬の投与

　解毒剤、拮抗薬とは、毒物の毒性を緩和することのできる物質である。毒物の種類により適応可能なものは異なり、また、多くの毒物において解毒剤は存在しない。表8に代表的な解毒剤をあげる。

脂肪乳剤

　近年、いくつかの脂溶性薬剤の中毒（ペルメトリン、ピレスリン、イベルメクチン、モキシデクチン、マリファナなど）に対して、脂肪乳剤の静脈内投与が有効であることがいくつか報告されている（表9）[15〜18]。

> ●脂肪乳剤の投与法[86]
> ①20%脂肪乳剤を1.5〜4mL/kgをゆっくり静脈内投与
> ②15mL/kg/h（0.25mL/kg/min）を30〜60分間投与

　正確な機序はわかってはいないが、脂肪乳剤は、患者の血清中でカイロミクロン様の脂肪滴を形成し、脂肪への取り込みによる中毒物質の血中濃度の低下（Lipid Sink）がおこるとされている[13]。

各種中毒への対応

チョコレート中毒

　チョコレート中毒の臨床症状は、メチルキサンチン（テオブロミン、カフェイン）含有量に依存するため、カカオ含有量が多ければ多いほど中毒症状が生じやすい。臨床症状は一般的に摂取後1〜6時間後に現れる（表10）[19]。初期は、落ち着きがなくなり、多飲、嘔吐、下痢が認められる。進行すると活動亢進、多尿、振戦、けいれん発作が認められる。その他、頻脈、心室性期外収縮、頻呼吸、チアノーゼ、高血圧、高体温、昏睡などが認められる[19]。死亡する原因として不整脈あるいは呼吸不全が挙げられる。一般的ではないが、徐

144

救急医療編　中毒

表10　メチルキサンチンの中毒量

中毒量 （カフェイン＋テオブロミン）	軽度（嘔吐、下痢）	20mg/kg
	中程度（頻脈）	40～50mg/kg
	重度（振戦、けいれん発作）	60mg/kg
	致死量	100～200mg/kg（LD50）
チョコレートに含まれる メチルキサンチン （カフェイン＋テオブロミン）量	ミルクチョコレート	1.67mg/g
	ダークチョコレート	5.2mg/g
	ココアパウダー	28.47mg/g
	ホワイトチョコレート	0.039mg/g

脈や低血圧がおこり得る可能性がある[19]。また、脂肪分が多いものに関しては、24～72時間後に急性膵炎を発症する可能性がある。

治療

　チョコレートは摂取後胃内に残りやすい毒物であることから1～3時間以内であれば催吐処置および胃洗浄処置を実施する。催吐および胃洗浄処置後は、活性炭の投与（0.5～4g/kg）を実施すべきである[20]。けいれん発作を呈している場合は、ジアゼパム、フェノバルビタールにて対応する[21]。不整脈のため意識レベルが低下している症例に対しては、リドカイン、βブロッカーを投与する。

　240回/分を上回る頻拍により心拍出量の低下が認められる際は、βブロッカーの使用を考慮するが、プロプラノロールは過去の報告によると腎排泄量の低下が認められることから、β1選択性のメトプロロールを使用すべきである[20]。

　心血管系のサポートおよび毒物の強制利尿を目的に維持量の約2倍（当院では4～8mL/kg）で実施する。カフェインは膀胱から再吸収されることから、可能であれば尿道カテーテルを留置する[21]。電解質異常が認められる可能性があるため十分にモニターすべきである。合併症として、横紋筋融解症、持病の心疾患の増悪、DICなどが認められることがある。

タマネギ（ネギ類：ニンニク、ニラなども含む）

　タマネギは犬ではチョコレートに次いで有名な中毒物質であり、猫でも同様（犬よりもさらに感受性が高い）に中毒を引き起こす[22]。ネギ属に含まれる、有機硫化物が消化管で吸収され代謝を受け強い酸化物質となることで溶血など毒性を示す[23]。この物質は熱の影響を受けないため加熱処理を実施したとしても毒性に変化はない。

　犬の赤血球は、活性酸素を除去する酵素であるカタラーゼ含有量が少なく抗酸化能力が低いために溶血が生じるといわれており、猫は他の動物と比較し、ヘモグロビンが酸化作用を受けやすいことから溶血を引き起こすといわれている[24]。有機硫化物に赤血球内のヘモグロビンが酸化された結果、ハインツ小体を形成し、これらは脾臓や肝臓においてマクロファージに貪食される。また、形態を維持できず血管内溶血を引き起こす。また、赤血球の膜蛋白が酸化された結果、変形した赤血球（Eccentrocyte）となり、形態、マクロファージの貪食を受けるあるいは溶血を引き起こす[25]。ハインツ小体や変形赤血球は、摂取後24時間以内に確認されるかもしれないが、実際に貧血が生じるのは数日後に発症することが多い。

　ニンニクに含まれるアリシンは心筋あるいは平滑筋の弛緩作用があるため、血管拡張や低血圧の原因物質となり得る[26～28]。また、ニンニクは回腸粘膜障害に伴う下痢や腹部痛が生じることも知られている[29]。

中毒量

　個体差はあるが、一度の大量あるいは、少量でも継続的に摂取した場合に中毒症状として現れるとされている。犬で15～30g/kgとされているのに対し、猫ではたったの5g/kgで血液性状の変化を引き起こす可能性がある。一貫して体重の0.5％量のタマネギを摂取することによって生じるとも考えられている。

症状

　大量に摂取した場合、1日以内に臨床症状が認められることもあるが、摂取後、数日後に認められるのが一般的である。活動性の低下、ヘモグロビン尿、黄疸、頻呼吸、頻脈、運動不耐性、虚弱などが認められる。腹部痛や嘔吐、下痢などの消化器症状も認められることもある。

　臨床検査所見として、血管外溶血、ハインツ小体性貧血、変形赤血球症、ヘモグロビン尿症、高ビリルビ

145

ン血症、メトヘモグロビン血症が認められる。

診断

　診断は、ネギ類の摂取の既往あるいは血液検査での
ハインツ小体性貧血の確認により行う。また、摂取後
間近であれば、ネギの匂いのする口臭を確認すること
ができる。

治療

　1～2時間以内であれば、催吐適応となる。また活
性炭投与も有効であることから実施すべきである。嘔
吐、下痢など脱水を引き起こす状態、ヘモグロビン尿
や低血圧が認められる場合は輸液を実施すべきである。
貧血が重度であれば酸素吸入および輸血を考慮する。

　貧血は摂取後数日してから認められることが一般的
であることから、摂取してから数日間は貧血のモニタ
ーが必要となる。抗酸化物質である、アスコルビン酸
塩、ビタミンE、Nアセチルシステインの投与の有効
性が検討されているが、猫ではほとんど報告がない[30]。

キシリトール中毒

　キシリトール中毒による臨床的問題点は、短時間で
発症する低血糖と、予後に関わる肝障害、肝不全であ
る。キシリトールの静脈内投与を実施した犬の研究で
は、容量依存性にインスリンの分泌量が増加し、グル
コースの同量の静脈内投与と比較してもキシリトール
投与群のほうがインスリン分泌量がまさり、結果とし
て低血糖を引き起こした[31、32]。

　経口投与でも同様の結果となり、キシリトールとグ
ルコースの経口投与時の血清インスリン濃度を比較し
た研究では、キシリトール1g/kgの経口投与はグルコ
ース1g/kgの経口投与時と比較し約6倍の血清インス
リン濃度のピークを認めた。また、グルコース投与群
では、血糖値が上昇したが、キシリトール投与群では、
投与後1時間経過した地点で、50mg/dLを下回る急
激な血糖値の低下をみとめた[33]。

　インスリン分泌に伴い、糖を細胞内に移動させる際、
カリウムも同様に細胞内に移動するため低カリウム血
症が認められることが知られている[34]。またインス
リンにより、細胞透過性が亢進することで低リン血症
を引き起こす[35]。

　急性肝壊死の原因は解明されていないが、キシリト
ールやその代謝物が肝臓におけるアデノシン3リン酸
を枯渇させる[36～37]、あるいは、活性酸素による細胞

障害によるものと考えられている[38]。

症状

　摂取後、30～60分程度で低血糖による嘔吐、傾眠、
運動失調が生じる[39]。

　さらに低血糖が進行すると虚脱、発作が生じる。摂
取量が多ければ12～24時間以内に肝酵素上昇が認めら
れる。インスリンの放出に伴い、細胞内にグルコース
が取り込まれると同時にカリウムおよびリンの取り込
みが生じ低カリウム血症および低リン血症を引き起こ
す。肝障害が生じた場合、2次的にプロトロンビン時
間の延長に伴う血液凝固障害を認めることがある。

中毒量および発症時間

　キシリトールガム1粒のキシリトール含有量は製品
によって様々であり、おおよそ0.3～1.3g/粒となっ
ている。インスリンの放出による低血糖は中毒量
0.1g/kg以上で生じる可能性があり、摂取後30～60分
（12時間までおこり得る）で認められられることが一般
的である[40]。

　いっぽう、急性肝壊死は、中毒量0.5g/kg以上で生
じる可能性があり、摂取後9～72時間以内で認めると
されている。肝障害は依存性なのか、特異的な反応で
あるのかはわかっておらず個体差が多いのではという
意見もある。

治療

　低血糖が明らかであれば、20%Gluを1～2mL/kg
で緩徐に静脈内投与を行い、その後2.5～5%Glu液
での持続点滴を実施する。低カリウム血症や低リン血
症が認められた場合は補正を行う。静脈点滴、肝庇護
剤（Nアセチルシステイン、SAMe、シリマリン）の投
与、肝性脳症に対する対応を実施する。血液凝固異常
が認められる場合は、新鮮凍結血漿あるいは全血輸血
を必要に応じて実施する。

ブドウ、レーズン中毒

　犬では、ブドウやレーズン（干しブドウ）の摂取によ
り、急性腎不全を呈し死にいたることがある。ブドウ
やレーズンの毒性の機序あるいは中毒が用量依存性か
どうかは不明である。生のブドウと比較し、レーズン
のほうが中毒症状を示しやすいとされている[41]。中
毒の原因はいまだ解明されておらず、原因物質として、
オクラトキシン、フラボノイド、タンニン、ポリフェ

ノール、モノサッカライドなどが可能性として挙げられている。

腎臓における中毒機序も同様に解明されていないが、尿細管毒性あるいは特異的な反応により腎臓領域のおける循環血液減少あるいは腎虚血のためとされている[42]。

中毒量

過去の報告によるとレーズンでは2.8～36.4g/kg以上、生のブドウでは、19.6～148g/kgとなっている[43]。別のものでは、致死量として4～5粒/kgとの報告もあれば[44]、1kgのブドウを食べても無症状であったという報告もある[41]。

症状

摂取後24時間以内に嘔吐、食欲不振、傾眠、下痢を認め、摂取後48時間以降に急性腎不全を発症する（活動性の低下、脱水、乏尿、無尿）。

診断

ブドウやレーズン摂取の既往および腎不全に伴う臨床症状、血液検査でのBUN、Cre、カルシウム、リンの異常を認めた際、中毒を疑う。

治療

ブドウやレーズンを摂取した犬に対しては、腎不全が生じる可能性があるため十分な治療を施すべきである。摂取してから時間が経過していない症例であれば、積極的に催吐、胃洗浄、活性炭の投与を実施すべきである。2時間以上経過した場合でも、胃内に残存している可能性もあるため実施する価値があるかもしれない。

来院直後から輸液を開始すべきである。また、72時間は腎不全を発症する可能性があるため、血液検査でのモニタリングを実施する[41、43、45]。腎不全が生じ、尿産生量が減少することにより過剰輸液になる可能性があるため、尿量、呼吸数、意識レベルなど注意深くモニタリングする必要がある[44]。急性腎不全を呈している症例に対しては、フロセミド、ドパミン、マンニトール、H2ブロッカーの投与あるいは、腹膜透析、血液透析の実施を検討するが予後は期待できない[41、44]。

予後

運動失調、虚弱、乏尿、無尿を呈している腎不全症例の予後は不良である。無尿症例に対する透析あるいは輸液治療は意味がないかもしれない。病気の進行に伴いDICを認めることもある。

アセトアミノフェン

アセトアミノフェンは市販用の風邪薬などに含まれており、犬や猫が誤って口にすることで中毒が生じることが一般的とされている[46]。アセトアミノフェンは肝臓でP450を介して代謝され、肝内のグルタチオンを消費し中間毒性体であるNアセチルPキノネミンが生成される。本来グルタチオンにより抱合されて無毒化されるが、猫や幼若動物では十分に抱合されないため毒性が増加する。NアセチルPキノネミンは赤血球および肝細胞、尿細管上皮を酸化することで、メトヘモグロビン血症およびハインツ小体性貧血、重篤な肝障害、腎障害を引き起こす。

中毒量

犬では46mg/kgでの中毒症状が報告されているが[47]、中毒量としては、100mg/kg以上が一般的である[46〜49]。460mg/kg以下であれば治療により回復の見込みがあるとされており、それ以上であればメトヘモグロビン血症を引き起こし死にいたるケースが報告されている[50〜52]。900mg/kg以上で劇症肝炎が認められ[48]、1g/kg以上で数時間にチアノーゼを認め、12時間以内に死亡している[51]。猫では犬と比較してさらに感受性が高く[46、49、51、52]10mg/kg程度の用量で中毒症状が報告されている[53]。一般的には、50mg/kg以上での報告が多く、120〜140mg/kgでは、50％の症例で4時間以内にメトヘモグロビン血症が認められている。143mg/kgでは1/4の症例が死亡している[47、49、51、54、55]。

症状

アセトアミノフェンによる臨床症状は、赤血球および肝細胞に対する影響により認められる。

メトヘモグロビン血症は犬でも認められることがあるが主に猫の中毒症状として一般的である。小葉中心性肝壊死は犬で一般的な中毒症状であり、そのほか人、ラット、猫でも認められることがある[56]。

犬では、高用量摂取した場合には、嘔吐が一般的に認められる。また肝壊死に起因した臨床症状が認められる。臨床症状には、悪心、嘔吐、腹部痛、活動性の低下などが認められる。頻脈や頻呼吸も報告されている[49]。軽症例であれば、2〜3日で回復するが、重症

犬と猫の臨床救急医療

例では、黄疸が進行性に認められ死にいたる[54]。猫でのアセトアミノフェン中毒に伴う臨床症状は様々である。一般的に臨床症状は摂取から1～2時間後に発症するが、長時間経過してから発症するものもある。過去の報告では、沈うつ・活動性の低下が76%、粘膜色の変化（チアノーゼ、蒼白など）が50%、食欲不振が35%、嘔吐が35%、流涎が24%、下痢が18%、頻脈が18%、呼吸不全が12%、顔面や四肢の浮腫が29%で認められている[53]。メトヘモグロビン血症および溶血は猫で一般的に認められる。血液をろ紙に垂らすと茶色に変色した血液を確認することができる。ハインツ小体を確認できることがあり、約75%の猫で貧血が認められる[53]。高ビリルビン血症は摂取後48時間以内に認められる。

犬では、低血糖、中程度の高ビリルビン血症、ALT、ALP、BUN、Cre、CPK値の上昇が報告されている。ALT値の上昇は、アセトアミノフェンによる直接的な肝障害あるいは低酸素の結果により生じ、摂取後24時間以内に認められる。ALTだけでなくASTやALPの上昇も認められる。重度肝障害の結果、プロトロンビン時間や部分トロンボプラスチン時間の延長や低コレステロールや低アルブミン血症が認められる[47]。

診断

アセトアミノフェン中毒の診断は、問診による毒物摂取の可能性、臨床症状、臨床検査所見により判断する。医学領域において、血漿、血清、尿サンプルにおけるアセトアミノフェンの検出は可能ではあるが、検査結果を得るまでに時間がかかるため使用されない。

治療

摂取後1時間以内であれば、催吐処置および胃洗浄処置を実施する。その後活性炭の投与を行う。アセトアミノフェンは腸肝循環に入るため、摂取後2時間以上経過している場合も活性炭の投与は適応となる。Nアセチルシステイン（NAS）は、アセトアミノフェン代謝物と直接的に結合し排泄を進める。静脈内投与用のNASを初回投与量として140mg/kg（重症例であれば、280mg/kg）を緩徐に静脈内投与を行い、その後6時間おきに70mg/kgを3～5回投与を行う。その他、補助療法として、アスコルビン酸、シメチジンの投与を行われている。

アスコルビン酸（ビタミンC）は、メトヘモグロビンを還元しヘモグロビンに変換させるために投与すると

表11　NSAIDsによる副作用

消化管	食欲不振、嘔吐、吐血、腹部痛、下痢、メレナ、消化管潰瘍、消化管出血、炎症、消化管穿孔、狭窄、蛋白漏出性腸症
腎臓	腎血流量の減少、糸球体ろ過量の減少、高窒素血症、高カリウム血症
肝臓	肝酵素上昇、黄疸
止血機能	血小板減少、出血時間の延長
造血機能	骨髄抑制、非再生性貧血、溶血性貧血、血小板減少症、好中球減少症、汎白血球減少症、メトヘモグロビン血症
中枢神経	沈うつ、けいれん、昏睡、行動変化
免疫機能	アレルギー反応

されているが、その効力は不明であり消化器症状を引き起こす可能性もある。30mg/kg BID～QIDにて使用する。

シメチジンは肝臓内でのチトクロームP450で酸化されることで、アセトアミノフェン代謝（NアセチルPキノネミンの産生）を減少させる効力があるとされている[47]。その他の支持療法として、静脈点滴、必要であれば酸素吸入および輸血処置を実施する。

イブプロフェン、アスピリンなど

イブプロフェンなどNSAIDsは、医学、獣医学領域において一般的な薬剤であり、犬や猫では薬物動態のちがいにより人と比較し少量でも副作用を認める（表11）。犬や猫でも日常におき得る中毒として有名である[57,58]。

中毒量

少ない用量でも慢性的に投与した場合、消化器症状を認める。3mg/kgの隔日投与を6週間継続した症例で胃潰瘍が悪化し穿孔を引き起こし死にいたったケースが報告されている[57]。1回の投与では、25～125mg/kgで消化器症状が認められ、50mg/kg以上で潰瘍が認められる可能性がある。100～175mg/kgでは、腎障害を引き起こす可能性がある[57,59]。400mg/kgでは、中枢神経に作用し、沈うつ、けいれん、昏睡状態をきたすことがある[59]。600mg/kgが急性の致死量とされているが、腎不全や消化管穿孔による合併症での死亡はさらに低容量でおこるとされている。猫はグルクロン酸抱合能が低いため、犬と比較し、2倍の感受性があるとされている。

診断

アセトアミノフェン中毒の診断は、問診による毒物

摂取の可能性、臨床症状、臨床検査所見により判断する。血球計算、生化学検査、尿検査、画像検査などを実施し、胃潰瘍に伴う貧血や画像検査での消化管穿孔の有無、BUN、Cre、リン、カルシウムや尿比重の異常の有無を調べる。

治療

摂取後1〜2時間以内であれば、催吐および胃洗浄処置を実施する。その後活性炭の投与を行う。NSAIDsは腸肝循環に入るため、摂取後2時間以上経過している場合も活性炭の投与は適応となる。その他、貧血への対応、抗けいれん処置、消化管保護、腎不全の防止、肝保護を目標とする。重度貧血症例に対しては輸血処置を実施する[60]。進行性の出血にて出血量が30mL/kg以上である場合、PCVが20%以下である場合に輸血を検討する[61]。けいれん発作が認められた場合は、ジアゼパムやバルビツールが必要になり、コントロールできなければ挿管下での全身麻酔管理が必要となる場合もある。

消化管保護剤としてH2ブロッカー、プロトンポンプインヒビター、スクラルファート、ミソプロストールなどが挙げられる(**表12**)。

殺鼠剤中毒

殺鼠剤には、有機殺鼠剤であるクマリン系薬剤(ワルファリン剤)、リン化亜鉛剤などが存在し、ほとんどの殺鼠剤がビタミンKの再利用を阻害するクマリン剤を用いた抗凝固剤であり、ビタミンK依存的な凝固因子(Ⅱ、Ⅶ、Ⅸ、Ⅹ)の生成を減少させ血液凝固異常をおこす。第1および第2世代の殺鼠剤があり、第2世代物質のほうが毒性が強く作用時間も長い(**表13**)。

症状

臨床症状は主に出血傾向であり、各臓器での出血に伴い、沈うつ、虚弱、粘膜蒼白、鼻出血、吐血、血便、皮下出血、関節内出血に起因する跛行、盲目(眼底および眼内出血)、胸腔および腹腔内出血、およびそれらに伴う呼吸、循環異常が認められる。

診断

問診および血尿、点状出血、跛行(関節内出血)など身体検査における出血傾向所見により疑う。血液凝固系検査にてプロトロンビン時間の測定が最も感度が高く、中毒症状の初期に延長が認められる。ただし、ビ

表12　NSAIDsに伴う消化管障害の治療例

ミソプロストール	1〜3μg/kgTID〜QID
スクラルファート	犬0.5〜1g/kgBID〜TID、猫0.25g/kgBID〜TID
ファモチジン	0.5mg/kgSID〜BID
オメプラゾール	犬20mg/headあるいは0.5〜1mg/kg PO SID、猫0.7〜1mg/kg PO SID

表13　クマリン系殺鼠剤の中毒量

薬剤	世代	毒餌内の濃度※	LD50
ワルファリン	第1世代	0.025 〜 0.03%	20〜300mg/kg（犬）
			5〜30mg/kg（猫）
ブロデファカム	第2世代	0.01%	0.2〜4mg/kg（犬）
			猫はわかっていない
ブロマジオロン	第2世代	0.01%	11〜15mg/kg（犬）
			猫はわかっていない
ジフェチアロン	第2世代	0.00%	4mg/kg（犬）
			>16mg/kg（猫）
ジファキノン	第2世代	0.005 〜 0.2%	0.9〜8mg/kg（犬）
			15mg/kg（猫）
ピンドン	第1世代（インダンデオン類）	0.03%	5〜75mg/kg（犬）
			猫はわかっていない

タミンK依存性凝固因子の枯渇には、24〜48時間かかるため、PTおよびAPTTの延長は、摂取後時間が経過したあとにおこることがある。FDP(フィブリン分解産物)や高フィブリノーゲン血症は、抗凝固系殺鼠剤中毒の50%で認められる[62]。X線検査では、胸水貯留に伴うフィッシャーライン、エアブロンコグラム、腹部コントラストの低下などが認められる[62]。胸腔穿刺や腹腔穿刺により血様腹水が採取されるが血餅は形成されない[63]。

治療

2時間以内であれば、催吐および胃洗浄処置が優先される。実施後は、活性炭の投与を実施する。呼吸抑制を生じるほどの胸水および循環異常をおこすような心膜液が認められるようであれば、抜去を試みる。

ビタミンK1は、抗凝固系殺鼠剤中毒症例に対してきわめて有効である。投与後、すぐに凝固因子の合成に利用される。ビタミンK3はワルファリンやクマリン系の中毒に効果がないばかりか、有害な副作用(ハインツ小体貧血、ヘモグロビン尿症、ウロビリン尿症、メトヘモグロビン血症、肝障害など)が認められることもあり、殺鼠剤中毒症例への使用は禁忌である。ビ

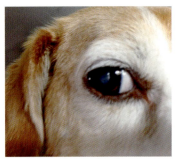

図6 有機リン中毒と診断したビーグル犬に認められた縮瞳

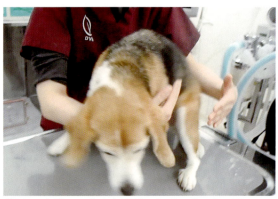

動画2 有機リン中毒と診断したビーグル犬に認められた中枢神経症状 (Movie)

タミンK1は、静脈内あるいは筋肉内投与も可能であるが、殺鼠剤中毒に対しては、皮下投与あるいは経口投与が一般的な投与経路である。静脈内投与はアナフィラキシーを引き起こす可能性があり推奨されない[65]。筋肉内投与では、疼痛あるいは筋肉内出血の可能性があり使用されない。ビタミンK1は缶詰食と一緒に食べさせることで生体利用率を4〜5倍に増強させることができるといわれている[66]。また、吸収過程において、胆汁酸塩やカイロミクロンが必要となる[67]。殺鼠剤中毒に対するビタミンK1の一般的な投与量は、1.25〜5mg/kg1日2回投与となっており、毒物摂取量や感受性により調節する。ビタミンK1による副作用の報告はないため積極的な投与が推奨される。投与期間は中毒物質が完全に排泄されるまで投与しなければならず、多くの場合3〜4週間は継続しなければならない。治療中止か否かの判断には、プロトロンビン時間や活性化全血凝固時間（ACT）を測定し、正常値であれば治療を中止する。また、延長が認められればさらに1週間継続する。

有機リン系殺虫剤

有機リンは動物の神経機能を麻痺させる殺虫剤で、経口摂取、吸入、経皮膚的にも吸収され中毒作用が発現する。有機リン系殺虫剤の殺虫および動物に対する毒性は、不可逆的なコリンエステラーゼ阻害作用の結果、アセチルコリンが異常に蓄積することによって生じる。ムスカリン受容体（副交感神経の節後線維末端部）、ニコチン受容体（運動神経末端部、交感神経、副交感神経神経節）、中枢神経に蓄積し各種の臨床症状が出現する。

症状

有機リン中毒での臨床症状は過剰なアセチルコリンによるムスカリン様作用、ニコチン様作用、中枢神経作用により発現する。ムスカリン様作用による症状は、縮瞳（図6）、流涙、流涎、気道分泌亢進、低血圧、徐脈、放尿、排便、嘔吐、下痢などがある。ニコチン様作用による症状は、交感神経節刺激により、頻脈、高血圧、散瞳、高血糖、尿糖陽性などが認められる。中枢神経作用による症状は、意識障害、沈うつ、興奮、発作などがある（動画2）。有機リン中毒での死因は、呼吸不全であり、呼吸中枢麻痺、呼吸筋麻痺、気道分泌物の増加、気管支攣縮などムスカリン様作用、ニコチン様作用、中枢神経作用が複合して生じる[68]。

合併症

急性期症状に引き続き、服毒後24〜96時間後に生じる神経麻痺、四肢および呼吸筋麻痺が認められることがあり、これを中間期症候群とよぶ。筋損傷およびアセチルコリン受容体のダウンレギュレーションによるもの（ニコチン様作用および中枢神経作用）とされている。小動物では少量の長期的曝露（皮膚からの吸収）によって認められることがある。

診断

有機リン剤の曝露歴があり、縮瞳、流涙、流涎、気道分泌亢進などのムスカリン様作用による症状が認められれば比較的診断しやすいかもしれない。また、血清コリンエステラーゼ活性の測定を実施することで正常値の50％以下に減少している場合は、著しい阻害を示す。中毒症例では25％以下の値を示すものが多い（正常：1,000IU/L以上、異常：500IU/L以下）[70]。

治療

1時間以内摂取であり、意識レベルが清明でれば催吐の適応となる。液体溶媒の場合は炭化水素溶剤を使用しているものが多く吸引の危険性があるため注意すべきである。胃洗浄および緩下剤（ソルビトールなど）

救急医療編　中毒

による浄化、活性炭の投与も適応となる。

　硫酸アトロピンは、副交感神経遮断薬でムスカリン受容体においてアセチルコリンを競合拮抗するためのムスカリン様作用を特異的に拮抗する。投与の適応は、気道分泌過多、唾液分泌亢進、気道れん縮による喘鳴など呼吸器症状に対して使用する。アトロピンは0.1〜0.5mg/kgを1/4量静脈内投与および残りを皮下・筋肉内投与が推奨されている。その後心拍数および聴診での湿性の肺音異常が認められる際0.1mg/kgの間欠的投与を実施する[70]。

　コリンエステラーゼ再賦活薬であるプラリドキシム（PAM）およびムスカリン受容体拮抗薬である硫酸アトロピンが用いられる。

　プラリドキシムは20〜50mg/kg皮下、筋肉内、あるいは緩徐に静脈内投与（30分程度かけてゆっくり投与）を行う。効果がある際は、8〜12時間の間隔をあけ、もう1回あるいは2回の追加投与を実施する[70]。改善が認められない場合は、悪心や過呼吸など、PAMによる副作用が生じるためこれ以上の投与は実施しない。曝露後24時間以内であれば最も効果あるとされているが24〜48時間後にはコリンエステラーゼと有機リン剤の結合がより強固となり（エージングとよぶ）コリンエステラーゼの再賦活化は不可能となり永久に失活する。そのため早期の投与が重要になる。

　その他、脱水、電解質補正、アシドーシスの改善を目的とした静脈点滴は必要である。けいれん症状が認められる場合は、抗けいれん薬としてジアゼパムおよびフェノバルビタールを用いる。呼吸筋麻痺を認める症例では人工呼吸器での治療が必要となる。

予後

　予後は、摂取量と摂取から治療までの時間に依存する。アトロピンは特異的な治療薬であり、呼吸不全で死にいたる状態の動物でも劇的に改善することもある。しかしながら、治療されるまでになくなってしまう動物も多い。

エチレングリコール

　エチレングリコールは犬、猫にとって身近な中毒物であり[71〜73]、治療されなければ非常に危険な毒物である。エチレングリコールによる死亡率は犬で59〜70%であり、猫での死亡率はさらに高い[71,74]。車の不凍液や一部の保冷剤に含まれる。その他、写真の現像液やサビ取り、モーターオイル、工業用の溶剤にも含まれる。

　エチレングリコールは代謝されない限り毒性は示さないが、いくつかのステップを経て代謝されその過程で生成されるグリコアルデヒド、グリコール酸、シュウ酸が産生され最終的に急性腎不全を引き起こし死にいたる。

中毒量

　犬での致死量は、4.4〜6.6mL/kgといわれており、猫では感受性が高く1.5mL/kgが致死量と報告されている[75〜76]。

臨床症状

　臨床症状は3つのステージで表される（図7）。
第1段階：最初の臨床症状は「酔っぱらった」症状として見受けられる。摂取後30分以内に精神障害、歩行障害、脱力や嘔吐などの消化器症状が認められる。このステージでは、毒性を有するグリコール酸やシュウ酸は産生されていない。このタイミングで十分に治療が施されれば予後は良好である。
第2段階：この段階ではグリコール酸が生成されはじめる。摂取後4〜6時間ではじまり、吐き気、嘔吐、食欲不振、下痢、脱水症状などが認められる。
第3段階：12〜24時間経過すると、最終的に代謝産物としてシュウ酸が生成され、シュウ酸はカルシウムと結合し、シュウ酸カルシウムを形成する。これは、重度の尿細管障害を引き起こす原因となり、急性腎不全に伴う顕著な虚弱、嘔吐、昏睡、尿産生の減少を引き起こす[77]。

臨床検査

　摂取後12時間以内にBUN、CRE値の上昇を引き起こす。

　尿検査では、低比重尿（エチレングリコールによる浸透圧利尿）、蛋白尿、尿糖、血尿、アルブミン尿を認める。また、3時間以内に尿中のシュウ酸カルシウム血症を認める症例もある（シュウ酸カルシウムが産生されていないからといってエチレングリコール中毒を除外することはできない）[78]。

　血液検査では、高血糖、低カルシウム血症、腎不全に起因する高リン血症、高カリウム血症を認めることがある。

　一般的に代謝性アシドーシスを認め、（<7.3）尿の酸性化（<6.5）を認める[79]。

151

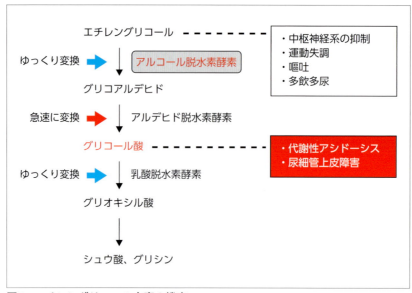

図7　エチレングリコール中毒の機序

診断

毒物摂取の既往と、臨床症状、血液検査でのCre、尿検査での尿比重の低下、シュウ酸カルシウムの確認により行う。また、不凍液の多くには蛍光色素（赤や緑）が含まれているため、紫外線により発光する。そのため尿や吐物、肉球や口の周り、顔に"ウッド光"を照射することで検出できることもある[80]。

治療

1時間以内であれば、催吐処置や活性炭の投与が有用かもしれないが、エチレングリコールは、消化管を介する吸収速度が速いため、あまり効果を期待できない[81]。静脈点滴は維持量の2～3倍量で実施する。脱水を補正し、腎血流量を維持し、利尿を促す。尿量が減少している場合は、過剰輸液をおこさないように気をつける。腎不全により尿産生が低下している場合は、血液透析処置を実施する場合もある。

その他、腎不全に伴う高カリウム血症の管理や制吐剤の使用を実施する。

拮抗薬

エチレングリコールは摂取後短時間（3～4時間）であれば、エタノールを使用することにより生存させることができるかもしれない。それ以上時間が経過し、すでに腎不全症状が発症してしまっている場合は、ほとんど効果を期待できない。

エタノールは、エチレングリコール中毒に対して使用される解毒剤であり、経口投与あるいは、持続点滴により血中濃度を一定に保つことで効果を発揮させる。

●エチレングリコール中毒に対するアルコール投与法[85]
・30%エタノール液1.3mL/kgをボーラス静脈内投与。その後0.42mL/kg/hで48時間持続点滴投与
もしくは
・20%エタノール液5.5mL/kgを4時間おきに静脈内投与を合計5回くり返し実施。その後6時間おきに4回投与

エタノールの投与は必ず中枢神経抑制と低体温を引き起こす。また、エタノール自体、アシデミアの助長や低血糖を引き起こす。低血糖を引き起こす可能性があるため、血糖値は4～6時間ごとにモニタリングすべきである。中枢神経抑制が重度の場合は気道確保が必要な場合もある。その他、栄養管理（ビタミンの投与）や輸液治療が必要となる。

予後

エチレングリコール中毒は一般的に予後不良であるが、早期に気づき治療できれば救命できるかもしれない。摂取量、吸収率、治療までにかかった時間が予後に影響する。犬では摂取後5時間以内に治療介入できれば予後は良好である。早期に治療介入が実施でき、高窒素血症が認められなければ、90%の症例が生存しているとの報告もある[82]。猫では3時間以内に治療介入された場合に限り良好な予後が得られている[83～84]。

参考文献

[1] Arnold, F.J., Hodges, J.B., Jr., Barta, R.A., Jr. Evaluation of the efficacy of lavage and induced emesis in treatment of salicylate poisoning. Pediatrics. 1959 ; 23 : 286-301.

[2] Abdallah, A.H., Tye, A. A comparison of the efficacy of emetic drugs and stomach lavage. Am J Dis Child. 1967 ; 113 : 571-575.

[3] Corby, D.G., Lisciandro, R.C., Lehman, R.W., et al. The efficiency of methods used to evacuate the stomach after acute ingestions. Pediatrics. 1967 ; 40 : 871-874.

[4] Teshima, D., Suzuki, A., Otsubo, K., et al. Efficacy of emetic and United States Pharmacopoeia ipecac syrup in prevention of drug absorption. Chem Pharm Bull. 1990 ; 38 : 2242-2245.

[5] Beasley VR, Dorman DC : Management of toxicoses, Vet Clin North Am Small Anim Pract 20 : 307, 1990.

[6] Amend JF, Klavano PA : Xylazine : a new sedative analgesic with predict- able emetic properties in the cat, Vet Med Small Anim Clin 68 : 741, 1973.

[7] Kakiuchi H, Kawarai-Shimamura A, Kuwagata M, Orito K.Tranexamic acid induces kaolin intake stimulating a pathway involving tachykinin neurokinin 1 receptors in rats.Eur J Pharmacol. 2014 Jan 15 ; 723 : 1-6.

[8] Kakiuchi H, Kawarai-Shimamura A, Fujii Y, Aoki T, Yoshiike M, Arai H, Nakamura A, Orito K. Efficacy and safety of tranexamic acid as an emetic in dogs.Am J Vet Res. 2014 Dec ; 75(12) : 1099-103.

[9] Yeary RA : Syrup of ipecac as an emetic in the cat, J Am Vet Med Assoc 161 : 1677, 1972.

[10] American Academy of Clinical Toxicology, European Association of Poi- son Control Centres and Clinical Toxicologists : Position paper : gastric lavage, J Toxicol Clin Toxicol 42 : 933, 2004.

[11] Beasley VR, Dorman DC : Management of toxicoses, Vet Clin North Am Small Anim Pract 20 : 307, 1990.

[12] Rodgers GC, Matyunas NJ : Gastrointestinal decontamination for acute poisoning, Pediatr Clin North Am 33 : 261, 1986.

[13] American Academy of Clinical Toxicology, European Association of Poi- son Control Centres and Clinical Toxicologists : Position paper : cathar- tics, J Toxicol Clin Toxicol 42 : 243, 2004

[14] Fernandez AL et al,.The use of intravenous lipid emulsion as an antidote in veterinary toxicology. J Vet Emerg Crit Care (San Antonio). 2011 Aug ; 21(4) : 309-20.

[15] Treatment of ibuprofen toxicosis in a dog with IV lipid emulsion. J Am Anim Hosp Assoc. 2014 Mar-Apr ; 50(2) : 136-40. Luiz Bolfer ; Maureen McMichael ; Thandeka R Ngwenyama ; Mauria A O'Brien

[16] Successful treatment of permethrin toxicosis in two cats with an intravenous lipid administration.Tierarztl Prax Ausg K Klientiere Heimtiere. April 2012 ; 40(2) : 129-34.M Bruckner ; C S Schwedes

[17] Use of intravenous lipid emulsion to treat ivermectin toxicosis in a Border Collie.J Am Vet Med Assoc. November 2011 ; 239(10) : 1328-33.Dana L Clarke ; Justine A Lee ; Lisa A Murphy ; Erica L Reineke

[18] Moxidectin toxicosis in a puppy successfully treated with intravenous lipidsJ Vet Emerg Crit Care. Apr 2009 ; 19(2) : 181-186. 26 RefsDawn E. Crandell, DVM, DVSc, DACVECC, Guy L. Weinberg, MD

[19] Beasley V.R., et al : A Systems Affected Approach To Veterinary Toxicology. University of Illinois College of Veterinary Medicine, Urbana, IL, pp. 116-120, 1999.

[20] Plumb D.C. : Veterinary Drug Handbook, 3 rd ed. Iowa State University Press, Ames, IA, pp. 118 ; 424, 1999.

[21] Hooser S.B., Beasley VR. : Methylxanthine poisoning (chocolate and caffeine toxicosis). In : Current Veterinary Therapy for Small Animal Practice IX. WB Saunders, Philadelphia, PA, pp. 191-192, 1986.

[22] (Burrows GE, Tyrl RJ. Liliaceae Juss. Toxic plants of North America. Ames : Iowa State Press, 2001 ; 751-805.)

[23] (Amagase H, Petesch BL, Matsuura H, et al. Intake of garlic and its bioactive compo- nents. J Nutr 2001 ; 131 : 955S-962S.)

[24] (Harvey JW, Kaneko JJ. Oxidation of human and animal haemoglobins with ascorbate, acetylphenylhydrazine, nitrite, and hydrogen peroxide. Br J Haematol 1976 ; 32 : 193-203.)

[25] (Lee KW, Yamato O, Tajima M, et al. Hematologic changes associated with the appearance of eccentrocytes after intragas- tric administration of garlic extract to dogs. Am J Vet Res 2000 ; 61 : 1446-1450.

[26] Mayeux PR, Agrawal KC, Tou JS, et al. The pharmacological effects of allicin, a constituent of garlic oil. Agents Actions 1988 ; 25 : 182-190.

[27] Martin N, Bardisa L, Pantoja C, et al. Ex- perimental cardiovascular depressant effects of garlic (Allium sativum) dialysate. J Ethnopharmacol 1992 ; 37 : 145-149.

[28] Malik ZA, Siddiqui S. Hypotensive effect of freeze-dried garlic (Allium sativum) sap in dog. J Pak Med Assoc 1981 ; 31 : 12-13.

[29] Hoshino T, Kashimoto N, Kasuga S. Ef- fects of garlic preparations on the gastroin- testinal mucosa. J Nutr 2001 ; 131 : 1109S- 1113S.

[30] Hill AS, O'Neill S, Rogers QR, et al. An- tioxidant prevention of Heinz body forma- tion and oxidative injury in cats. Am J Vet Res 2001 ; 62 : 370-374.

[31] Kuzuya T, KanazawaY, Kosaka K. Plasma insulin response to intravenously administered xylitol in dogs. Metabolism 1966 ; 15 : 1149-1152.

[32] HirataY, Fujisawa M, Sato H, et al. Blood glucose and plasma insulin responses to xylitol administered intravenously in dogs. Biochem Biophys Res Commun 1966 ; 24 : 471-475.

[33] Kuzuya T, Kanazawa Y, Kosaka K. Stimulation of insulin secretion by xylitol in dogs. Endocrinology 1969 ; 84 : 200-207.

[34] Church D. Electrolyte disorders. In : Ettinger SJ, Feldman EC, eds. Textbook of veterinary internal medicine : diseases of the dog and cat. 6th ed. St. Louis, Mo : Elsevier Saunders, 2005 ; 236-240.

[35] Feldman EC. Disorders of the parathyroid gland. In : Ettinger SJ, Feldman EC, eds. Textbook of veterinary internal medicine : diseases of the dog and cat. 6th ed. St. Louis, Mo : Elsevier Saunders, 2005 ; 1508-1535.

[36] Woods HF, Krebs HA. Xylitol metabolism in the isolated per- fused rat liver. Biochem J 1973 ; 134 : 437-443.

[37] Vincent MF, Van den Berghe G, Hers HG. D-xylulose-induced depletion of ATP and Pi in isolated rat hepatocytes. FASEB J 1989 ; 3 : 1855-1861.

[38] Bailey SM, Cunningham CC. Acute and chronic ethanol in- creases reactive oxygen species generation and decreases viability in fresh, isolated rat hepatocytes. Hepatology 1998 ; 28 : 1318-1326.

[39] Dunayer EK. Hypoglycemia following canine ingestion of xylitol-containing gum. Vet HumToxicol 2004 ; 46 : 87-88.

[40] Dunayer EK, Gwaltney-Brant SM. Acute hepatic failure and co-agulopathy associated with xylitol ingestion in eight dogs. J Am Vet Med Assoc 2006 ; 229 : 1113-1117.

[41] Sutton, N.M., Bates, N., Campbell, A. Factors influencing outcome of Vitis vinifera (grapes, raisins, currants and sultanas) intoxication in dogs. Vet Record. 2009 ; 164 : 430-431.

[42] Morrow, C.K., Valli, V.E., Volmer, P.A., Renal pathology associated with grape or raisin ingestion in canines : 10 cases, American Association of Veterinary Laboratory Diagnosticians 46th Annual Proceedings. San Diego 2003.

[43] Eubig, P.A., Brady, M.S., Gwaltney-Brant, S.M., et al. Acute renal failure in dogs after the ingestion of grapes or raisins : a retrospective evaluation of 43 dogs (1992-2002). J Vet Intern Med. 2005 ; 19 : 663-674.

[44] Mazzaferro, E.M., Eubig, P.A., Hackett, T.B., et al. Acute renal failure associated with raisin or grape ingestion in 4 dogs. J Vet Emerg Crit Care. 2004 ; 14(3) :

[45] Gwaltney-Brant, S., Holding, J.K., Donaldson, C.W., et al. Renal failure associated with ingestion of grapes or raisins in dogs. J Am Vet Med Assoc. 2001 ; 218 : 1555.

[46] Jones, R.D., Baynes, R.E., Nimitz, C.T. Nonsteroidal anti-inflammatory drug toxicosis in dogs and cats : 240 cases (1989-1990). J Am Vet Med Assoc. 1992 ; 201 : 475-477.

[47] Sellon RK (2006) Acetaminophen. In Small Animal Toxicology, 2nd edn, Petersen ME, Talcott PA (eds). Saunders, St. Louis, pp. 550-558.

[48] Boothe DM (2001) The analgesic, antipyretic, anti-inflammatory drugs. In Veterinary Pharmacology and Therapeutics, 8th edn, Adams R (ed.), Iowa State University Press, Ames Iowa, pp. 433-451.

[49] Roder JD ,.Nonsteroidal anti-inflammatory agents. In Clinical Veterinary Toxicology, Plumlee K (ed.), Mosby, St. Louis, pp. 282-284.

[50] Schlesinger DP (1995) Methemoglobinemia in a dog with acetami-nophen toxicity. Can Vet J 36 : 515-517.

[51] Villar D, Buck WB, Gonzalez JM (1998) Ibuprofen, aspirin, aceta-minophen toxicosis and treatment in dogs and cats. Vet Hum Toxicol 40 : 156-161

[52] Wallace KP, Center SA, Hickford FH, Warner KL, Smith S (2002) S-adenosyl-L-methionine (SAMe) for treatment of acetaminophen toxicity in a dog. J Am Anim Hosp Assoc 38 : 254-256.

[53] Aronson, L.R., Drobatz, K. Acetaminophen toxicosis in 17 cats. J Vet Emerg Crit Care. 1996 ; 6 : 65-69.

[54] Murphy MJ (1994) Toxin exposures in dogs and cats : drugs and household products. J Am Vet Med Assoc 205 : 557-560.

[55] Allen AL (2003) The diagnosis of acetaminophen toxicosis in a cat. Can Vet J 44 : 509-510.

[56] Hjelle JJ, Grauer GF (1986) Acetaminophen-induced toxicosis in dogs and cats. J Am Vet Med Assoc 188 : 742-746.

[57] Meadows, I., Gwaltney, S. The 10 most common toxicoses in dogs. Vet Med. 2006 ; 101 : 82-90. 15. 1

[58] Merola, V., Dunayer, E. The 10 most common toxicoses in cats. Vet Med. 2006 ; 101 : 339-342.

[59] Dunayer, E.K. Toxicology brief : ibuprofen toxicosis in dogs, cats, and ferrets. Vet Med. 2004 ; 99 : 580-586.

[60] Wallace, M.S., Zawie, D.A., Garvey, M.S. Gastric ulceration in the dog secondary to the use of nonsteroidal anti-inflammatory drugs. J Am Anim Hosp Assoc. 1990 ; 26 : 467-472.

[61] Wallace, M.S., Zawie, D.A., Garvey, M.S. Gastric ulceration in the dog secondary to the use of nonsteroidal anti-inflammatory drugs. J Am Anim Hosp Assoc. 1990 ; 26 : 467-472

[62] Sheafor, S.E., Couto, C.G. Anticoagulant rodenticide toxicity in 21 dogs. J Am Anim Hosp Assoc. 1999 ; 35 : 38.

[63] Sheafor, S.E., Couto, C.G. Clinical approach to a dog with anticoagulant rodenticide poisoning. Vet Med. 1999 ; 94(5) : 466-471.

[64] Nangeroni, L.L. Injectable vitamin K3. J Am Vet Med Assoc. 1986 ; 189 : 850.

[65] Clark, W.T., Halliwell, R.E.W. The treatment with vitamin K preparations of warfarin poisoning in dogs. Vet Rec. 1963 ; 75(46) : 1210-1213.

[66] Gerken, D.F., Unpublished data 1987.

[67] Mandel, H.G., Cohn, V.H. Fat soluble vitamins. In : Gilman A.G., Goodman L.S., Rall T.W., et al, eds. The pharmacological basis of therapeutics. New York : Macmillan, 1985.

[68] Aaron CK, Howland MA. Insecticides : Organophosphates and carbamates. In : Goldfrank LR,.Goldfrank's toxicologic emergencies. 6th ed. 1429-1449. 1998.

[69] Senanayake K et al.Neurotoxic Effects of Organophosphorus Insecticides. An Intermediate Syndrome. N Engl J Med 316 (13), 761-763. 1987

[70] CharlotteM,.Organophosphate and Carbamate Insecticides.Small Animal Toxicology 3rd ed. Elsevier

[71] Barton, J., Oehme, F.J. The incidence and characteristics of animal poisonings seen at Kansas State University from 1975 to 1980. Vet Hum Toxicol. 1981 ; 23 : 101-102.

[72] Grauer, G.F., Thrall, M.A.H. Ethylene glycol (antifreeze) poisoning in the dog and cat. J Am Anim Hosp Assoc. 1982 ; 18 : 492-497.

[73] Thrall, M.A., Grauer, G.F., Mero, K.N. Clinicopathologic findings in dogs and cats with ethylene glycol intoxication. J Am Vet Med Assoc. 1984 ; 184 : 37-41.

[74] Rowland, J. Incidence of ethylene glycol intoxication in dogs and cats seen at Colorado State University Veterinary Teaching Hospital. Vet Hum Toxicol. 1987 ; 29 : 41-44.

[75] Kersting, E.J., Nielson, S.W. Experimental ethylene glycol poisoning in the dog. Am J Vet Res. 1966 ; 27 : 574-582.).

[76] Connally HE, Hamar DW and Thrall MA. Inhibition of canine and feline alcohol dehydrogenase activity by fomepizole. Am J Vet Res 2000 ; 61 : 450–455.

[77] Osweiler GD, Hovda LR, Brutlag AG and Lee JA (eds). Blackwell's five-minute veterinary consult clinical companion small animal toxicology. Ames, Iowa, Wiley-Blackwell, 2011.

[78] Connally HE, Thrall MA and Hamar DW. Safety and efficacy of high-dose fomepizole compared with ethanol as therapy for ethylene glycol intoxication in cats. J Vet Emerg Crit Care 2010 ; 20 : 191–206.

[79] Grauer GF and Thrall MA. Ethylene glycol (antifreeze) poisoning in the dog and cat. J Am Anim Hosp Assoc 1982 ; 18 : 492–497.

[80] Winter ML, Ellis MD and Snodgrass WR. Urine fluorescence using a Wood's lamp to detect the antifreeze additive sodium fluorescein : a qualitative adjunctive test in suspected ethylene glycol ingestions. Ann Emerg Med 1990 ; 19 : 663–667.

[81] Davis, D.P., Bramwell, K.J., Hamilton, R.S., et al. Ethylene glycol poisoning : case report of a record-high level and a review. J Emerg Med. 1997 ; 15(50) : 653-657.

[82] Connally, H.E., Thrall, M.A., Forney, S.D., et al. Safety and efficacy of 4-methylpyrazole as treatment for suspected or confirmed ethylene glycol intoxication in dogs : 107 cases (1983-1995). J Am Vet Med Assoc. 1996 ; 209 :

[83] Dial, S.M., Thrall, M.A., Hamar, D.W. Comparison of ethanol and 4-methylpyrazole as therapies for ethylene glycol intoxication in the cat. Am J Vet Res. 1994 ; 55 : 1771-1782.

[84] Penumarthy, R., Oehme, F.W. Treatment of ethylene glycol toxicosis in cats. Am J Vet Res. 1975 ; 36 (2) : 209-212.

[85] Small Animal Toxicology 3rd Edition by Michael E. Peterson. Saunders. 2012

[86] Fernañdez, A. L., Lee, J. A., Rahilly, L., Hovda, L., Brutlag, A. G. & Engebretsen, K.(2011) The use of intravenous lipid emulsion as an antidote in veterinary toxicology. Journal of Veterinary Emergency and Critical Care 21, 309-320

救急医療編
産科救急
Obstetrics emergency

小嶋　佳彦
Yoshihiko Kojima, D.V.M.
小島動物病院アニマルウェルネスセンター
ヤマザキ動物看護大学

はじめに

　犬と猫における産科・繁殖・小児科学の分野、とくに母親の産後の疾患と新生子の疾患については連動することが多い分野であり、胎子の成長は妊娠期の母体の健康状態に影響されることがある。また新生子は出生時において、難産の場合、とくに帝王切開の影響を受けることがある(図1)。

　出生後は新生子～幼子期、幼若期における生後2ヵ月齢までの死亡率は高く、とくに生後7日以内の死亡率は20～30％という報告もある。産後の母体管理と新生子の管理は飼い主に依存するところが多いため、飼い主への教育も大切である。また新生子は体温調節や薬物の代謝などが十分にできないため、治療においても限界がある。なお、犬および猫における新生子とは、通常、出生後2週齢までのものをいう。

　生命の誕生～新生子期医療、つまり出産の立ち合い、分娩時の介助、帝王切開で娩出された新生子の蘇生、新生子の哺乳や世話、新生子を育てる飼い主へのアドバイスなど、産科・繁殖・新生子学の一連の流れ(役目)も把握することが必要である。また人医療の場合、新生児・胎児というが、動物医療では新生子・胎子と表記する。

　産科救急については、分娩管理と帝王切開を計画的に日中に終えるように立案することは、不確定要素が多い問題なので、ほぼ不可能であり、無理に実行すれば、犬猫にとっても飼い主にとっても不満が残る可能性がある。診療時間終了間際に駆け込みで来院し、検査後、陣痛促進剤の注射、そしてそのまま夜間に帝王切開手術に入るというのは、臨床家であれば、さほど珍しいことではない。獣医繁殖学の知識や技術の習得は大切であるが、体力も精神力も必要である。分娩管理や帝王切開では、予測の範囲外のこともあり、母子ともに健康で退院させることは、場合によっては並大抵のことではない。

　今回、産科救急(難産を含む帝王切開のタイミング)を執筆するにあたり、臨床家の立場で経験を通して学んだことを重点的に記述した。なお、麻酔と帝王切開の術式の詳細は省略した。

出産時の母犬および母猫の世話

　出産時における母犬および母猫は、その前後の妊娠と出産および代表的な雌の疾患を確認しながら、世話をすることが大切である。

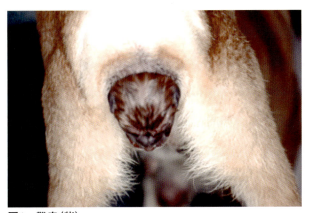

図1　難産(柴)
産道から娩出されず、胎子と産道は乾燥した状態で来院した。胎子は窒息死していた

犬と猫の臨床救急医療

妊娠中に注意すること
・妊娠中には薬剤を使わないようにする。とくに胎子が成長する妊娠45日ころまでは使用しないほうがよい。45日以降は薬剤の使用に関してはやや安全になってくるが、なるべく避けたい。しかしフィラリアの予防薬は筆者の経験上問題ないと思われる。
　疾患のため、薬剤を使用しなければならない場合は、交配と同時に安全域の高い薬品に変更すべきである。
・妊娠期間中のワクチンの接種は行わない。交配前にすべての準備を終了しておくべきである。
・栄養管理については、妊娠期間中だけではなく、日ごろから総合栄養食を与える。妊娠期間中と授乳中は高栄養の食事を与えておく。
・妊娠中でも適度な運動は行う。出産時には腹筋の力が必要になるため、妊娠前からの十分な運動は必要である。
・出産場所は出産間際や出産後に用意するのではなく、妊娠中期ころまでには用意しておき、その場所に慣らしておく。母犬にはその場所が安全で心地よい場所であることを認識させる。母犬が十分に体を伸ばしてゆったりできることが重要である。猫は周りが囲まれて、少し暗めの場所がよい。新生子が母親につぶされないようにする。食事と水を母親がひっくり返さない位置に置く。産室には温度計を設置しておく。ただし、母親に噛まれない位置に置く。
・産室ではヒーティングパッドは使わず、上から吊るすヒーティングランプを使う。これは上から吊るすことによって床の温度調節ができる。ただし、そのときの外気温によって変わる。可能であれば産室だけではなく、室温も管理しておくとよい。
・妊娠末期、つまり出産の近くになったら乳頭周囲、生殖器周囲、後肢の内側などを毛刈り処置をしておく。新生子の触れるところは、清潔にしておく。
・直腸温は分娩の目安になるので、1日2〜3回を目安に測定する。分娩間際での測定など、抵抗する可能性があるので、健康管理の一環として日ごろから行っておく。ただし、猫の直腸温の測定は不安定なため、参考程度とする。
・妊娠中の腟分泌物の色と臭いを確認しておくことは大切である。正常な腟分泌物は透明また少し濁りのある粘液である。血様、膿瘍、緑〜暗緑色の分泌液が認められた場合は、すべて、何らかの異常があるといえる。とくに血液や暗緑色の腟分泌液が認めら

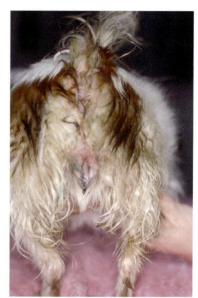

図2　難産（パピヨン）ウテロベルディンの排出
胎盤の剥離によりみられる。破水により、被毛の色は緑〜暗緑色に汚れている

れたら、妊娠中であれば、流産や出産がおこっている可能性がある。また緑〜暗緑色の分泌液がみられたら、胎盤の剥離が疑われる（図2）。

助産および出産時―自然分娩（正常・難産）それとも帝王切開か？
　分娩の過程において、正常分娩と異常分娩の見極めができないと胎子と新生子に健康上の影響を及ぼすことがある。新生子の成長には自然分娩で生まれるのか、また難産なのか、そして帝王切開なのかが、その後の成長に大きくかかわってくるため、ポイントをみていく。

分娩（正常分娩）
　正常分娩の過程を知ることは異常分娩の判断につながる。
●飼い主への提案と指導
　妊娠が確定し、出産予定日が近づいたら、飼い主へは新生子と母親が安心して落ちついて休める産室を用意するように指導する。しかし、いくら万全に用意してもそのとおりにはいかないケースもあるため、臨機応変に臨むようにも指導する。産室のある場所は、静かで、家族があまり通らない、落ちつける場所が理想的である。しかし小型犬や猫では、家族がそばにいないと不安で、かえって分娩ができそうもない動物もいるので、ケースバイケースである。
　出産予定日が近づいているのを飼い主が知る1つの

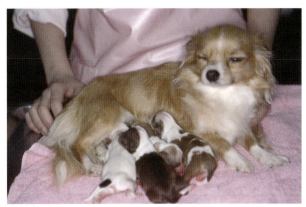

図3 授乳中(チワワ)
自然分娩した4頭。授乳中(入院中)。眼を細め、満足げな母犬(筆者の感想)

目安となる指導として、妊娠56～60日ごろから出産まで朝と夜などの1日2回、できれば3回、動物の直腸から体温を1日のうちの同じ時間帯に測ることでその動物の通常体温を知っておくように指導する。そして分娩21時間くらい前になると直腸温は0.5～1.0℃下がり、約10時間前では1.0～1.5℃と最低値を示すのが特徴ということを教えておくことにより、飼い主は心構えができ、仕事を休んで準備することができる。結果として難産が少なく、難産でも早めに対応することができるメリットを伝えておく。

● 分娩の経過

これは筆者の経験から観察したものであるが、同じ動物でも分娩ごとに異なる。電話で問い合わせがあった場合も、分娩の行動で、落ちつきがなくなったとか、巣づくり動作をはじめたとか、食欲が落ちたなどは、家族の主観が入るので多少変化してくることもあるため飼い主のいうことはうのみにしないことである。まず分娩の経過は3期に分けられ、それぞれ第1期(開口期)、第2期(娩出期)、第3期(後産期)とよばれているが、ここでは概略として述べたい。

① 第1期(開口期)

分娩の準備に入る時期で落ちつきがなくなり、食欲が低下し、巣づくりの動作をする。これらの変化は分娩前の1～2日におこるが、飼い主によってはまったくこの変化に気付かず、夕方仕事から帰宅したら産まれていたということは、稀にある。一緒に暮らしていれば妊娠しているのはわかりそうなものであるが、肥満体で1頭のみというケースでみられることがある。この時期、体温は37.5～36.5℃にまで下がる。こうなるとそろそろ出産が近づいている。しかし体温測定時、嫌がって興奮すると体温はやや上昇することがある。とくに猫では、その傾向がみられる。

② 第2期(娩出期)

この時期に入ると陣痛がおこり、胎子が娩出される。陣痛がおこっても胎子が生まれないようなら、すぐに動物病院に連れてくるように指示する。正常分娩させるためにも飼い主には交配前、交配(人工授精)、妊娠診断、分娩前などに定期検診をすすめる。

生まれてきた子犬や子猫は、すぐ乳を飲みはじめ、その乳首に吸い付く動作が強いほど、次の胎子もスムーズに分娩されるので、生まれてきた子犬や子猫を母親から取りあげないことがポイントである(図3)。

新生子が生まれてきたあとには必ず胎盤が排出されるが、新生子の数と胎盤の数は同じでなければならず、胎盤が子宮に残ったままになっていると、急性子宮炎をおこし、卵巣・子宮を摘出しなければならなくなる。このあたりも飼い主に理解できるように説明しておくことが大切である。

現在でも胎盤を母親に食べさせる間違った考えのブリーダーがいるが、嘔吐や下痢をおこし、母体の水分は失われ、母乳も出なくなるので、このあたりも飼い主に伝えておく。

犬猫の1/3～半数が逆子で産まれてくるので、犬猫では逆子は正常と考えられている。

通常、母親は出産すると胎子を包んでいる袋(胎膜)を破り、新生子を舐め、臍帯を上手に噛み切る。出産時、袋が破けなければ、飼い主が母親の役目をしなければならないこともあるので、慌てないで済むように心の準備も忘れないようにと、指導しておくとよい。そして新生子の顔をきれいなタオルで拭いて口内の分泌液を取り、呼吸がしやすいようにもする。これらは入院して分娩する場合においても同じことである。

③ 第3期(後産期)

2頭以上の胎子がいる場合、分娩と分娩の間には休息期がある。この次の子どもが生まれるまでの休息時間が長すぎるときに、犬では、歩かせ体を動かしたり、猫ではトイレに連れて行ったりすると次の分娩がはじまることが経験的にある(図4)。

帝王切開の判断と母子の看護

帝王切開の判断は獣医師の仕事であるが、母子の看護は動物看護師の仕事である。帝王切開の一般的な概念であるが、帝王切開の適応症としては、難産(母体側、胎子側)や難産が予想される場合などに決定する。ま

た帝王切開をどの時間帯で行うのかも重要なことである。獣医師と動物看護師そして飼い主の関係、母親の状態の把握、チームワークの確立、飼い主への心のケアも必要になる。

●手術前（手術の最終決定）
　飼い主には分娩予定日の7日くらい前から毎日決まった時間に体温の測定を行ってもらう。また超音波検査で胎子の生死の確認やX線検査で産道と胎子の位置確認など、自然分娩が可能か否かも含めて最終判断をする。血液検査で全身状態の把握もする。それと同時進行になるが、手術時間の決定と人員の確保も重要となる。

●母親の看護
　手術が決定したら、できるかぎり早めに行うことが成功率を高める。輸液にはじまり麻酔前には十分な酸素の吸入、術野の準備を行いいよいよ手術がはじまるが、このときには麻酔担当者、術者、補助者はすでに準備を終了しておくと時間の短縮が図れ、より成功率が高くなる（図5）。これらは同時進行が大切でスタッフのチームワークが問われるときでもある。手術後も保温につとめ、母親の覚醒状態をみて新生子に初乳を飲ませる。

●新生子の看護
　胎子はできるだけ早く子宮外へ取り出すことが重要である。胎子の管理に必要な薬品などは、あらかじめ準備をしておき、可能であれば新生子1頭に1人の動物看護師が付くのが理想的である。新生子は口内の液体の吸引、マッサージによる呼吸の促進、必要があれば薬剤の投与などを行う。帝王切開の場合は臍帯の処理も含めて動物看護師が母親の役目をする。新生子を振り、遠心力で口内や鼻腔内の液体を排出させる方法もある。また障がいの有無と雌雄の確認をして体重を測定する。
　詳細は後述する。
　帝王切開は分娩予定日を目安に予測をたてて行う場合もあるが、多くは緊急性を要する場合である。飼い主は獣医師の説明に対して素早い判断が必要になる。インフォームド・コンセントと日ごろからの信頼関係が大切である。帝王切開を行う場合、もし時間帯を選べるなら夜中の場合はスタッフを招集するのに多少の時間がかかるため、人手のある時間帯が望ましい。そ

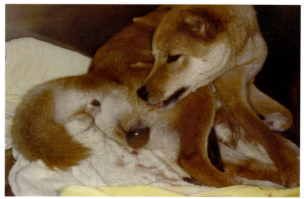

図4　分娩中（雑種犬）　自然分娩
1頭目の新生子は授乳中で、2頭目の胎胞がみられる

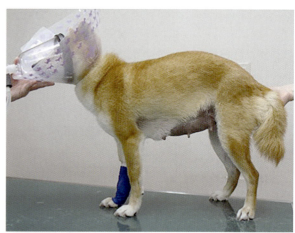

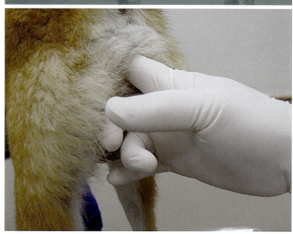

図5　帝王切開前の腹部の毛刈り・輸液・酸素化および内診（柴）
酸素化・輸液・腹部の毛刈りなどは、セットで行う。このような一連の作業中に自然分娩されるケースもあるが、帝王切開の準備の必要性はある

して日ごろから帝王切開などの緊急疾患に対応できるようにトレーニングを積んでおくように指導する。帝王切開セットとして、各種備品や滅菌の準備をマニュアル化しておくとあわてずに行うことができる。さらに飼い主の心のケアも忘れてはならない。

出産後の母親の疾患
　出産後の母親の疾患の代表的なものに、泌乳不全、

救急医療編　産科救急

表1　帝王切開におけるインフォームド・コンセントの確立
小島動物病院アニマルウェルネスセンターのチェックシート

20項目の事項について説明し、その同意を得て、帝王切開手術を行う。	
1	帝王切開にふみきる理由とその結果（予測）、および危険性
2	帝王切開の準備をすすめていても自然分娩に移行することもある
3	導尿処置・浣腸処置
4	保温
5	術前検査（血液・X-Ray・超音波など）
6	手術と超音波検査のための腹部の毛刈り
7	会陰切開の可能性
8	各種薬剤（予測可能な）の説明
9	輸液
10	抗生物質の使用（胎子への移行含む）
11	陣痛促進剤の使用
12	麻酔（胎子への移行含む）と酸素吸入
13	呼吸促進剤の使用（主として新生子）
14	術後合併症の可能性（症例によっては卵巣子宮摘出術）
15	母親の看護と新生子の看護
16	帝王切開後の不妊手術の可否
17	退院予定日
18	将来の妊娠と帝王切開の可能性
19	費用
20	No.1～19に関して、予測が不可能な場合の対処

帝王切開は緊急的帝王切開だけではなく、獣医師と飼い主との話し合いのうえで計画的帝王切開を行う場合もある。

表2　帝王切開を円満にすませるためには飼い主とのコミュニケーションが大切

1	犬猫を飼う前からのカウンセリング（その家庭に合った品種の選定）
2	発情周期
3	交配・妊娠前の検診
4	交配適期
5	妊娠と妊娠診断
6	分娩（正常）　　第1期～第2期の見分け
7	分娩（難産）　　第1期～第2期の見分け
8	帝王切開のタイミング
9	帝王切開と不妊手術
10	母犬の看護と新生子の看護
11	飼い主の心のケア

分娩や帝王切開を予定している飼い主には日頃の診察のなかで説明をしておく必要がある

乳腺炎などの乳腺の疾患、子癇（乳熱）、急性子宮炎などの子宮疾患などがみられることがある。

帝王切開におけるインフォームド・コンセントの確立

　帝王切開において飼い主とのトラブルをおこさず、獣医師も知識の再確認という意味からも、帝王切開におけるインフォームド・コンセントを確立する必要がある（**表1**）。

帝王切開を成功させるためには飼い主とのコミュニケーションが大切

　獣医師は帝王切開を行う以上、日頃からの飼い主とのコミュニケーションが大切である。
　飼い主には動物を飼育する前から、その家庭に合った動物選びからはじまり、産子を得たい場合には、難産になりやすい品種等についての知識も与えておくべきであり、少なくとも妊娠が判明した時点で、定期の健康診断の必要性を説明する。ここで大切なことは、分娩は自宅で行うのか、それとも病院で分娩をさせるのか。また難産の場合の対応など、いろいろな説明が

必要である。とくに自宅分娩の場合、飼い主には正常範囲の分娩なのか、それとも異常分娩なのかをある程度予測できるくらいの素養は必要と思われる（**表2**）。

帝王切開のタイミング

難産の判断と治療。どのようなとき帝王切開にふみきるのか

　難産を判断するには正常な分娩過程を知っておく必要がある。そして難産の原因を避けることが正常分娩につながる。
　帝王切開のタイミングについては**表3**に記入したとおりであるが、要点について記述する。

●飼い主

　飼い主の側からみると、経済的な理由から帝王切開を決断するために、家族での相談に時間を費やすことがある。それでも最終的には判断を下さなければならないが、このような時間のロスを避けるためには、帝王切開の可能性を説明しておかなければならない。ある程度、予定の立つ手術であれば、分娩5～7日くらい前から時間を決めて、可能であれば1日3回の体温の測定をしてもらう。分娩20～24時間前の体温は、その犬の平均体温より、約1～1.5℃下がるのが目安になる。

●獣医師・動物病院スタッフ

　帝王切開を行うにあたっては、飼い主には危険性も含めて十分な説明をして理解を得ることが大切である。また、どの時間帯に手術を行うかはスタッフの確保も

含めて重要なポイントである。それぞれの動物病院により手術時間やスタッフの人数も異なり、通常の診療や手術そして検査のない時間帯が理想的である。また手術は帝王切開のみを行うのか、胎子を生かしつつ不妊手術を行うのかも決定する。どの方法を選択するにしろ、飼い主と意思決定をしておかなければならない。無菌手術と新生子の蘇生や看護、また術後の母親の看護などを考えると、少なくとも4〜5人以上のスタッフで臨むことが理想である。

●犬猫（主として犬対応）

日本では未発売であるが犬血清プロジェステロン値定量による検査キット（『犬血清プロジェステロン定量による犬の排卵日判定キット』）がある。これは犬の体温の測定（体温の低下）と同時に行うことにより帝王切開の判断には、より確実性がある。本来の使用目的は排卵と同時にプロジェステロン値が上昇しはじめるため、犬の行動や腟細胞、外陰部の腫大状況などと合わせ総合的にみて、犬の排卵日と交配の適期を推定するものである。このプロジェステロンの測定キットのもう一つの使い方としては、妊娠後期、つまり分娩が近づくと、体温の低下がおこり、それと同時進行でプロジェステロン値の急激な低下がおこる。これを利用することで帝王切開の判断の1つになる（図6、参考）。また、自動蛍光免疫測定装置を用いてプロジェステロン値の測定ができる（図7、参考）。

次に実際の難産の判断と経過からみた帝王切開のタイミングについてみていく。

第2期に入り、目安として約90分経過しても娩出されないときは、検査と手術の準備に入る。しかし娩出の時間だけをみて助産にするか帝王切開にするのかを決めることは、難しい判断である。

まず、腟に指を挿入し触診、また腟鏡検査で外子宮口の開口状態をみる。非妊娠のときには、子宮頚管部入り口は腟側からはみえないが、分娩時には15〜20cmの長さの肛門鏡（腟鏡として使用）を腟内に挿入すると子宮頚管の外口部がみえることもある。

経験的に、子宮頚管部を開口させる目的で、フェザーリング処置で産道を刺激することにより、結果として陣痛を促進することができる。ここで産道に対する胎子の大きさや胎位を確認できるようであれば、自然分娩の可能性が大きい。産科用鉗子（胎子鉗子図8、9）は胎子を牽引するものではなく、胎位を正常な位置に

表3　帝王切開のタイミング──どのようなとき帝王切開にふみきるか

1.　飼い主
①経済的に問題がない
2.　獣医師・動物病院スタッフ
①手術時間は通常（日中）の手術時間帯、診察時間帯それとも夜間
②計画的帝王切開それとも緊急的帝王切開
③スタッフの確保。とくに夜間の場合、十分な人手の有無
3.　犬猫（主として犬）
母犬側
（時間的な経過については、あくまで目安であり参考程度とする。時間だけをみて判断するには幅があり過ぎるため）
①体温の低下（直腸温）
②プロジェステロンキット（日本では未発売・参考）
③陣痛微弱
④陣痛がおこりはじめて約120分経過しても娩出されない
⑤陣痛促進剤を投与後、20〜25分経過しても分娩徴候がみられない
⑥胎盤の剥離がおこり暗緑色の分泌液の漏出
⑦破水して90分以上経過したが胎子が娩出されない
⑧母犬の呼吸が荒い（分娩のためで、呼吸器疾患ではない）
⑨分娩予定日を経過した（判断基準としては曖昧・品種によって異なる・参考程度）
⑩前の新生子が娩出されて約120分以上経過した
⑪全頭出産が終わるのに約4〜6時間以内の目安を超えた
⑫子宮脱がみられる（稀に腟脱もみられることがある）
⑬子宮無力症
⑭母犬が高齢
⑮産道の狭窄・奇形そして骨盤骨折
⑯子宮捻転・子宮破裂
⑰そ径ヘルニア・横隔膜ヘルニア
⑱腟の腫瘍があり難産の恐れがある
⑲母犬の心理状態
⑳自然分娩後、胎盤の娩出がない（純粋な帝王切開ではないが）
胎子側
①胎子の心拍数が減少した
②胎子の過大
③奇形胎子（帝王切開で摘出後に判明することが多い、水腫胎など）
④胎子の失位
⑤死亡胎子の子宮内残存
複合
母親と胎子、どちらかいっぽう、または両方に原因がある場合
4.　1〜3を総合的に判断して、帝王切開に臨む

戻すものであると考える。使う際は慎重に行う。無理な牽引をすると手や足が切れることがある。実際には胎子鉗子などの助産器具を用いても、どちらかといえばうまくいかないことが多い印象を筆者はもっている。

結果判定

検査結果とプロジェステロン値の関係

0.0 ～ 1.5ng/mL	青スポット３個
約 2.0 ～ 7.0ng/mL	青スポット２個
7.5ng/mL 以上	青スポット１個

図6　犬血清プロジェステロン定量による犬の排卵日判定キット
（ただし、ここでは妊娠後期における分娩と帝王切開の判断に使用）

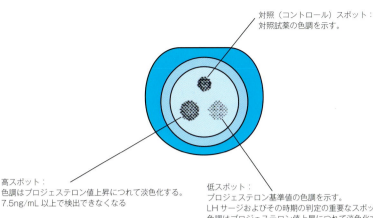

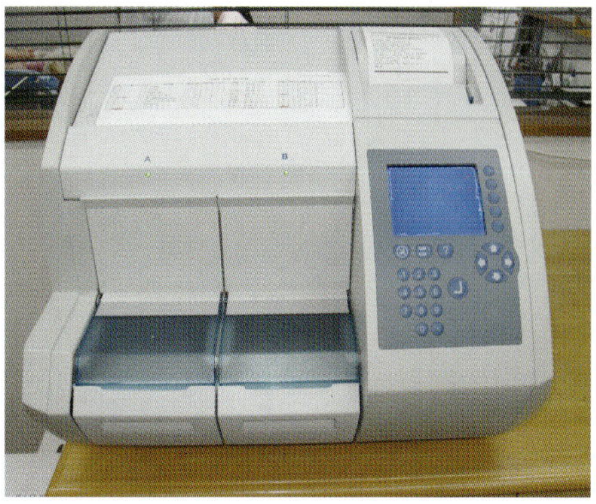

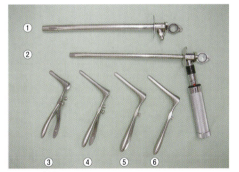

図7　自動蛍光免疫測定装置

図8　腟鏡
①と②は人体用の肛門鏡。犬の腟鏡として使用可能で長さは25cm。①の直径は15mm。②は12mm。発情期や分娩時であれば子宮外口部の近くまで観察することが可能。③～⑥は犬の腟鏡で長さは5.0cmと7.5cmがある

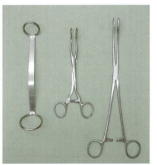

図9　胎子鉗子（産科用鉗子）
胎子を牽引するものではなく、胎位を正常な位置に戻すものであると考える

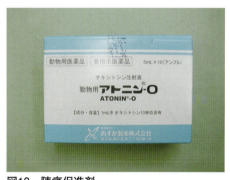

図10　陣痛促進剤
胎子が産道を通過できる大きさであれば、陣痛促進剤であるオキシトシン製剤を使用できる

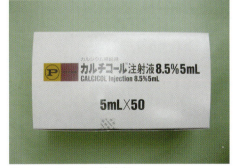

図11　カルシウム補給剤
カルチコール注射液

胎子が産道を通過できる大きさであれば、陣痛促進剤のオキシトシン5～20U（**図10**）を筋肉注射する。グルコン酸カルシウム（**図11**）の静脈注射も考えられるが（筆者はグルコン酸カルシウムを使用することはほとんどない）、モニターが必要である。これらの処置は産道が開いていなければ、やってはいけない。なぜなら子宮が収縮しているにもかかわらず、胎子が娩出されなければ、ますます状態は悪化するためである。実際にはオキシトシン注射後、約20～25分経過して胎子が娩出されなければ帝王切開にふみきる。オキシトシンの注射前でも後でも胎子の心拍数が少なくなってきているときは、帝王切開を決断する。経験的に術前の超音波検査で胎子の心拍が認められないような状態でも、帝王切開で摘出し呼吸促進剤を使用することにより呼吸の改善がみられることがあるので最後まで希望を失わないで臨むことが重要である。またオキシトシ

犬と猫の臨床救急医療

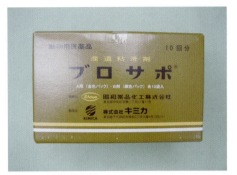
図12　産道粘滑剤
産道粘滑剤ブロサポ

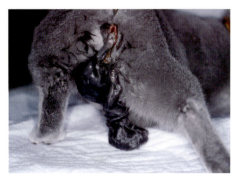
図13　ブリティッシュショートヘアの分娩
外陰部から新生子が娩出された

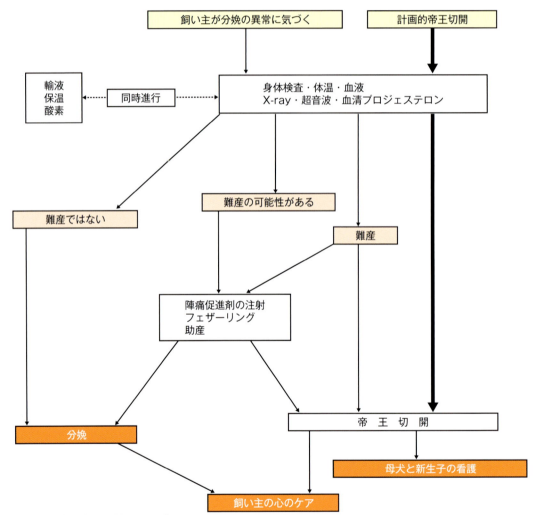
図14　難産と帝王切開へのアプローチ

ンを2〜3回反復注射する方法もあるが、筆者はすすめない。なぜなら、反復注射後60分以上経過後、娩出されないと判断して帝王切開に移行すると、胎子の生存率が極端に低下するからである。

用手法で娩出の補助をすることも可能である。助産で胎子を牽引するのは、母親に陣痛があるときで、陣痛に合わせて牽引する。陣痛がなければ牽引してはならない（図12）。

これらの処置を試みたにも関わらず、娩出が不可能であれば、迷わず帝王切開にふみきる。いずれにせよ飼い主とのコミュニケーションが大切である。また、突然の予期しない帝王切開を決定する過程における飼い主の心のケアも必要である。

また帝王切開の成功率を高めるためにできることと

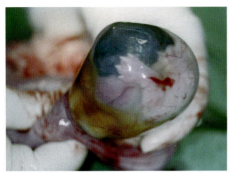
図15　犬の帝王切開
子宮から取り出した新生子。胎膜でおおわれている

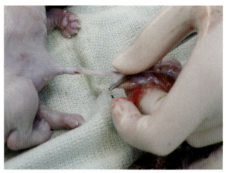
図16　臍帯の処理
臍帯はなるべく長く残す

して下記の項目が挙げられる。

①低体温を防ぐための保温
②輸液
③術前の十分な酸素化を行う
④麻酔薬投与前には、手術の時間短縮のため、手術部位の毛刈りを完了しておく
⑤手術器具の滅菌（難産かもしれないと思った時点で、準備をする）
⑥スタッフの確保（とくに夜間の場合）
⑦薬品と器材などはすべて準備しておく

　難産の処置には、自然分娩の可能性があれば、陣痛促進剤の投与や胎子の牽引などがあることは述べた。しかし帝王切開の決定後はなるべく早く、実行するのがよい。判断を誤り、長引かせてはいけない。経験上、『難産かもしれない？』と感じたら（難産診断前）、まず手術の準備を同時進行で行う。結果として帝王切開ではなく、自然分娩で出産しても獣医師や動物看護師は滅菌を含む準備をすることにより、自分たちの心の安定が図れる（図13）。

　帝王切開は特別珍しい手術ではないが、頻繁に行われるものでもない。そしてすべての新生子が、いつも助かるとは限らない。新生子の経過は良好そうにみえても3～7日後に死亡するケースもある。飼い主の心のケアも必要である。

　これらは難産と帝王切開のアプローチとして図14に示した（図15）。

新生子の世話

新生子の看護
出産直後の対応

　自然分娩の場合、通常は母親が新生子の世話に専念するので、このときは見守っておいてよい。看護を必要とする場合は、羊膜を取り除き、羊水で濡れた体をタオルで拭き乾かす。鼻や口に羊水がついていたらシリンジポンプで吸引するか、やわらかいガーゼやタオルで拭きとる。かつては胎子は仰向けに手のひらに乗せ、頭を指先側にもってしっかり固定し、もういっぽうの手を添え、落とさないように弓形に振り、遠心力で羊水を取り除き、気道を確保するという方法が長い間推奨されてきたが、現在では吸引器を使用し、丁寧に液体を吸引する方法がよいとされている。

　全身、とくに胸部のマッサージは呼吸の刺激、促進につながる。パネルヒーターなどを使用し保温しながら、血色がよくなってきて、声を出すまで続ける。この際、さすり過ぎに注意する。呼吸停止状態の場合、肺を膨らませすぎないように、注意深く人工呼吸を行う。また心臓が拍動していない場合には、マッサージと人工呼吸が必要となる。さらにチアノーゼを示す場合は酸素の供給も必要となる。

　臍帯は胎盤とつながっている。通常は母親が噛み切り処理するが、処置するときは胎子側から3～4cm以上の部分と胎盤側の2ヵ所を結紮糸で結び、切断する。このとき、胎盤などを母親が食べないように注意する。結ぶ前には臍帯に残っている血液を胎子に絞り込む（図16）。臍帯を少し長めに切ることで、そこから薬剤の静脈投与ができるようになる。臍帯は通常、2～3日で自然に脱落する。切断した部分は細菌感染をおこさないように臍帯が落ちるまで消毒を行う。

　帝王切開により生まれた新生子にも、自然分娩の場合とほぼ同様の処置が行われるが、気道の確保がとくに重要となる。新生子を生存させるためには、なるべく早く自発呼吸をするように蘇生しなければならない。呼吸しないときは、呼吸促進剤（例：塩酸ドキサプラム、図17）を注射あるいは舌下に滴下する（図18）。人工呼吸やマッサージなどの救助法は5～10分くらいは必要であるが、それ以上、実施しても自発呼吸しない場合、

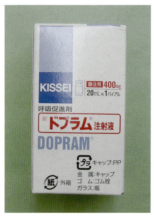

図17 呼吸促進剤
呼吸促進剤ドプラム
ドプラムは呼吸中枢に作用して呼吸を促進するが、新生子犬には1～5mg/headで投与する。場合によっては、臍帯静脈に注射を打つこともあるが、臍帯は4cm程度を残して結紮することがポイントである。しかし筆者は、成書に記載されているようなドプラム投与による新生子犬への効果は少ないように感じている

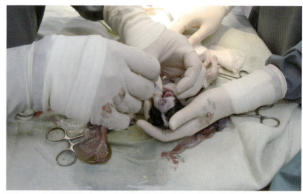

図18 帝王切開中・呼吸促進剤の舌下投与（パピヨン）
新生子への呼吸促進剤の舌下への滴下。筆者は呼吸促進剤の投与について、突出した効果があるとは思わないが、1つの手段として使用している

蘇生は見込まれない。

授乳

　新生子は生まれてすぐに母親の初乳を飲み、その成分が腸管から吸収されることで、母親の抗体が胎子に移行する。初乳による抗体の移行は12～16時間以内とされているため、初乳はとても重要で、初乳を飲んでいない場合、母親の血液を胎子に注射することが必要となる。帝王切開後であっても、母親が覚醒したら初乳を与える。誕生後、数日間は2～3時間ごとに授乳する。母親がいない、世話をしない、産子数が多く乳首が不足している場合や授乳不足の場合には、人工哺乳を行う（図19）。また、同時期に出産した同居動物を代理母とし、その子供として育てることもある。

　授乳中には新生子は前肢を動かすが、これは本能による行動で、母親の乳腺を刺激し、母乳の分泌を促進させる効果があるといわれている。

身体検査

　誕生後、身体が乾いたら性別判定を行う。性別の判定は肛門と陰部の間が狭いものは雌、離れているものは雄というポイントで行うが、判定しにくい場合は成長段階を経てから確認する。雄と雌が生まれた場合は、並べて比較するとちがいがわかる。

新生子の観察ポイント

　新生子の様子を注意深く観察し、異常がないかをチェックする。必要に応じ、耳のケア、排尿・排便の補助を行う（図20～22）。出産頭数が多いときは身体の模様などで区別することもあるが、成長段階で変化するので間違えることがないように、目印をつけておく。

　身体検査は、体温、呼吸数（15～35回/分）、心拍数（約220回/分）など念入りに行う。さらに、先天性疾患がないかを調べることも重要である（図23、24）。

新生子の感染予防

　新生子の娩出には、自然分娩、自然分娩ではあるが難産また帝王切開などが挙げられる。娩出された新生子も正常また未熟児などが挙げられる。感染性の疾患は犬と猫の新生子の死因の大きな部分を占めている。実際のところ、新生子はワクチンで予防ができるわけではないので、死亡率が高くなる。一般的には子宮内で胎子が細菌やウイルスと接触し、感染をおこすことは考えにくい。生後、約24時間以内に消化器系や外界と接することにより感染がおこると考えられている。娩出前後でみていくと、子宮内感染・分娩中感染（帝王切開含む）・生後、早い時期での感染が考えられる。また分娩前後の2～3週間は人や動物の出入りは必要最小限にすることも感染を予防する1つの方法である。

子宮内感染

　ブルセラ菌や回虫などが挙げられる。犬のブルセラ菌の感染は多いわけではないが、人と動物の共通感染症のため、実際の症例が来院したことを想定しておくことが必要である。

救急医療編　産科救急

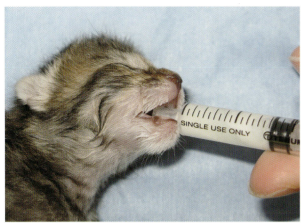

図19　母親がいない新生子の授乳（猫）
シリンジで飲ませている

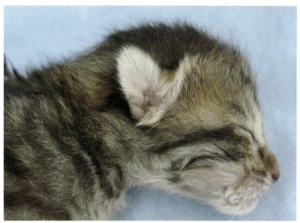

図20　耳が塞がっている（猫）
生後間もない新生子は耳道が塞がっている

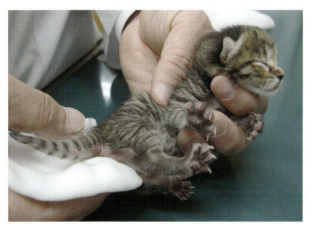

図21　母親のいない新生子の排尿と排便の補助1（猫）
ザラザラしたガーゼをぬるま湯に浸し、母猫の舌にみたて、会陰部周辺を軽くマッサージしている

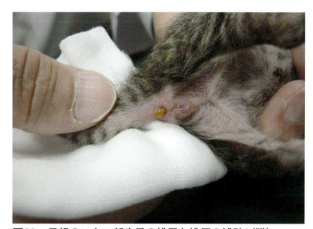

図22　母親のいない新生子の排尿と排便の補助2（猫）
排便がみられる。排便に先立ち排尿もみられた

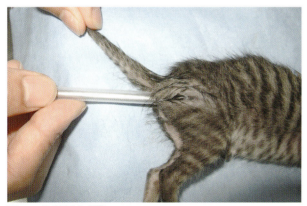

図23　体温測定（猫）
体重が120ｇの新生子のため、猫の大きさに比べて体温計が大きく感じる

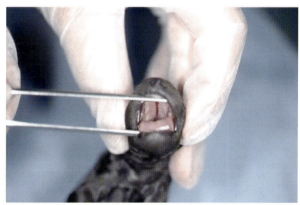

図24　胎子奇形　口蓋裂（プードル）
死亡胎子2頭を帝王切開で摘出したが、1頭は口蓋裂（本症例）で、もう1頭は水腫胎であった

分娩中感染（帝王切開含む）

　分娩中、胎子が産道を通過するときに感染がおこる可能性がある。腟分泌液によって感染するわけだが、妊娠中の母親が膿様・血様の腟分泌液を排泄している場合は、腟分泌液からサンプルを採取して感受性検査をしておくことをすすめる。必要があれば、分娩前から母親に抗生剤を与えることを検討する。妊娠後期になれば、安全域の高い抗生剤であれば、母親と新生子には重篤な影響は発現しにくいと考える。

生後感染

　経験的に感染の多くは出生後におこる。感染源は母親であることが多い。たとえば細菌感染のある乳汁、皮膚・耳・口腔また同居犬などからの感染、また腟分

165

泌液からの感染などがある。他の動物から人を介して感染することもあるので注意が必要である。

新生子にみられる主な感染性疾患

●細菌性疾患
　・臍帯感染：下腹部の色の変化、臍帯浮腫がおこる。腹膜炎のため鳴く。症状が進むと虚脱状態になる(犬)
　・新生子敗血症：生後2日くらいで鼓脹をおこし、18～24時間以内で死亡する(犬)
　・新生子結膜炎
　・犬ブルセラ症
●ウイルス性疾患
　・ヘルペスウィルス感染症が有名であるが、実際には2～3週間目くらいに発症するので、新生子の疾患というより子犬の疾患である。
●皮膚糸状菌症
●寄生虫疾患
　・ジアルジア・犬イソスポラ

おわりに

　母親の分娩・繁殖管理から難産と帝王切開、そして新生子誕生、新生子・幼若動物における看護の基本対応について、概論としてまとめた。新生子は生体の機能が成熟していないため、体温調節や薬物代謝などが十分にできない。また生後7日間以内の死亡は20～30％という報告もあり、説明のできない死亡原因も珍しくはない。今後、獣医繁殖学の延長線上での獣医新生子学の誕生が待たれる。健康なよい子どもを育てるには、よい親と飼い主の存在が必要である。よい産子を得たいという飼い主の願いは、今後犬の人工授精の普及により、さらに活発になると思われる。さらに遺伝子診断を有効に活用し、遺伝子障がいまた先天的疾患のない犬猫の誕生が待たれる。症例として先天性疾患が来院するのは、ごく一部であり、実際にはもう少し多いと考える。無理な繁殖、過剰な繁殖をしない、させない気運が大切である。

　自然分娩がすべて正常分娩とはいえないが、飼い主は自然分娩を希望していても、やむを得ず帝王切開を獣医師に依頼するというのが通常である。将来的には個人病院であっても獣医科大学の附属病院の繁殖科に近い設備を整えつつも、そのなかには家庭的な温かみのある雰囲気をもった分娩室や完全個室の入院室が望まれる。それと同時に獣医繁殖学や動物繁殖看護学に精通した獣医師と動物看護師の存在が待たれる。さらに飼い主の心のケアの面では動物病院においても獣医学や動物看護学とその周辺領域にある程度習熟し、さらに人の心理学を修めたソーシャルワーカーの必要性も感じられる。獣医繁殖学を全うするには、関連領域の職業の人の協力が必要である。

　帝王切開は決定したら、すばやく行うことが大切であるが、繁殖に供する犬は、本来は自力で出産する力はあるはずで、できるだけ自然分娩が望ましい。しかし成り行きではなく必要に応じて躊躇することなく、帝王切開にふみきる決断も大切である。考え方の1つとして、難産や難産の可能性がある場合、陣痛促進剤を使用し、結果として手術までの時間を長引かせることにより、胎子死を招くことがあるので、なるべく早期に帝王切開をすることが大切と考えられる。

　いったん、陣痛が始まれば、いつ娩出されてもいい状態であるため、自然分娩にするのか、帝王切開にするのかを迷ったときは、帝王切開にふみきるという決断も大切である。早すぎる帝王切開よりも遅すぎた帝王切開のほうが胎子死の可能性が高い。

　最後に愛情をもって犬猫に接することが大切である。

参考文献
---

[1] 小嶋佳彦：犬の難産と帝王切開のタイミング（特集　犬の産科診療）、SA Medicine, Vol. 8 No. 3, 29-38、インターズー、2006

[2] 三浦　望、小嶋佳彦ら：犬の帝王切開における母犬と新生子の看護・動物看護師の立場から、Animal Nursing, Vol. 12, No. 1, 36-44, 日本動物看護学会、2007

[3] 小嶋佳彦：新生子・幼若動物における診療の基本と疾患への対応（産科・小児科における診療の心得）、CAP, Vol. 25, No. 10, 18-36, 緑書房、2010

[4] 小嶋佳彦：新生子犬のケア～その考え方～（もう焦らない！難産と帝王切開への備え）、CAP, Vol. 29, No. 12, 25-28, 緑書房、2014

[5] 小嶋佳彦：妊娠期の疾患と難産、クリニックノートVol. 7 No. 1, 90-100、インターズー、2011

[6] 小嶋佳彦、相田真由美：新生子の看護・誕生から離乳まで（Let's院内業務！動物看護エキスパートBOOK）、インターズー、2005

[7] Shirley, D. J, Margaret, V. R. K, Patricia, N. S. O, Canine and Feline Theriogenology, 105-128・431-437, W. B. Saunders, Philadelphia, 2001

[8] 大久保隆行、筒井敏彦（1997）：帝王切開の術式. SURGEON,1, 6, 36-40. インターズー、東京

[9] 小嶋佳彦、金子一幸、川上靜夫（1997）：血清Progesterone, LH測定による雌犬の授精適期の判定. 日本小動物獣医学会（中部）要旨、86

[10] 南毅生（1996）：動物病院におけるソーシャルワーカー 米国・ニューヨークアニマルメディカルセンターからの報告. 獣医畜産新報, 49, 9, 758-759. 文永堂, 東京.

[11] 星修三（1977）：分娩. 犬の繁殖生理. 1, 252-264, 文永堂, 東京.

[12] 獣医繁殖学教育協議会（2002）：獣医繁殖学マニュアル. 獣医繁殖学協議会編, 1, 232~236, 文永堂出版, 東京.

[13] Gillian M. Simpson, Gary C. W. England, Mike Harvey.,（2000）：難産. 小動物の繁殖と新生子マニュアル. 津曲茂久, 1, 131~137, 学窓社, 東京.

救急医療編

緊急手術を必要とする動物の麻酔
～腹腔内穿孔による腹膜炎・敗血症、急性腹腔内出血、GDVを中心に～

Anesthetic management for emergency surgeries in small animals
-Focusing on peritonitis and sepsis due to abdominal perforation, acute hemoabdomen and GDV-

佐野　洋樹
Hiroki Sano, BVSc, DACVAA
マッセー大学

はじめに

　近年、麻酔薬や麻酔・モニタリング機器の発展により、健康で若い動物の麻酔は比較的安全に行うことができるようになった。本来、麻酔薬は動物の体にとってあまり好ましいものではない。しかし、健康な状態であればある程度の麻酔薬による副作用は生体の代償反応が打ち消してくれる。ところが、健康でない動物の場合、この副作用に対して代償機構が働かなかったり、代償しきれなくなったりするので、動物の命を危険にさらすことになり得る。

　通常、麻酔を行う前には動物の状態を正常化・安定化させることが安全な麻酔を行ううえでの基本である[3]。たとえば、脱水しているのであれば輸液を、貧血が重度であれば輸血を、電解質異常があればそれらの補正を、内分泌疾患があれば治療して安定化を、麻酔前に行うべきである。なぜなら、麻酔を行うこと自体が動物の状態を悪化させるので、事前に正常化・安定化しないとさらなる状態の悪化を招き、命を危機にさらすことになる。しかしながら、安定化する時間がない症例や時間の経過とともに状態が悪化する症例も珍しくない。たとえば、腹腔内穿孔による腹膜炎・敗血症、急性腹腔内出血、胃捻転（GDV）などは緊急手

術を必要とし、動物の状態を正常化・安定化する前に麻酔・手術を行わなければならない。つまり、すでに状態の悪い動物に麻酔を行うことによってさらに状態を悪化させることになる。これは状態の悪い動物を治療しつつ、状態を悪化させる麻酔薬を使うという矛盾した管理となるので、麻酔薬の知識だけでなく、病態生理の理解が非常に重要となってくる。ここでは先に例に挙げた急性腹腔内出血、腹腔内穿孔による腹膜炎・敗血症、胃捻転の麻酔管理を中心に解説していく。

ショックの病態生理と麻酔前管理

　この3つの病態に共通することは動物がショック状態に陥りやすいことである。ショックとは生体に対する侵襲あるいは侵襲に対する生体反応の結果、重要臓器の血流が維持できなくなり、細胞の代謝障害や臓器障害がおこり、生命の危機にいたる急性の症候群のことである。敗血症は血液分布異常性ショック、急性腹腔内出血は循環血液減少性ショック、胃捻転はこれらのショックの混合ともいえる。共通していえるのは、適度な血圧と血流を重要臓器で保てなくなり、十分な酸素と栄養が供給できなくなるため死にいたることである。

犬と猫の臨床救急医療

臨床的にショック状態の動物は重度の頻脈と低血圧を伴うため、まずは時間が許すかぎり、血行動態を安定化させるのが最優先である[6]。一般的には輸液療法と血管収縮薬の投与を行う。具体的には等張晶質液の投与とノルエピネフリンにより、血圧を上げて（平均血圧で60mmHg以上、収縮期血圧で80mmHg以上）、心拍数を下げる（正常値以下：犬で120回以下、猫で200回以下）。また簡易的な評価法としてshock index（＝心拍数／収縮気圧）を1未満に近づけるように治療を行う（健康な犬：shock index＜1、ショック状態な犬：shock index＞1）。血行動態が安定してきたら輸液と血管収縮薬の投与量を徐々に下げていき、輸液過剰にならないようにする。また輸液投与によって血行動態が改善しなくなった場合はそれ以上投与するべきではない。過剰輸液は血液を希釈し、浮腫を引き起こし、動物の予後が悪くなる[9]。多くの麻酔薬は血行動態を抑制するだけでなく、圧反射のような代償反応も抑制する。したがって、術前の血行動態の改善は麻酔管理に大きな影響を及ぼす。また、ショック状態の動物は電解質の異常や酸塩基平衡異常が認められることも多いので、静脈の血液ガス測定を一度でも行うべきである。最近の血液ガスは電解質や乳酸も同時に測定できるので動物の状態をより詳細に把握できる。このような緊急な場合は一般的な血液検査よりも血液ガスのほうがそのときの動物の状態を評価できるので有用である。

モニタリング

モニタリングは大きく分けて、循環（心電図や血圧計）、酸素化（パルスオキシメーターや血液ガス測定）、換気（カプノグラフや血液ガス測定）と体温測定があるが、ショック時ではとくに循環、酸素化、換気のモニタリングをしっかりと行うべきである。ショック時の動物は頻脈性不整脈や心室性期外収縮がよく認められるので心電図は必須である。血圧は重要臓器の血液還流を評価するモニタリングであり、オシロメトリックまたはドプラでの測定が一般的である。施設によって可能であれば動脈ラインを確保して、観血的に血圧を測定できるとより便利である。酸素化はパルスオキシメーターを、換気はカプノグラフを用い、場合によっては血液ガス測定を行う。またショック時の麻酔を行ううえで注意すべきモニタリングのポイントがいくつかある。

パルスオキシメーター

出血で貧血が進行した場合、血液の光への透過性が亢進するため、静脈血でも鮮やかな鮮血にみえる。つまり、パルスオキシメーターは実際に低酸素血症であっても、酸素飽和度を高く見積もってしまうため要注意が必要である。したがって、血液ガス測定はこのような重症例には非常に有用である。また病態によっては肺での炎症性変化を生じさせるため、100％酸素を投与してSpO_2が正常であっても、PaO_2が期待値よりも低いことがある。したがって、100％酸素を中止した直後に低酸素血症に陥る場合があるのでしっかりとモニタリングをする必要がある。もちろん、100％酸素を投与してしても、低酸素血症になる場合は肺に重篤な炎症性変化があるかもしくは換気・血流比が著しく低下していることを考慮する必要がある。

カプノグラフ

呼気中の二酸化炭素濃度を把握することができる非常に便利なモニタリングだが、これらの症例のように極端に心拍出量が減少する症例ではその解釈に注意が必要である。図1のように換気・血流比が正常の場合は、呼気終末二酸化炭素分圧が動脈血中の二酸化炭素濃度を正確に反映する。しかし、換気・血流比が異常の場合（高い）は、このように肺胞死腔がつくられ、呼気終末二酸化炭素分圧と動脈血中の二酸化炭素濃度の間で大きな乖離が認められる。心拍出量が減少すると肺への血流分布、とくに肺の上部への血流分布が著しく減少し、肺胞死腔をつくる。しかし、換気は人工呼吸で維持されているため変わらない。したがって、呼気終末二酸化炭素分圧は実際の動脈血中の二酸化炭素濃度よりも低い値を示す。通常、臨床医はこの呼気終末二酸化炭素分圧を目安に人工呼吸の設定を行う。しかし、実際の動脈血中の二酸化炭素濃度は高いので、人工呼吸に対して自発呼吸がなかなか止まらないことがある。またこのような患者は往々にして代謝性アシドーシスを同時におこしていることが多い。つまり、人為的に呼吸性アシドーシスを元々ある代謝性アシドーシスに上乗せして、重度なアシドーシスを引き起こしている可能性がある。アシドーシスが重度であると心筋抑制やカテコラミンの活動抑制がおこり、さらに循環が悪化する。

Pulse wave transit time (PWTT)

筆者は上記のモニタリングに加え、Pulse wave

救急医療編　緊急手術を必要とする動物の麻酔

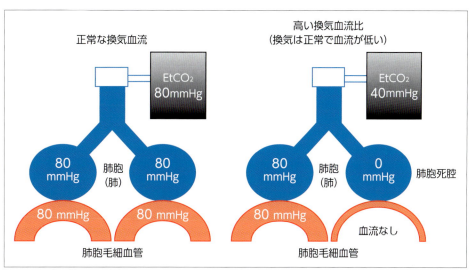

図1　カプノグラフの罠

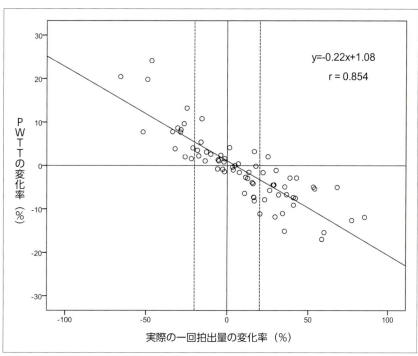

図2　Pulse Wave Transit Time（PWTT）

transit time（PWTT）をよく使用する[11]。PWTTは心電図とパルスオキシメーターから測定でき、特別なテクニックを必要としない。PWTTは一回拍出量に逆に比例するので（図2）、PWTTをモニタリングすることによって一回拍出量の変化がわかる。とくにショック時の心拍出量や血圧の治療中にPWTTをモニタリングできると自分の行っている治療法の方向性が明確にわかるので非常に便利である。

乳酸

組織が低酸素に陥ると嫌気性代謝となり乳酸を生成する。そして、動物のショック重症度と乳酸の上がり方には相関性があるため、乳酸を測定することにより血行動態の管理が適切に行われているかどうかの評価ができる。とくに乳酸の値が4 mol/L以上の場合は重篤な組織低酸素の存在が疑われるので組織の酸素化を迅速に行う必要がある。しかしながらカテコールアミンの投与、ストレス、ステロイド投与などは組織低酸素の有無に関わらず乳酸の値を上昇させるので解釈には注意を要する。また乳酸の値そのものよりも、乳酸の変化を評価するほうが臨床的には有用である。乳酸の値が下がれば治療が成功に向かっているが、上がっていれば状態が悪化している可能性がある。

麻酔前準備

麻酔を行うにあたって一番重要なのは麻酔中におこり得るすべてを事前に予測できるかどうかである。これらを予測できれば、その対策と治療を考えられるので麻酔の安全性が高まる。とくにショック患者のように死に直結し得る可能性がある場合は実際にそれがおこる前に治療したり、おこったら速やかに治療を開始したりできるのでこの予測は非常に重要である。今回はこの予測を中心に麻酔管理を解説していく。

敗血症

敗血症は微生物が血液中に侵入することによって引き起こされる病態であり[5]、死亡率は非常に高い[1]。臨床的には、感染に対する全身性の炎症性反応のことと定義されている。また最近の大規模研究によると臨床症状は発熱、低体温、頻脈、頻呼吸、意識の低下、浮腫、高血糖、白血球増加または減少症、CRPの上昇を伴う正常な白血球数、重度な低血圧、低酸素血症、乏尿、クレアチニン上昇、凝固系異常、イレウス、血小板減少、高ビリルビン血症、乳酸の増加、CRTの延長が多いとされている[7]。ただし、これらの症状は他の疾患でもよくみられるので感染源があるかないかが重要なポイントになってくる。また敗血症が重度になると臓器不全や組織低還流障害を引き起こす。動物が来院するときはすでに重症な場合が多いので、とくに重度の低血圧、過度な乳酸の上昇、肺炎による肺障害($PaO2/FiO2<250$)、重度のクレアチニンの上昇、重度のビリルビンの上昇、血小板減少、凝固異常がある場合は要注意である。

麻酔前準備とその対処法

敗血症の麻酔を行う場合は以下の点について注意する（表1）。

重度の低血圧と頻脈

血行動態が不安定なのであれば引き続き輸液と血管収縮薬を投与する。できれば一回拍出量や心拍出量をモニタリングしつつ、輸液と血管収縮薬の投与量を調節する。また、敗血症の動物では吸入麻酔の必要量が減少するので[1]、吸入麻酔の呼気濃度をモニタリングし、イソフルランであれば1％以下で保てるような麻酔管理を目指す。吸入麻酔の濃度が低ければ、血圧を保ちやすい。

頻脈性不整脈

様々な頻脈性不整脈が認められるが、心室性期外収縮や心室頻拍がよく認められる。単形性の心室性期外収縮で血行動態に大きな影響を与えなければ、治療する必要はない。しかし、心室頻拍や多形性の心室性期外収縮であれば治療を開始する。リドカインやプロカインアミドの投与やリドカインのCRIなどが有用である。

乳酸アシドーシスと電解質異常（高カリウム血症など）

組織還流の減少により、組織が嫌気性代謝となり、乳酸が生成される。このプロセスがアシドーシスを引き起こす。アシドーシスは心筋抑制作用やカテコラミンの効果を減少させる。またアシドーシスは高カリウム血症を引き起こすので重度になる前にアシドーシスを補正する必要がある。高カリウム血症は心筋を不安定にさせ、最終的には停止させるので迅速に治療すべきである。根本的な原因は組織低還流なので血行動態を改善させることが重要である。しかし、重度なアシドーシスや重度な高カリウム血症がある場合は、これら自体が血行動態を悪化させている可能性があるので、これらを少し補正すると血行動態が改善される可能性がある。

膠質浸透圧の減少

敗血症になると毛細血管の透過性が亢進し、アルブミンなどの蛋白質は血管外へと漏出する。したがって、膠質浸透圧が減少し、循環血液量を保てなくなる。また過剰輸液による血液希釈はさらなる膠質浸透圧減少を引き起こす。治療としてはコロイド、血漿、アルブミン製剤などの投与が挙げられる。

貧血

敗血症が慢性化してくると貧血を引き起こすことがある。また同じように過剰輸液による血液希釈はさらに貧血を進行させる。血液や濃縮赤血球を投与すべきである。

凝固系異常

敗血症は凝固が促進されたり、血小板が凝集したり、凝固因子が減少する。血漿や凝固因子を投与すべきである。またDIC（播種性血管内凝固症候群）に進行する場合もあるので要注意が必要である。

救急医療編　緊急手術を必要とする動物の麻酔

表1　敗血症の麻酔管理のまとめ

おこり得る合併症およびその対策	低血圧および頻脈	等張晶質液	10〜50mL/kg/h
		膠質液	2〜5mL/kg/h（なるべく最小限に抑える）
		ノルアドレナリン	0.05〜0.3μg/kg/min CRI
	頻脈性不整脈	リドカイン	2mg/kg IV
		リドカイン	50〜100μg/kg/min CRI
		プロカインアミド	15〜30mg/kg IV SC
	乳酸アシドーシスおよび電解質異常（高カリウム血症など）	循環の改善　（輸液と血管収縮薬）	
		高カリウム血症	
		10% カルシウム	0.5〜1.5mL/kg
		グルコースおよびインスリン	
		重炭酸ナトリウム	
	膠質浸透圧の減少	膠質液	2〜5mL/kg/h
		アルブミン製剤	1〜10mL/kg/h
	貧血	全血輸血	1〜10mL/kg/h
		濃縮赤血球	1〜10mL/kg/h
	凝固系異常	血漿輸血	1〜10mL/kg/h ＋ plasma 1〜2unit
	さらなる感染症（肺炎など）	低体温を防ぐ	
麻酔薬	前投薬および導入薬	ミダゾラム	0.2〜0.3mg/kg IV
		フェンタニル	5〜10μg/kg IV
		プロポフォール	2〜4mg/kg IV
		（アルファキサロン	1〜2mg/kg IV）
	維持麻酔薬	イソフルラン	1%前後
		（セボフルラン	1.5〜2.0%前後）
		フェンタニル	0.05〜0.5μg/kg/min CRI
		（レミフェンタニル	0.05〜0.5μg/kg/min CRI）
	補助麻酔薬	メデトミジン	0.5〜2.0μg/kg/h CRI
		リドカイン	50〜100μg/kg/min CRI
		ミダゾラム	0.1〜0.2mg/kg/h
麻酔管理	人工呼吸	低酸素が認められればPEEP 5cmH$_2$O以上	
	SIRS	過剰輸液に要注意	

さらなる感染症（肺炎など）

　麻酔薬、手術、低体温は免疫を抑制するので注意が必要である。特別な対策はないが、できるだけクリーンな処置を心掛ける必要がある。

麻酔薬の選択とその意義

　敗血症の動物の場合強く大量な麻酔薬は必要ない。必要最小限の麻酔薬を選択することが重要である。

前投与と導入薬

　一般的によく使用されるのがミダゾラム、オピオイド、プロポフォールまたはアルファキサロンでの導入である。ミダゾラムやオピオイドは血行動態に大きな影響を与えず、導入薬の必要量を減少してくれる。したがって、できればミダゾラムやオピオイドだけで投入できるとほとんど血圧は落ちない。しかし、通常はその後少量のプロポフォールなどを挿管できるまで投与する。

維持麻酔薬

　維持麻酔薬には大きく分けて、吸入麻酔と静脈麻酔があるが敗血症の動物にどちらが適切かどうかははっきりしていない。しかし、現実的には両方を使った吸入麻酔を中心とした部分静脈麻酔が妥当であろう。具体的にはイソフルランであれば1％を切る程度、またはセボフルランであれば1.5〜2.0％ほどで維持し、その代わりにある程度高用量のフェンタニルやレミフェンタニルを持続点滴で使用する。またこれらのオピオイドは鎮痛作用も強いので有用である。

犬と猫の臨床救急医療

補助麻酔薬

フェンタニルやレミフェンタニルだけでも十分かもしれないが、これに加えてリドカインのCRIも吸入麻酔濃度を減らし、鎮痛効果を供給し、抗不整脈としても使用できる。またフリーラジカルのスカベンジャーとしても働くとされているので敗血症には有用かもしれない。さらにメデトミジンやデクスメデトミジンのCRIも同じような効果を期待できる。ミダゾラムのCRIも吸入麻酔濃度を減らす。そのため動物の心臓に弁膜性疾患がある場合はミダゾラムを使用する。

麻酔管理

先述のポイントにしっかりと注意すること以外にいくつか重要な点がある。

人工呼吸

すでに肺炎を引き起こしている場合には人工呼吸が必要であり、また低酸素血症を引き起こしている場合にはPositive End-Expiratory Pressure（PEEP）を必要とする。しかし、人工呼吸は陽圧換気を引き起こすため、胸腔内の静脈還流量を減少させ、心拍出量を大きく減少させる。したがって、積極的な人工呼吸を行うときは血圧を中心とした血行動態の変化に注意が必要である。

Systemic Inflammatory Response Syndrome（SIRS）

敗血症はSIRSの一部であり、多臓器不全の前段階である。したがって、無事に麻酔や手術が成功したとしても、術後に多臓器不全となることがある。手術や麻酔はそのときを乗り越えようとするあまり過剰な輸液や血管収縮薬を投与してしまいがちである。術後管理のこともある程度は念頭に入れて麻酔管理を行うことが動物にとって重要である。

急性腹腔内出血

具体的な検査、処置、鑑別診断は他稿をご参照いただくとして、麻酔医としては、患者のヒストリー（事故原因や過去の輸血の有無）、出血の進行具合（急性、慢性）、出血の場所、処置（輸液または輸血など）、そして患者の状態（血行動態や酸塩基平衡など）を素早く把握することが非常に重要である。また交通事故などでは1ヵ所の傷害（この場合は腹腔内）だけでなく、他の部位の傷害（胸、頭、骨折など）も同時に考慮に入れ

る必要がある。ただし、ここでは単純な急性腹腔内出血の麻酔管理を主に解説する。

急性腹腔内出血の場合は、実際にアクティブに出血が進行している可能性があるので、診断と外科手術の決断を迅速に行う必要がある。場合によっては動物が普通に歩けるくらいの軽度な場合もあるが、出血によって動物に意識がない場合は、かなり予後が悪い（循環血液減少性ショック）。この場合は重度の頻脈と頻脈性不整脈、低血圧、そして貧血と代謝性アシドーシスを伴う。敗血症の対応と同じように初期治療は輸液と血管収縮薬である。敗血症とちがうのは明らかに循環血液量が足りていないということである。したがって、まずは輸液で循環血液量を補助して、それでも血圧が上昇しないときに血管収縮薬を使用する。しかし、アクティブな出血がある場合は血圧を上げれば上げるほど、輸液や血液を入れれば入れるほどその出血は悪化するので注意が必要である。したがって、出血がコントロールできるまで若干低血圧を保ちながら麻酔を行うこともある（低血圧麻酔）。また、多くの場合心室性期外収縮や心室頻拍が出現したり消えたりと、くり返すことが多い。この場合の不整脈は手術が終わって数日しないと治らないことが多いので一度治療してみて、再発するようであれば、そのままにしておいてもよい。ただし、血行動態に大きな影響がある場合は積極的に治療する。

麻酔前準備とその対処法

腹腔内出血の麻酔を行う場合は以下の点について注意する（表2）。

重度の低血圧と頻脈

先述のように血行動態が不安定なのであればまず輸液を投与して血圧の回復を図る。輸液の種類としては晶質液と膠質液があるがどちらが予後によいかははっきりしていない[4]。晶質液は血液希釈以外の大きな副作用はないが、膠質液は凝固系異常と急性腎不全のリスクが報告されている[8]。つまり、膠質液の有用性がはっきりせず、副作用は明らかなので、現時点では積極的に膠質液の使用をおすすめしない。したがって、等張晶質液または高張晶質液を投与し、それでも血圧が回復しない場合は、血管収縮薬を考慮に入れる。血液が十分に確保できているのであれば、輸血を開始してもいいのだが、ほとんどの動物病院で血液をすぐに確保することは難しい。また仮に確保できてもアクテ

172

救急医療編　緊急手術を必要とする動物の麻酔

表2　腹腔内出血の麻酔管理のまとめ

おこり得る合併症およびその対策	低血圧および頻脈	等張晶質液	10〜50mL/kg/h
		膠質液	2〜5 mL/kg/h
		ターゲットとする血圧は平均血圧60mmHg前後で、収縮期圧80mmHg前後でこれ以上あげると出血の助長を招く	
		ノルアドレナリン	0.05〜0.3μg/kg/min CRI
	頻脈性不整脈	リドカイン	2mg/kg IV
		リドカイン	50〜100μg/kg/min CRI
		プロカインアミド	15〜30mg/kg IV SC
	乳酸アシドーシスおよび電解質異常（高カリウム血症など）	循環の改善　（輸液と血管収縮薬）	
		高カリウム血症	
		10% カルシウム	0.5〜1.5mL/kg
		グルコースおよびインスリン	
		重炭酸ナトリウム	
	膠質浸透圧の減少	膠質液	2〜5mL/kg/h
		アルブミン製剤	1〜10mL/kg/h
	貧血	全血輸血	1〜10mL/kg/h
		濃縮赤血球	1〜10mL/kg/h
	凝固系異常	トラネキサム酸	
		血漿輸血	1〜10mL/kg/h
	浮腫または肺水腫	過剰輸液に要注意	
麻酔薬	前投薬および導入薬	ミダゾラム	0.2〜0.3mg/kg IV
		フェンタニル	5〜10μg/kg IV
		（ロクロニウム	0.5mg/kg IV）
		プロポフォール	2〜4mg/kg IV
		（アルファキサロン	1〜2mg/kg IV）
	維持麻酔薬	イソフルラン	1%前後
		（セボフルラン	1.5〜2.0%前後）
		フェンタニル	0.05〜0.5μg/kg/min CRI
		（レミフェンタニル	0.05〜0.5μg/kg/min CRI）
	補助麻酔薬	メデトミジン	0.5〜2.0μg/kg/h CRI
		リドカイン	50〜100μg/kg/min CRI
		ミダゾラム	0.1〜0.2mg/kg/h
麻酔管理	人工呼吸	血圧低下に要注意	
	態勢	仰臥位での重度な血圧低下に要注意	
	腹腔へのアプローチの際	急激な血圧低下に備える（輸液や血管収縮薬）	

ィブな出血がある場合は血液を入れれば入れるほど出血を助長してしまうので、輸血は出血のコントロールができてから開始するのが実践的である。またターゲットとする血圧は平均血圧60mmHg前後、収縮期圧80mmHg前後でこれ以上あげると出血の助長を招く。

頻脈性不整脈

　敗血症の場合と同じで、様々な頻脈性不整脈が認められるが、心室性期外収縮や心室頻拍がよく認められる。単形性の心室性期外収縮で血行動態に大きな影響を与えなければ、治療する必要はない。しかし、心室頻拍や多形性の心室性期外収縮であれば治療を開始する。リドカインやプロカインアミドの投与やリドカインのCRIなどが有用である。しかし、多くの場合、治療に一過性にしか反応しないのでそのまま放置しておくことが多い。

乳酸アシドーシスと電解質異常（高カリウム血症、低カルシウム血症など）

　敗血症と同じように組織還流の減少により、組織が嫌気性代謝となり、乳酸が生成される。このプロセスがアシドーシスを引き起こし、高カリウム血症を助長

する。また輸血をする場合は低カルシウム血症にも注意が必要である。

膠質浸透圧の減少

晶質液を大量に投与すると膠質浸透圧が減少するため、以前までは膠質液を追加投与することが多かった。しかしながら、循環血液量減少による低血圧状態では膠質浸透圧の血液保持能力はほとんど影響がない。したがって、膠質浸透圧の減少よりも、血管内皮グリコカリックス層の破壊を防ぐためにも早急な血漿輸血を検討する。

貧血

過剰輸液による血液希釈により貧血がおこる。この場合は全血液や濃縮赤血球を投与すべきである。しかし、出血がコントロールできるまでは輸液で乗り切るほうが望ましい。

凝固系異常

トラネキサム酸の投与を行い、それでも凝固系異常がある場合は、血漿や凝固因子を投与すべきである。また過剰輸液による血液希釈も凝固異常を引き起こすことがある。

さらなる感染症（肺炎など）

麻酔薬、手術、低体温は免疫を抑制するので注意が必要である。特別な対策はないが、できるだけクリーンな処置を心掛ける必要がある。

浮腫

過剰輸液の影響で血液が希釈され、全身性の浮腫がおこる可能性がある。輸液でターゲットの血圧が維持できたら、速やかに維持量に切り替え、さらなる血圧の減少が認められたら、血管収縮薬の投与を行う。念のためにと輸液をさらに投与したくなりがちだが、その結果、過剰輸液になることが多いので要注意である。

麻酔薬の選択とその意義

急性腹腔内出血の動物には強く大量な麻酔薬は必要ない。必要最小限の麻酔薬を選択することが重要である。

前投与と導入薬

敗血症と同じように一般的によく使用されるのがミダゾラム、オピオイド、プロポフォールまたはアルフ

ァキサロンでの導入である。また筋弛緩薬を投与することで麻酔維持が非常に楽になる。ただし、導入直後から人工呼吸を開始する。

維持麻酔薬

敗血症と同じように吸入麻酔を中心とした部分静脈麻酔を使用する。イソフルランであれば1％を切る程度、またはセボフルランであれば1.5〜2.0％ほどで維持し、その代わりにある程度高用量のフェンタニルやレミフェンタニルを持続点滴で使用する。またこれらのオピオイドは鎮痛作用も強いので有効である。

補助麻酔薬

抗不整脈薬としてリドカインのCRIはよく使用される。これはまた吸入麻酔濃度を減らし、鎮痛効果を供給し、フリーラジカルのスカベンジャーとしても働くので使っておいて損はない。ただし、猫では推奨されないので要注意である。

さらにメデトミジンやデクスメデトミジンのCRIも同じような効果を期待できる。ミダゾラムのCRIも吸入麻酔濃度を減らす。そのため動物の心臓に弁膜性疾患がある場合はミダゾラムを使用する。

麻酔管理

先述のポイントをしっかりと注意すること以外にいくつか重要な点がある。

人工呼吸

腹腔内出血が大量にある場合、胸腔が圧迫される傾向にある。そのためとくに仰臥位になると換気が悪化することがある。したがって、人工呼吸が必要になってくる。しかし、前述の通り、陽圧換気は血圧を減させるので注意が必要である。

態勢

仰臥位になると出血の原因である巨大な腫瘍が後大静脈を圧迫し、静脈還流量が減少し、心拍出量が減少する。極度の血圧低下がみられた場合は、少しだけ横に傾けた仰臥位にすると少しは軽減できる。

腹腔へのアプローチの際

腹腔へアプローチし、急激に腹腔内を減圧すると、同じく静脈還流量が減少し、心拍出量が減少する。腹腔の急激な減圧に備えて、血管収縮薬や輸液の急速投

救急医療編　緊急手術を必要とする動物の麻酔

表3　GDVの麻酔管理のまとめ

おこり得る合併症およびその対策	低血圧および頻脈	等張晶質液	10～50mL/kg/h
		膠質液	2～5mL/kg/h
		ターゲットとする血圧は平均血圧60mmHg以上、収縮期圧80 mmHg以上	
		（ノルアドレナリン　0.05～0.3μg/kg/min CRI）	
	頻脈性不整脈	リドカイン	2mg/kg IV
		リドカイン	50～100μg/kg/min CRI
		プロカインアミド	15～30mg/kg IV SC
	乳酸アシドーシスおよび電解質異常（高カリウム血症など）	循環の改善　（輸液と血管収縮薬）	
		高カリウム血症	
		10% カルシウム	0.5～1.5mL/kg
		グルコース＆インスリン	
		重炭酸ナトリウム	
	低酸素血症と高炭酸ガス血症	陽圧換気で20～30cmH$_2$Oの気道内圧が必要かも	
	誤嚥性肺炎	食道と口腔内洗浄	
		気管チューブのカフ	
麻酔薬	前投薬および導入薬	ミダゾラム	0.2～0.3mg/kg IV
		フェンタニル	5～10μg/kg IV
		（ロクロニウム	0.5 mg/kg IV）
		プロポフォール	2～4mg/kg IV
		（アルファキサロン	1～2mg/kg IV）
	維持麻酔薬	イソフルラン	1%前後
		（セボフルラン	1.5～2.0%前後）
		フェンタニル	0.05～0.5μg/kg/min CRI
		（レミフェンタニル	0.05～0.5μg/kg/min CRI）
	補助麻酔薬	リドカイン	50～100μg/kg/min CRI
麻酔管理	人工呼吸	血圧低下に要注意	
	態勢	仰臥位での重度な血圧低下に要注意	
	腹腔へのアプローチの際	急激な血圧低下に備える（輸液や血管収縮薬）	

与の準備が必要になる。とくに何も変化がないこともあるが、準備だけはしておきたい。

GDV（表3）

GDVは胃が捻れることでショック状態に陥り、放置すると数時間で死亡してしまう非常に死亡率が高い病態である。胃全体が脾臓を含めた血管とともに大きく捻れ、血管供給を遮断し、また噴門と幽門が捻れによって閉鎖してしまうため胃が密閉され、時間の経過に伴って、ガスが充満して腹部膨満となる。胃拡張は心拍出量を最大で90%も減少させ、それは冠血流量の減少につながり、心筋虚血を引き起こす。実際にトロポニンIとTはGDVの動物で上昇しており、これが多くの不整脈を引き起こす。通常、心室性期外収縮が36時間以内に現れ、GDVの動物の51%で不整脈をおこし、これらは麻酔中にはさらに顕著になる[10]。

GDVは胃拡張をおこし、また腸管の血流まで減少させ、腸管壊死を引き起こし、細菌のトランスロケーションを引き起こす。そして、肝臓の血流、腎臓の血流を減少させ、無尿を引き起こす。さらに血液が遮断された胃、脾臓、腸管などは壊死をおこし、様々なサイトカイン、細胞内カリウム、またはエンドトキシンを全身に放出する。これによりSIRSとなり、ショック状態に陥いる。

多くの動物は来院時に、循環血液量減少や脱水が認められ、低血圧、敗血症、DIC、腹膜炎を併発していることも珍しくはない。やはり、まずは循環血液量の改善を行う。輸液は晶質液、高張食塩水があるが、獣医領域では高張食塩水は全身性の炎症を抑え、尿量を増やし、腸管の運動を改善させると報告されているが、実際の現場ではやはり晶質液を中心に輸液療法を行うことが多い。前述の通り、次のステップとして高張食塩水を考慮に入れる。先述の2つの病態よりも深刻な

175

場合が多く、すでに心筋虚血が進んでいる場合もあり、血管収縮薬を使用するとさらなる不整脈を引き起こすことがあるので注意が必要である。また腹部膨満により換気が阻害されるので十分な酸素化も必要である。したがって、まずは輸液療法と酸素投入である程度の改善を目指すことからはじめる。ただし、腹部がとてつもなく膨らんでいる場合は導入、挿管して、胃内減圧を試みることも考慮に入れる。

麻酔前準備とその対処法

GDVの麻酔を行う場合は以下の点について注意する（表3参照）。

重度の低血圧と頻脈

循環血液量と心拍出量の改善のため、大量の晶質液を投与する。とくにGDVは大型犬で発生しやすいため、文字通り大量の輸液を必要とする。血管収縮薬は臓器還流を悪化させる可能性があるため、初期には使用しないことが多い。ただし大量の輸液をしたにもかかわらず血圧が安定しない場合は、投与することもある。また高張食塩水の投与も考えられる。ターゲットとする血圧は平均血圧60mmHg前後、収縮期圧80mmHg前後で、できればこれ以上の血圧を期待したい。

頻脈性不整脈

先述の2つの病態と同じで、様々な頻脈性不整脈が認められるが、心室性期外収縮や心室頻拍がよく認められる。多くの場合、心筋虚血による筋肉のダメージによるものなので血流が回復しても、しばらく不整脈は持続する。リドカインなどの抗不整脈薬はある程度効果的だが、完全に止めることはできないので、そのままにしておくことが多い。

乳酸アシドーシスと電解質異常（高カリウム血症）

組織還流の減少により、組織が嫌気性代謝となり、乳酸が生成される。このプロセスがアシドーシスを引き起こし、高カリウム血症を助長する。また細胞壊死による細胞内カリウムが高カリウム血症をさらに悪化させることもあるので電解質の検査は必ず行う。

低酸素血症と高炭酸ガス血症

腹部膨満により胸腔が圧迫され、換気ができなくなることが多い。またそれによって低酸素血症が引き起こされる。十分な酸素化と人工呼吸による陽圧換気が必要である。場合によっては20～30cmH2Oの気道内圧を必要とする場合もある。

誤嚥性肺炎

手術時に胃内チューブを入れて減圧する場合があるが、胃内容物が大量に逆流してくるので、気管チューブのカフはしっかりとふくらませ、誤嚥しないように注意を払う。食道洗浄や口腔内洗浄もしっかりと行う。

麻酔薬の選択とその意義

GDVの動物には強く大量な麻酔薬は必要ない。必要最小限の麻酔薬を選択することが重要である。

前投与と導入薬

導入前には必ず酸素化を行う。ミダゾラムとオピオイドだけで導入が可能な場合がほとんどである。もしそれで挿管が不可能であればプロポフォールまたはアルファキサロンを少量だけ挿管ができるまで投与する。また筋弛緩薬を投与することで麻酔維持が非常に楽になる。ただし、導入直後から人工呼吸を開始する。

維持麻酔薬

吸入麻酔を中心とした部分静脈麻酔を使用する。イソフルランまたはセボフルランと高用量のフェンタニルやレミフェンタニルを持続点滴で使用する。

補助麻酔薬

ほとんどの場合、高用量のフェンタニルやレミフェンタニルで十分であるが、抗不整脈薬としてリドカインのCRIはよく使用される。

麻酔管理

先述のポイントをしっかりと注意すること以外にいくつか重要な点がある。

人工呼吸

腹部膨満により、胸腔が圧迫されるので、人工呼吸を必要とすることが多い。また気道内圧が非常に高くなるが減圧するまでは高い気道内圧を維持する。ただし、血行動態に大きな影響が出る場合は自発呼吸で管理して、減圧後に人工呼吸に変えることも可能である。

態勢

腹腔内出血と同じように仰臥位になると後大静脈が

圧迫され、静脈還流量が減少し、心拍出量が減少する。極度の血圧低下がみられた場合は、少しだけ横に傾けた仰臥位にすると少しは軽減できる。

腹腔へのアプローチの際

　腹腔へアプローチし、急激に腹腔内を減圧すると、同じく静脈還流量が減少し、心拍出量が減少する。腹腔の急激な減圧に備えて、血管収縮薬や輸液の急速投与の準備が必要になる。とくに何も変化がないこともあるが準備だけはしておきたい。

おわりに

　3つの病態ともショックの一種であるため、基本的なアプローチは同じである。とくに血行動態を安定化させることがまずは第一の目標で、または血行動態にあまり影響を与えない麻酔薬を使用することも重要である。個々の症例によっては軽度のものもあれば重度のものもあるが、それぞれのポイントを押さえて、予測し、準備しておけば、どのようなことがおこってもある程度は対応できる。したがって、常に先を読むような麻酔を心掛ければテレビドラマのようなエキサイティング麻酔は避けられる。

参考文献

[1] Allaouchiche B, Duflo F, Tournadre JP, Debon R, Chassard D. Influence of sepsis on sevoflurane minimum alveolar concentration in a porcine model. Br J Anaesth 86, 832-6, 2001

[2] Angus DC, Linde-Zwirble WT, Lidicker J, Clermont G, Carcillo J, Pinsky MR. Epidemiology of severe sepsis in the United States : analysis of incidence, outcome, and associated costs of care. Crit Care Med 29, 1303-10, 2001

[3] Bednarski R, Grimm K, Harvey R, Lukasik VM, Penn WS, Sargent B, Spelts K. AAHA anesthesia guidelines for dogs and cats. J Am Anim Hosp Assoc 47, 377-85, doi : 10.5326/jaaha-ms-5846, 2011

[4] Bougle A, Harrois A, Duranteau J. Resuscitative strategies in traumatic hemorrhagic shock. Ann Intensive Care 3, 1, doi : 10.1186/2110-5820-3-1, 2013

[5] Budelmann G. [Hugo Schottmuller, 1867-1936. The problem of sepsis]. Internist (Berl) 10, 92-101, 1969

[6] Davis H, Jensen T, Johnson A, Knowles P, Meyer R, Rucinsky R, Shafford H. 2013 AAHA/AAFP fluid therapy guidelines for dogs and cats. J Am Anim Hosp Assoc 49, 149-59, doi : 10.5326/jaaha-ms-5868, 2013

[7] Dellinger RP, Levy MM, Rhodes A, Annane D, Gerlach H, Opal SM, Sevransky JE, Sprung CL, Douglas IS, Jaeschke R, Osborn TM, Nunnally ME, Townsend SR, Reinhart K, Kleinpell RM, Angus DC, Deutschman CS, Machado FR, Rubenfeld GD, Webb S, Beale RJ, Vincent JL, Moreno R. Surviving Sepsis Campaign : international guidelines for management of severe sepsis and septic shock, 2012. Intensive Care Med 39, 165-228, doi : 10.1007/s00134-012-2769-8, 2013

[8] Hartog CS, Kohl M, Reinhart K. A systematic review of third-generation hydroxyethyl starch (HES 130/0.4) in resuscitation : safety not adequately addressed. Anesth Analg 112, 635-45, doi : 10.1213/ANE.0b013e31820ad607, 2011

[9] Lobo DN, Macafee DA, Allison SP. How perioperative fluid balance influences postoperative outcomes. Best Pract Res Clin Anaesthesiol 20, 439-55, 2006

[10] Trim C. Anesthesia for sick patients CVC IN WASHINGTON, D.C., 2008

[11] Sano H., Chambers P. (2017). Ability of pulse wave transit time to detect changes in stroke volume and to estimate cardiac output compared to thermodilution technique in isoflurane-anaesthetised dogs. Veterinary Anaesthesia and Analgesia. 44, 1057-1067

犬と猫の
臨床
救急
医療

救急医療編
輸血
Blood transfusion

荻野　直孝

Naotaka Ogino, D.V.M.
ALL動物病院行徳
日本獣医輸血研究会

はじめに

　本稿では救急管理の一環としての輸血の方法に関することを中心に、輸血が必要と思われる疾患に遭遇した際の診断アプローチや製剤の選択、輸血反応について解説する。

　獣医療の進展および診療技術や家族の意識向上を背景に、輸血治療を実施する機会は増えてきている。欧米では各国で輸血に関する指針が制定されているが、日本ではいまだ各施設により独自のプロトコールで行われているのが現状である。日本小動物血液療法研究会が輸血に関する統一したプロトコールの普及を目的として2013年に設立され、国内ではじめて献血／輸血に関するガイドラインが制定された。2018年には日本獣医輸血研究会に名称変更し、より多く輸血に関する情報発信をしていく予定である。

輸血にあたっての基礎知識

　獣医療領域で輸血が必要になる状況は①貧血、②血液凝固因子欠乏の2つが挙げられる。その他に低蛋白血症、膵炎なども挙げられるが輸血の必要性に関しては議論が分かれる。輸血は副作用を伴う治療であり、免疫介在性溶血性貧血（以下IMHA）など輸血が本質的に容態を悪化させる疾患も存在することから、輸血をしないでよければ輸血はしないにこしたことはない。輸血適応のガイドラインは作成されておらずその患者に輸血が必要なのかは改めて考えなければならない。獣医療領域で使用されている主な血液製剤として、新鮮全血（以下FWB）、保存全血（以下SWB）、赤血球製

剤（以下CRC／RCMAP）、新鮮凍結血漿（以下FFP）、凍結血漿（以下FP）が挙げられる（**表1**）。医療領域ではそれ以外にも濃厚血小板製剤、クリオプレシピテート、稀な血液型の凍結赤血球製剤などが存在するが、日本赤十字社のような組織のない獣医療領域ではこれらの製剤の作成は手順が複雑であり、管理も難しいため使用されていない。患者に必要な成分のみを輸血することができれば有害反応（輸血反応）の発症リスクを抑えることが可能となるため可能であれば成分輸血を実施すべきと考える。

診断のポイント

問診　身体検査

　輸血が必要な疾患と判断された際に抜けやすいポイント、気を付けたいポイントを中心に解説する。

　輸血症例に遭遇して聞き逃しやすい問診事項として既往歴、感染症罹患リスク、ワクチン接種歴、投薬状

表1　小動物臨床に使用される主な血液製剤の成分、保存方法、有効期限

製剤名	成分	保存方法	有効期限
新鮮全血（FWB）	全血液成分	2〜6℃	24時間
保存全血（SWB）	赤血球　血漿蛋白 一部凝固因子	2〜6℃	3週間
赤血球製剤	赤血球	2〜6℃	3週間
新鮮凍結血漿（FFP）	全凝固因子 血漿蛋白	−18℃以下	1年間
凍結血漿（FP）	VK依存性因子 Alb　Glb	−18℃以下	5年間

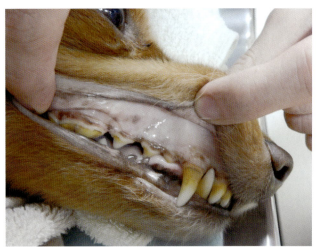

図1　PCV12%のダックスフンドの可視粘膜色。慢性栄養不良による貧血と診断した

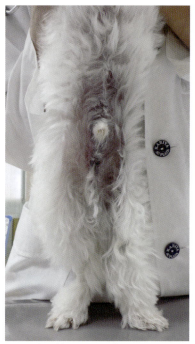

図2　先天性凝固因子欠乏のマルチーズの腹部皮下出血（写真提供：ACプラザ苅谷動物病院）

況、中毒性物質誤食の有無が挙げられる。感染症罹患リスクとしては外部寄生虫予防歴、国内／海外移動歴、生活環境（屋内・屋外）を確認し、リスクがあれば血液中のPCR検査などの感染症検査を提案すべきである。内でも地域によって遭遇しやすい感染症（バベシア症など）は違うが、思い込みが落とし穴になることも多いため注意が必要である。以前は猫に多くみられていたが、近年では犬ヘモプラズマ症も散見されるようになってきている。ワクチン反応によって免疫疾患がおこるリスクを考慮しワクチン接種歴を確認する。また、薬剤／中毒性物質反応性の貧血／血液凝固不全の存在も稟告で確認しておく。忘れてはならない。

　可視粘膜の色、皮下出血／点状出血など出血傾向（図1、2）はわかりやすい変化だが、その他に体表／体腔内／消化管内出血などの出血、血色素尿などの溶血を疑う所見はないか確認すべきである。また、体表リンパ節の腫脹や体表／腹腔内腫瘤の存在も見落とさないようにしなければならない。急性貧血では循環血液量低下を伴いPCVが20%程度でも可視粘膜蒼白、一般状態悪化が認められるが、慢性貧血の場合にはPCVが10〜15%を下回っていても一般状態は悪くなく軽度の努力呼吸や可視粘膜蒼白のみ認められる患者も多い。輸血症例に遭遇すると救急対応の必要から、重症度評価や急性／慢性経過の判断を誤ることがあるので、身体検査や問診を複数回行うなどの対策も有効である。

> **TIPS**
> ■重度の貧血や出血傾向にとらわれない広い視野での身体検査、問診
> ■既往歴、国内／海外移動歴、生活環境、ワクチン接種歴、投薬状況、中毒性物質誤食の有無を確認する
> ■急性／慢性変化を問診と身体検査で見極める
> ■重症度、出血／溶血、出血傾向、基礎疾患の有無を確認する

検査

　貧血や血液凝固不全は様々な疾患に続発しておこる。まずは全身的なスクリーニング検査としてCBC、血液化学検査、血液凝固系検査、尿検査、X線検査、超音波検査をすべて実施する。同時に血液塗抹検査も迅速に行い、再生像の有無、球状赤血球、標的赤血球、破砕赤血球、赤血球内病原体、ハインツ小体のような赤血球形態の異常（図3〜6）、腫瘍細胞などの異常細胞の出現、血小板数を評価する。血液凝固系検査は、PT／APTT、Fib、FDP、ATⅢ活性、その他にもD-ダイマーやTATの測定などが望まれるが、緊急度から判断して院内で測定できるものを中心に実施する。追加検査としては感染症検査、血清鉄／TIBC／UIBC、肝臓／脾臓／腫瘤／リンパ節の針吸収生検を実施する。感染症検査ではまず院内で血液塗抹の確認と猫ではスナップFeLV/FIVコンボ®（IDEXX Laboratories（株）、

救急医療編　輸血

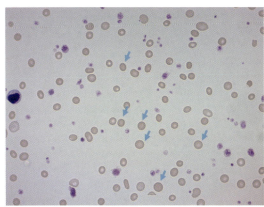

図3　IMHAの犬の血液塗抹
球状赤血球が多数出現している

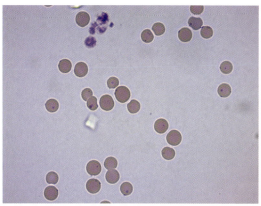

図5　ヘモプラズマ症陽性の猫の血液塗抹
赤血球表面にヘモプラズマの感染が認められる

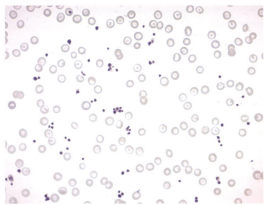

図4　慢性的なイレウスによる鉄欠乏性貧血の犬の血液塗抹
多数の標的赤血球が認められる

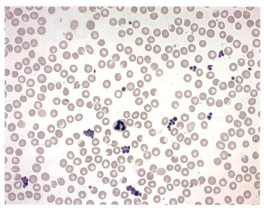

図6　タマネギを誤食しハインツ小体性貧血を呈したポメラニアンの血液塗抹

以下IDEXX）が一般的に実施されているが、感染症を強く疑う、もしくは感染症性貧血を除外するにはベクター媒介疾患パネル®（IDEXX）などの血液中の病原体PCR検査が必要となるケースがある。血清鉄／TIBC／UIBCの測定については非再生性貧血の鑑別に用いられる検査であるが、日内変動が大きいため解釈に注意が必要である。

　ここまでの検査で骨髄での産生異常が除外できなければ骨髄生検を実施する。骨髄生検は麻酔下の検査であり、患者の状態や家族の意向で実施を見送られてしまうこともあるが、侵襲、出血量も少ないため非再生性貧血や骨髄疾患を疑う場合には積極的に実施すべきである。筆者は重度の貧血、血液凝固不全でなければ、必要に応じて赤血球、血液凝固因子を輸血しながら行うか、PCV20％程度の慢性貧血、軽度の血液凝固不全であればそのまま実施している。さらに腫瘍反応性、慢性消耗性、慢性的な消化管内出血の除外を行うために消化管生検、診断的開腹を実施する必要があるかもしれない。来院当初よりこれらのインフォームを行い家族の理解を深めておくことが重要である。

> **TIPS**
> ■スクリーニング検査として院内で実施可能な検査はできるかぎり実施する
> ■CBC検査と同時に血液塗抹検査を迅速に行い、輸血の判断をする
> ■感染症の関与が除外できなければ病原体の遺伝子検査を実施する
> ■鑑別診断のための麻酔下の検査は当初からインフォームをしておく

安全で迅速な輸血を実施するために

輸血治療に必要な検査

　輸血治療を実施する前には血液適合性検査を実施しておかなければならない。適合しない血液製剤を輸血することは患者（レシピエント）に輸血反応を引き起こすリスクを増やし、患者の容態を悪化させる可能性がある。血液適合性検査として赤血球自己凝集試験、血液型検査、交差適合試験（クロスマッチテスト）を実施

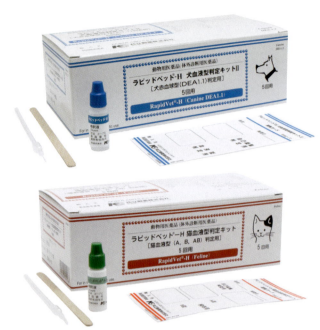

図7 ラピッドベット®-H（共立製薬株式会社） 犬用、猫用

表2 犬の血液型の適合性

		血液製剤 血液型	
		DEA1.1(−)	DEA1.1(+)
レシピエント血液型	DEA1.1(−)	○	×
	DEA1.1(+)	○	○

表3 猫の血液型の適合性

		血液製剤 血液型		
		A	B	AB
レシピエント血液型	A	○	×	×
	B	×	○	×
	AB	△	×	○

＊AB型レシピエントへの輸血はAB型血液製剤が望ましいが、不可能な場合はA型の血液を輸血する

する。犬では自然発生の同種異型抗体が存在しないため、交差適合試験のみでは犬におけるDEA1.1（＋）の血液を1.1（−）の患者に輸血してしまう可能性がある。その後の輸血において1度目が可能だったことで同製剤を2度目の輸血に用いることが可能と誤解し、2度目の輸血を行う際にはレシピエント体内で抗体が産生されているため、重篤な輸血反応を引き起こしてしまう。血液型が適合しない血液製剤の輸血はレシピエント体内で抗体が産生され、輸血治療の効果が短期間しか持続しない。猫では同種異型抗体が体内に存在することが多く、とくにB型のレシピエントにA型の血液を輸血することで初回輸血時にも重篤な輸血反応を引き起こす可能性がある。

はじめにレシピエントの赤血球自己凝集試験を行い、自己凝集が陰性であることを確認したうえで血液型検査を実施する。自己凝集が陽性だと血液型検査、交差適合試験ともに凝集反応を判定する検査のため確認が困難となるが、生理食塩水を用いた血球洗浄後に実施することで判定できるケースがある。用意ができるようであれば自己凝集陽性の犬にはDEA1.1陰性の血液製剤を輸血することが望ましい。血液型検査はラピッドベット®-H（共立製薬株式会社、図7）を用いて行う。犬はDEA1.1型、猫はA、B、AB型を判定する。外注検査で血液型検査を調べることも可能だが、所要時間は5分程度であり、救急で使用するケースが多いことから院内でできるようにしておくことが推奨される。また、輸血実施時にはIMHAのように血液型判定が困難な症例や、後述するような擬陰性、擬陽性の症例も多くみられることから、日頃の健康診断などで採血をする際に血液型検査を実施しておくことをすすめている。

血液型検査で適合する血液製剤を選択した後に（表2、3）、交差適合試験を実施する。医療領域では血液製剤作成を機械的に行っていること、またその他にガンマ線照射などの処理を行っているため、血漿製剤の輸血に関しては副試験だけでよいとされているが、獣医療領域では血液製剤作成は人の手で行われており、赤血球・白血球の混入などのリスクがあるため、血球・血漿製剤の輸血にかかわらず主試験、副試験を行うことが望ましい。

これらの検査はすべて凝集反応を目視で判定するものであり、判定者の習熟度によって検査結果が変わる可能性があるため、特定のスタッフだけでなく他のスタッフの習熟度もあげておくことが望まれる。

血液適合性検査プロトコール

●赤血球自己凝集試験

EDTA処理血液を生理食塩水で20〜50％に希釈し、肉眼および顕微鏡下で凝集の有無を確認する。

●血液型検査

検査キット付属の使用説明書に準じて使用する。凝集反応を肉眼でみて判定する（図8）のが本キットの判定法だが、凝集の程度が弱いと擬陰性となり、脱水している患者や保存血液では赤血球が連銭を形成しており擬陽性となる。これらのケースではウェル内の血液を顕微鏡下で凝集を確認することで、より詳細な判定が可能と考えられる（図9）。

救急医療編　輸血

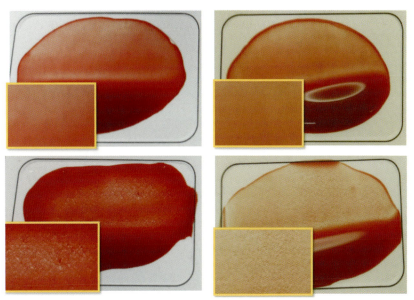

図8　血液型検査の判定例。上段の写真が陰性、下段の写真が陽性。オレンジの枠線内はその拡大像

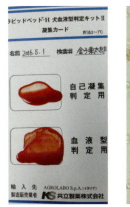 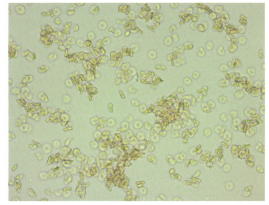

図9　肉眼での血液型判定では明らかな凝集反応は認められなかったが、顕微鏡で確認したところ軽度の凝集が認められた（写真提供：ACプラザ苅谷動物病院）

●交差適合試験

主試験と副試験の2種類があり、主試験はレシピエントの血漿と血液製剤の赤血球浮遊液、副試験は血液製剤の血漿とレシピエントの赤血球浮遊液の凝集、溶血反応の有無を判定する。血液製剤、レシピエントの血液をEDTAで抗凝固処理し、1,000Gで5分間遠心分離後、血漿を別のチューブに移す。赤血球沈殿液に生理食塩水を加えて混和し、1,000Gで2分間遠心分離する。その上清を破棄し、再び生理食塩水を加え、同条件で遠心分離する。この行程を3回くり返し、血球を洗浄する。洗浄後に赤血球1滴と生理食塩水1mLを混和し3～5％赤血球浮遊液を作成する。96穴、24穴などの丸底プレートかスピッツ管を用意し、各ウェル、スピッツ管に主試験、副試験用にそれぞれの赤血球液1滴と血漿2滴を混和する。それらを1,000Gで15秒間遠心して1段階目の判定を行う。その後、37℃のインキュベーター内で15分間静置してから、再度1,000Gで15秒間遠心してから段階目の判定を行う。肉眼的に溶血や凝集が認められなければ、顕微鏡で判定をする。1段階目（室温条件）、2段階目（37℃条件）の判定で溶血・凝集が認められなければ適合である。

血液型検査と同様に擬陽性、擬陰性となる可能性がある。凝集程度が弱い、ほとんどが連銭形成している、もしくは連銭形成と凝集が混在などの判断に迷うケースではスライドグラス上で検体と生理食塩水を同量ずつ混和して判定する（図10）。連銭形成であれば生理食塩水で希釈すれば分離されて判定が容易となる。

37℃で加温することでより生体内に近い状況をつくり、免疫反応を確認することにより輸血反応のリスク低減を目指している。急性溶血を引き起こすほどの強い免疫反応については、加温をしなくても凝集反応がみられることもあるかと思うが、加温装置がない場合

犬と猫の臨床救急医療

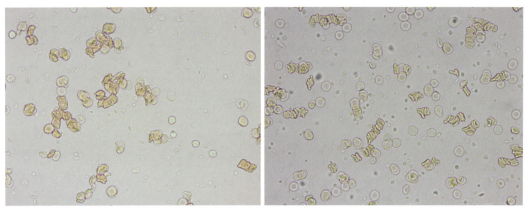

図10　交差適合試験で連銭形成と凝集塊が混在して認められた例
この検体を生理食塩水で希釈してから再度判定すると凝集反応はなく連銭形成のみ認められ、適合と判定された

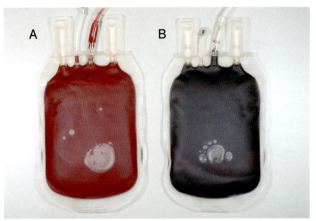

図11　通常の血液製剤（A）と細菌の混入が認められた血液製剤（B）、バッグ内の色調は茶～黒色化し、溶血や凝集塊が認められる（写真提供：日本小動物がんセンター　中野優子先生）

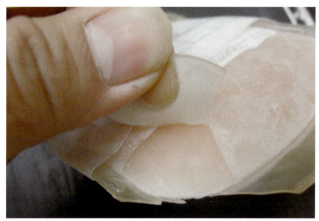

図12　落下により破損した血液バッグ。凍結した血液バッグは簡単な衝撃ですぐに破損する（写真提供：ACプラザ苅谷動物病院）

には輸血反応を引き起こすような免疫反応を見落とすリスクを頭に入れておかねばならない。

> **TIPS**
> ■赤血球自己凝集試験、血液型検査、交差適合試験をすべて実施してから輸血を行うことで副反応のリスクを減らすことができる
> ■凝集反応の判断に迷う場合には血球洗浄、顕微鏡による検査、生理食塩水による希釈などを行ってから判定する
> ■凝集判定には判定者の習熟度が大きくかかわる

輸血治療の準備

レシピエントに適切な前処置を行うことで輸血反応のリスクを減少させることができる。輸血によるⅠ型アレルギー反応を予防・軽減するために輸血開始30分以上前にジフェンヒドラミンやファモチジンなどのH1/H2ブロッカーを投与する。ステロイド剤に関しては議論が分かれるが、ステロイド剤の投薬により患者の診断、病態にどのような変化がおこるかを考慮したうえで投薬するかを検討する。筆者は血液製剤の適合性が確認されており、免疫疾患を既往にもつなどのハイリスク群以外の症例にはステロイド剤は投与していない。

輸血実施時には、血液製剤とその他の薬剤や輸液との混和を避けるため輸血専用の静脈を確保することが望まれる。患者の循環動態により専用の静脈確保が困難な場合には血管留置カテーテルに適量の生理食塩水を注入し、他の薬剤成分の影響がないように留意する。とくに、Ca含有製剤（リンゲル液など）と血液製剤との混和は、血液製剤中の抗凝固薬として含まれているクエン酸がキレートしているCaを遊離させてしまう可能性があり、微小血栓形成のリスクを増やすため禁忌である。

血液製剤は適切な方法で作成・保存し、有効期限内に使用する必要がある（**表1**参照）。準備や使用法が適

切でない場合、血液製剤の変性や汚染が生じ人為的な輸血反応の原因となり得る。全血／赤血球製剤は常温で使用するが、保存は冷蔵である。急速に赤血球製剤を輸血する場合は37℃を超えないように加温するが、急激な加温は赤血球の変性・破壊を生じる可能性があるため過度に加温してはならない。PCVが高い赤血球製剤の輸血は過粘稠性による微小血栓形成のリスクがあるため、生理食塩水でPCVを40〜50％程度に調整してから使用する。血漿製剤は作成後すぐに使用されなければ凍結保存されている。解凍する際は、恒温槽や温湯にて32〜37℃を保って解凍することで血漿製剤の凝固因子活性を保つことができる。ただしこれらの解凍方法には、無菌ではない水を使用するため点滴セットの刺入部が水に触れないように保持するか、ジッパー付ビニールなどに入れて汚染を予防する。通常の輸液剤以上に血液製剤は細菌のコンタミネーションを起こす危険性がある。可能なかぎり無菌的に扱い、同じ製剤を複数回使用することは避けなければならない。血液製剤量がレシピエント輸血許容量を超えているなど1つの血液製剤を複数回使用しなければならない場合には、可能な限り無菌的にシリンジなどに分注してから使用すべきである。細菌混入やその他の要因により血液製剤が変質する可能性があるため、血液製剤の外貌をよく注意して観察しなければならない。外貌に変化があった場合はその血液製剤の使用は中止すべきである(図11)。また、凍結された血液バッグは落下や衝撃で破損しやすいことにも注意が必要である(図12)。

輸血に用いる器材は輸血用に製造販売されているものを使用する。血液製剤は採血時に血液バッグで採血されたものを使用する。採血時に使用される器材は人用に開発されたものであり、動物用のものではない。体格差から最大採血量が血液バッグの最低採血量にいたらない場合には、シリンジで採血されたものを血液製剤として使用する。輸血時の点滴方法は通常の点滴ポンプではなくミッドプレス方式の輸血用ポンプ(図13)を用いるか自然落下で実施する。血液製剤がシリンジで保存されている場合は、通常の微量点滴機を用いる。輸血時の点滴ラインには血液凝集塊がラインへ流入するのを防ぐための輸血用フィルター付きのセットを用いる(図13、14)。微量点滴機や通常の点滴セットを使用する場合は血液凝集塊をトラップするフィルター(図15)を装着してから行う。血液製剤内には採血手技の問題で血液凝集塊を含むケースもあり、通常の点滴セットでは塞栓症を引き起こしてしまう可能性がある。輸血前に輸血用点滴セットに最初に生理食塩水を満たしておくと、空気が抜きやすくなり取扱いが容易となる。また、血液凝集塊を効率的に濾過するために、点滴セットについているフィルターや別に装着したフィルターには半分以上血液を満たしてから使用する。

TIPS

■輸血前投薬の使用で患者のアレルギー反応を予防する

■適切に作成、管理されているものを使用する

■輸血用に製造販売されているものを用いる

輸血プロトコール

輸血は大量に入れすぎても循環動態に負荷をかける結果になるため、レシピエントになるべく負担をかけずに最大の効果を得るようにしなければならない。輸血前にレシピエントの容態に応じた輸血量・輸血速度を適切に設定することで輸血反応の予防が可能である。輸血量は以下の式にあてはめて算出する。

$$輸血量 = \frac{受血動物の}{体重(kg)} \times \frac{90(犬)}{70(猫)} mL/kg \times \frac{目標PCV - 受血動物PCV}{血液製剤PCV}$$

1回の輸血で体内の血液の大部分がドナー血液に置換されることは輸血反応の重篤化につながる可能性があるため、目標PCVを正常範囲などに設定するのは一度に大量の輸血を必要とするため現実的ではない。そこで当院では体内の循環血液量から考え22mL/kg/dayを上限として設定している。循環器外科や循環動態を変動させるほどの出血量が予測される場合には上限を超えて輸血するため、モニタリングをより密に行いレシピエントの状態に注意を払う必要がある。

輸血開始流量は0.5〜1.0mL／kg/hを上限として設定し、輸血反応の発現をモニタリングしながら徐々に流速を増加させていく。輸血中の血液製剤の細菌混入の観点を考慮し、可能な限り6時間以内に輸血を終了するように輸血速度を設定する。筆者は最大流速を10mL/kg/hとして輸血している。心肺疾患をもつレシピエントは急激な輸血が循環動態に負荷をかけることで輸血反応を引き起こすリスクが増えるため、最大輸血速度もそれに合わせて下げる必要があるだろう。6時間以内に輸血が終了しない場合には、連日の輸血

犬と猫の臨床救急医療

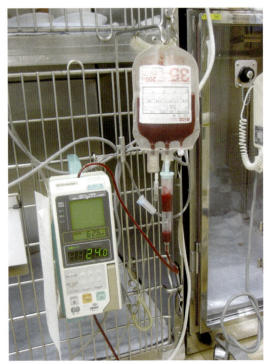

図13　ミッドプレス方式の輸血用ポンプとフィルター付きの輸血セットを用いて輸血をしている実例（写真提供：ACプラザ苅谷動物病院）

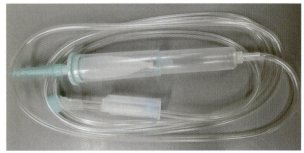

図14　フィルター付きの輸血セット
テルフュージョン®輸血セット（テルモ（株））

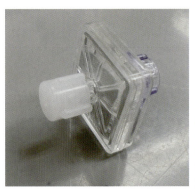

図15　血液凝集塊をトラップするフィルター
Hemo-Nate® 18 Micron Blood Filter（Utah medical products Inc）

や6時間ごとに血液製剤バッグ、輸血セットを交換して行う。

　輸血反応を早期にみつけ対応するために輸血中、輸血後はレシピエントの容態をモニタリングし異常が認められたら速やかに対応しなければならない。モニタリング項目として体温、心拍数、呼吸数、呼吸様式、レシピエントの様子を確認し、輸血前と比較して異常がみられたら輸血の休止や中止を検討すべきである。輸血開始から1時間までは15分ごと、その後は輸血終了まで30分ごと、輸血終了後も確認する。また、輸血モニタリングは主治医だけでなくその場にいるスタッフ全員が行う可能性があるため、スタッフがその状態を共有できるように環境を整えておく必要がある（図16）。輸血終了後には急性輸血反応の中でも頻度が多く重症化しやすい急性溶血の確認を行う。急性溶血は輸血後24時間程度までおこるため輸血終了直後と24時間後にPCV、溶血・黄疸の有無を確認する。また、その後も2週間程度は遅発性の輸血反応をおこすリスクがあるため定期的な身体検査などで評価する。これらのモニタリング項目において異常が認められた場合には適宜検査、治療を追加する。

> **TIPS**
> ■適切な輸血量、速度に設定し過度の輸血を行わない
> ■輸血中のモニタリングはスタッフ間での共有が重要となる
> ■モニタリング項目は減らさず、常に副反応がおこるリスクを考慮する

輸血反応

　輸血療法に伴う副反応（輸血反応）は発生機序から、急性免疫反応、遅発性免疫反応、急性非免疫反応、遅発性非免疫反応の4つに分類される。予防の観点と発生頻度、重症度を考慮して解説する。

急性免疫反応

●急性溶血性輸血反応

　赤血球抗原に対する抗体をすでにもつ症例におこる。血管内、血管外溶血ともにおこるが、血管内溶血が主な機序とされている。輸血開始24時間以内に発症する。臨床徴候としては活動性低下、頻呼吸、頻拍、不整脈、嘔吐、溶血所見、高カリウム血症などがみられ、重度の溶血を呈する場合は虚脱、ショック、急性腎障害、全身性炎症反応症候群（SIRS）、多臓器不全、DICが認められることがある。対策として輸血実施前に血液

輸血報告書

輸血実施日			病院名		担当医		
ドナー名				C ・ F			
使用製剤		RCMAP ・ SWB ・ FWB ・ FFP ・ FP ・ 他					
使用量				血液型			
使用製剤	TP/PCV	/		備考			
患者情報	カルテNo.		患者名			血液型	
				C ・ F			
疾患・症状				PCV低下 ・ Alb低下 ・ 凝固異常			
確定診断							

輸血歴	ドナー名	実施年月日	使用製剤 ・ 量

		TP/PCV		溶血	
輸血前検査 （開始 時間前）		/		有 ・ 無	
輸血直後検査 （終了 時間後）		/		有 ・ 無	
輸血翌日検査 （終了 時間後）		/		有 ・ 無	
（終了 時間後）		/		有 ・ 無	

急性副反応	有 ・ 無	
症状	□ショック □発熱（ ℃→ ℃） □頻脈 □徐脈 □不整脈 □頻呼吸 □嘔吐 □下痢 □皮膚症状（ ） □ヘモグロビン血症 □血色素尿 □黄疸 □その他（ ）	
遅発性副反応	有 ・ 無	発症日時
症状	□発熱（ ℃） □ヘモグロビン血症 □血色素尿 □黄疸 □PCV低下 □その他（ ）	

経緯（日付）	所見・治療

死亡した場合		
死亡日	死因	

NK FAX □（ / 担当： ）
最終報告日 年 月 日 担当
（遅発性の副反応がみられたり、診断に変化などがあった場合）

担当看護師

フィルター使用 □		カラー装着 □		
留置の漏れを確認 □		留置を生食でフラッシュ □		
輸血開始時刻 :		輸血終了予定時刻 :		
最大流量 ml/h		備考		

時間（分）/時刻					サイン	備考（症状）
pre	T	P	R	流量 ml/h		
:	様子：					
10	T	P	R	流量 ml/h		
:	様子：					
20	T	P	R	流量 ml/h		
:	様子：					
30	T	P	R	流量 ml/h		
:	様子：					
:	T	P	R	流量 ml/h		
:	様子：					
:	T	P	R	流量 ml/h		
:	様子：					
:	T	P	R	流量 ml/h		
:	様子：					
:	T	P	R	流量 ml/h		
:	様子：					
:	T	P	R	流量 ml/h		
:	様子：					
:	T	P	R	流量 ml/h		
:	様子：					
:	T	P	R	流量 ml/h		
:	様子：					

※以下がみられた場合は速やかに報告

・体温1℃以上の変化　・呼吸様式の変化　・消化器症状

図16　ACプラザ苅谷動物病院で使用している輸血モニタリング用紙
血液製剤の情報、レシピエントの情報、輸血反応の有無、モニタリングの情報が共有できるようになっている。時系列に沿って情報共有をし、誰がみても輸血反応がわかるようにしている

型判定、交差適合試験を実施することで多くが回避可能であるが、溶血が認められた場合は輸血を中止しコルチコステロイド投与、静脈内輸液を行う。免疫介在性疾患をもつ症例は急性溶血のリスクが高く、輸血前にコルチコステロイドやヒト免疫グロブリン静脈内投与を行うことが効果的な可能性がある。

●アレルギー反応

　血液製剤内の成分がレシピエント体内で免疫反応を惹起する即時型過敏症によるものであり、輸血開始数時間程度で生じる。わずかな輸血でも生じる可能性があり通常発熱は伴わない。

　臨床徴候は紅斑、じんましん、瘙痒、浮腫、嘔吐、頻呼吸、不整脈がアレルギー反応としておこり、重症例ではアナフィラキシーショックがおこる場合がある。症状が認められたら速やかに輸血を中止し、コルチコステロイド、抗ヒスタミン薬を投与し症状が軽減してから遅い速度で輸血を再開する。アナフィラキシーショックが認められた場合には、同時にショックに対する治療を行う。

●非溶血性発熱反応

　レシピエント体内の抗体が血液製剤中の白血球、血小板に存在する白血球抗原に反応して炎症性サイトカインの放出をすることで発現する。最も多く認められる輸血反応であり、人医領域では白血球除去を血液製剤に施すことで発症を予防している。輸血中、輸血直後の1℃以上の体温上昇を特徴としている。他の輸血反応によるものではないと判断された場合には、輸血速度を遅くするか輸血を中止して抗ヒスタミン薬投与、静脈内輸液を行う。

●輸血関連性急性肺障害（TRALI）

　レシピエントの白血球に対して血液製剤の抗体が反応し、炎症性サイトカインを放出することで肺組織中に炎症性蛋白を含む液体が滲出することでおきるものである。まれな反応だが輸血中に発現し、急激な非心原性の肺水腫を引き起こし重症化する。臨床徴候として頻呼吸、肺水腫、発熱、低血圧が認められる。循環過負荷、心原性肺水腫との鑑別を速やかに行い、これらが除外されれば本症を疑う。本症を発症した場合は

犬と猫の臨床救急医療

利尿剤の投与は肺に貯留する水分の粘性を増加させるため禁忌である。治療法としては輸血を速やかに中止し酸素吸入、静脈内輸液を行う。

遅発性免疫反応
●遅発性溶血性輸血反応
　血液製剤中に異種抗原を含む赤血球が存在する場合にレシピエント体内で抗体が産生され、遅発性に溶血反応が起こる。通常は輸血後4～14日で発症する。血管外溶血が主な機序とされる。レシピエントの抗体量が低下している場合には抗体産生能があったとしても交差適合試験で陰性と判定される場合がある。臨床徴候は急性溶血性輸血反応と同様であるが、比較的症状が軽度であり見落とされることも多い。

急性非免疫反応
●循環過負荷
　輸血速度、もしくは輸血量が過剰である場合には、レシピエントの循環動態に過剰な負荷をもたらす。その結果、胸水、腹水、肺水腫といった諸症状を引き起こす。心臓疾患、腎機能障害のために利尿剤を投与している症例への輸血はとくに注意すべきである。本症が疑われる場合は、輸血を中止し利尿剤の投与を行う必要がある。

●クエン酸中毒
　血液製剤には抗凝固剤としてクエン酸が多く含まれている。通常は血液製剤用バッグにはクエン酸量に対する血液量が定められており、それに従って使用する限りこのような中毒は起こり得ない。しかし、クエン酸量に対する血液量が少ない血液製剤が輸血された場合に中毒症状が発症することがある。また、重度の肝機能不全をもつ症例はクエン酸代謝能が落ちているため中毒症状を発症するリスクが高まる。臨床徴候としては低カルシウム、低マグネシウム血症に起因するものであり、テタニーを伴う振戦、悪心、嘔吐、発熱、不整脈、発作、虚脱などが認められる。心電図検査ではQT間隔の延長、徐脈、心室性期外収縮が認められる。中毒症状が輸血中に認められた場合には輸血速度を遅くするか、中止してカルシウム製剤の投与を行う。

●細菌感染症
　血液製剤の細菌汚染が原因となりおこる。保存血液使用時に注意が必要であり保存状態をよく確認しなければならない。臨床所見として発熱が認められ、炎症反応や菌血症を呈するが、重篤な場合には敗血症を引き起こす。血液採取時・分離時に消毒・無菌操作を徹底することで予防が可能である。

●低体温症
　通常の使用をするかぎりはおこり得ないが、レシピエントに急速に輸血を行うことで発症する。症状としては抑うつ、悪寒、低血圧が認められ、重度の場合には不整脈や低体温誘発性凝固障害が認められる。

遅発性非免疫反応
●感染症の伝播
　感染性疾患を有する動物から採血し、その血液製剤を輸血することが原因でおこる。予防として各感染症の検査を採血前に行うことが重要である。とくに注意する病原体としてバベシア症(犬)、FIV、FeLV、猫コロナウイルス、ヘモプラズマ症(猫)が挙げられる。また、その他にも国内／海外移動歴、生活環境によってはブルセラ症、ヘモプラズマ症、ヘパトゾーン症、ライム病、エールリヒア症(犬)も注意する必要があるだろう。

輸血反応の発生頻度
　これらの輸血反応が実際にどの程度おこるかの調査事例を紹介する。先に紹介した輸血報告書で報告された輸血反応と思われる臨床徴候を抜き出したものであるが、主治医の判断で報告されたものであり基礎疾患の存在などを考慮していないデータのため、参考とするに留めてほしい。
　2014年7月～2015年12月に輸血を実施した犬と猫を合わせた268件のうち、54件で輸血反応(急性反応 42件、遅発性反応 12件)と思われる症状が認められた(表4、5)。その多くは全血、赤血球製剤だった(急性反応 36/42、遅発性反応 10/12)。急性反応では発熱反応が最も多く、次に溶血反応が認められた。発熱が起こる時間は様々ではあるが、発熱症例の発症時間は輸血開始1時間までが多いように見受けられた。輸血開始直後は抗原が体内に入った直後であり輸血反応がおこりやすく注意が必要である。

188

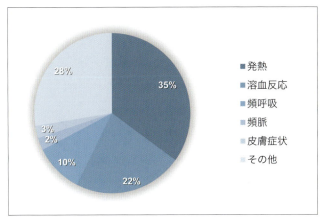

表4 急性輸血反応の発生頻度
溶血反応には血管内溶血／血色素尿症／黄疸、その他には嘔吐／下痢／胸水貯留／肺水腫／発作が含まれる

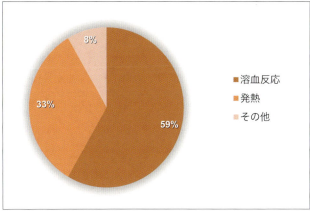

表5 遅発性溶血反応の発生頻度
溶血反応は血色素尿症／黄疸、その他は尿色が濃いことが含まれる

> **TIPS**
> ■多くの輸血反応は適切な輸血前検査や血液製剤管理で予防可能
> ■輸血反応が発症した場合には輸血を中断し、症状に合わせた適切な治療を実施する

輸血適応

輸血適応はガイドラインが存在せず、いまだ議論が分かれるが、実際に当院ではどのように行っているかを紹介し、輸血の判断の参考となれれば幸いである。当院では主に血液分離を行い、成分輸血を実施している(**表3**参照)。各疾患に応じた必要な成分についても同時に解説する。

貧血

主に全血、赤血球製剤が適応となる。急性出血／溶血に伴うDICや先天性凝固因子欠乏による出血などでは貧血だけでなく血液凝固不全を伴っているためFWB輸血が適応となる。血液凝固不全を伴わない貧血においてはCRC/RCMAP輸血を実施する。

●再生性貧血

骨髄が貧血に対して反応しており網状赤血球の増加が認められる。出血／溶血が存在し急性に病態の進行が認められることが多く、初期には再生像が認められない。赤血球産生が亢進しており、PCVの低下が緩徐であれば必ずしも輸血の必要はない。急性変化が多いことから患者の一般状態が悪い、もしくはPCVの低下速度が顕著な場合には輸血を実施している。犬猫ともに20％以下を目安として輸血をしているが、麻酔下の処置を行う場合には25％以下を目安として必要に応じて輸血している。原因としては急性出血(消化管、体腔内、体表、皮下、泌尿器、鼻、口腔など)、感染(バベシア、ヘモプラズマなど)、ハインツ小体性、免疫介在性(原発性、FeLV感染などによる反応性)、重度の低リン血症などが挙げられる。出血の中でも腹腔内腫瘍の破裂などによる腹腔内出血では、急性出血の影響で動物の一般状態が悪く、輸血をして手術をすることがあるが、血液凝固不全がなければ時間経過で出血が止まりPCVの低下が止まることも少なくない。CRC/RCMAP輸血を優先するケースもあるが、FFPで凝固因子を補充してから赤血球補充をする、もしくはFWBを輸血することも考慮する必要がある。

●非再生性貧血

赤血球産生が低下しており、多染性／網状赤血球が不足している状態であり、比較的慢性経過で来院されることが多い。輸血の判断はPCVの数値だけでなく一般状態を評価し、原疾患の鑑別診断／治療を優先させることや輸血以外の選択肢も考慮して輸血適応を判断している。原因としては骨髄疾患(再生不良性貧血、急性骨髄性白血病など)、慢性炎症、慢性疾患(腫瘍、腎障害など)、栄養不足(鉄、銅など)、慢性出血、感染(エールリヒア、ヘパトゾーン、リーシュマニアなど)、薬剤反応性、エストロジェン過剰、免疫介在性が挙げられる。

血液凝固不全
●凝固因子欠乏

DIC、先天性凝固因子欠乏、薬物、ビタミンK欠乏(肝

疾患、腸疾患など）などが原因でおこり得る。DIC/Pre-DICでは原疾患の治療が最優先となるが、凝固因子補充のため積極的にFFP輸血を行う。Pre-DICと診断された時点でのFFP輸血が望ましい。DIC/Pre-DICの原疾患では外科的介入の必要な疾患も多くあるが、その場合にはFFPだけでなくCRC/RCMAPを同時に投与するかFWB輸血を行う。先天性凝固因子欠乏症では出血傾向状態により間欠的な輸血が必要となる血液凝固因子Ⅱ／Ⅶ／Ⅸ／Ⅹの補充はFPで十分であり、それ以外の血液凝固因子の補充にはFFPが必要となるため、血友病A、フォンヴィレブランド病（vWD）ではFFP輸血、血友病BではFP輸血を実施している。ワルファリン中毒やビタミンK欠乏による凝固因子欠乏では主に原疾患の治療の優先で間に合うことが多いが、重度の出血所見を伴う場合にはFP輸血を実施する。貧血の程度によってFWB/SWB輸血を行う。

●血小板減少症／機能不全

他の血液凝固因子に異常が認められない血小板減少症／機能不全では、血小板補充のみを目的とした輸血は濃厚血小板製剤以外では効果が乏しくすすめられない。出血を伴っている場合には貧血改善を目的としたCRC/RCMAPの輸血を行う。

その他
●低蛋白血症

蛋白漏出性腎症／腸症、栄養／吸収不良、肝疾患、重度の浸出液の喪失によって認められる。輸血を実施しても大幅な改善は認められず、原疾患の治療が最優先となる。同時に出血や血液凝固因子の欠乏を伴う場合には輸血を考慮すべきだが、低蛋白血症のみでは輸血は推奨されない。血中アルブミン濃度が1.4mg/dL以下の低蛋白血症で、診断のための生検処置など麻酔下での処置を実施する際にFP輸血を行うことがあるが、アルブミン製剤などの代替療法を行うことも多い。

●急性膵炎

膵臓由来逸脱酵素の阻害を目的として輸血が行われてきたが、現在は医療領域でも有効性が明らかではない。当院では膵炎に誘発されるDIC/Pre-DICがみられた、もしくは治療反応が悪く逸脱酵素による悪影響が重度の場合に実施している。

> **TIPS**
> ■疾患により必要な成分が異なるため、どういった血液製剤を輸血するかを考慮する
> ■本当にその患者に輸血が必要か、代替療法や原疾患の治療を優先できないかを考える

終わりに

輸血は救急治療の一環であるが、同時にリスクも伴う治療の一つでもある。安全な輸血医療を常に心掛けて行わなければ、重篤な救急患者の容態を悪化させる可能性もあり得る。誤解しないでいただきたいことは、救命救急率の向上に重要なことは"迅速さ"だけではなく"適切な"輸血療法を"迅速に"実施することである。救急医療の現場では焦りを感じて狭い視野となってしまうことがある。そういった思考は誤った判断を生む可能性があるため、常に冷静で客観的な視点をもたねばならない。輸血が必要な疾患は多岐にわたる。疾患の起こる頻度を考慮しながら、同時に見逃がしのない診断アプローチを取ることが、安全な輸血治療につながると考える。

筆者も所属している日本獣医輸血研究会では血液療法に関する指針提案や各種データ蓄積による情報提供を行いながら、日本における正しい血液療法の周知と普及に努めることを活動方針としている。これらの指針や情報が常にアップデートされ、血液療法を介して日本の小動物医療の発展に寄与できることを願う。

【Column】
テレフォントリアージ
Telephone triage

塗木　貴臣
Takaomi Nuruki, D.V.M.
一般社団法人東京城南地域獣医療推進協会
TRVA夜間救急動物医療センター

はじめに

　トリアージの語源はフランス語の「選別する」を意味するtrierである。現在の人医療、獣医療において、患者の重症度に基づき治療優先度を評価するための方法としてトリアージは認識されている。救急病院には様々な主訴、病気、状態の患者が、飼い主により緊急であると判断され、来院する。実際は軽症であることも、本当に重症であることもある。混雑時においてもそれら動物の状態を的確に見極め、判断することが獣医師にも動物看護師にも必要となる。

　トリアージの基本は患者が生命に直結する状態か否かを判断し、危険な患者から優先的に治療を施していくことである。またトリアージにはオーバートリアージ（過大評価）とアンダートリアージ（過小評価）がある。絶対におこってはいけないことは、重症でないと判断した動物の治療介入が遅れてしまうことや急変がおきること（アンダートリアージ）である。つまり常にオーバートリアージで評価することが正しいトリアージの方法となる。

　夜間動物病院受診までの流れとして多くは飼い主からの入電がはじまりとなる。そこで獣医師、または動物看護師が評価し、受診するかどうかを飼い主が判断し来院となる。来院された患者をまず待合室にて評価し、さらに診察室内にて獣医師により詳細な評価を実施していく流れとなる（図1）。この流れのなかでトリアージは計3回行われており、テレフォントリアージ、待合室でのトリアージ、診察室でのトリアージである。このように救急現場におけるトリアージは非常に重要な要素であることいえる（待合室や診察室でのトリアージに関してはトリアージの項を参照にされたい）。

テレフォントリアージとは

　上述のように、飼い主と病院スタッフとの最初のコンタクトは電話でのやり取りとなることが多い。電話先には重篤な動物を重篤であると認識していない飼い主もいれば、軽傷の動物を前にパニックに陥っている飼い主もいる。このように緊急性の定義は獣医療従事者と飼い主の間に相違がある可能性はあるが、飼い主は心配だからこそ緊急性を感じて動物病院へ電話してきていることを我々は忘れてはならない。

　テレフォントリアージのゴールは、飼い主とのコミュニケーションを通じて、患者が直ちに獣医師による治療が必要かどうかの判断を下すことである。またときには効果的な指示を与えるなど飼い主教育としての側面ももち合わせている。しかし電話のみでのやりとりとなるため、飼い主の感情や動物の状況が読みにくかったり、言葉のニュアンスでの意味の取り違えなどがおこり得ることから、待合室や診察室でのトリアージと比較して難しい面が多い。このことからテレフォントリアージには医学的知識に加えてコミュニケーション能力も必要であるといえる。

　獣医師、または動物看護師が効果的なテレフォントリアージを実施することは、飼い主の心や患者の身体的ケアにつながる可能性が高い。また的確、かつ迅速な救急医療を実施するために必要不可欠なスキルでもある。

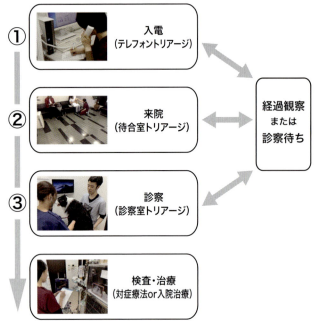

図1 夜間動物病院受診までの流れ

表1　緊急性が高い可能性があるシチュエーション

受診推奨度	状況・状態
速やかな受診が望まれる	呼吸困難 呼吸停止 or 死戦期呼吸 窒息 異物の吸引／誤嚥 チアノーゼ 粘膜色　蒼白／白 虚脱、横臥状態 意識喪失 重責発作 大量出血 明瞭な痛み 腹囲膨満、レッチング、非生産性嘔吐 感電 熱傷 熱中症 急性中毒
なるべく早期の受診が望まれる（1～2時間以内）	喉の異物（呼吸異常なし） 発作 疼痛 麻痺／対麻痺 重度の嘔吐／下痢、吐血 外傷 排尿困難 出血性膣分泌物（ヒートは除く） 急性の状態悪化（様々な問題） 食欲不振（無気力状態） 眼の異常 怪我、膿瘍、咬傷、骨折 自傷 体温異常（＞39.5℃ or ＜36.5℃）

どのように患者を評価すべきか

　救急患者とは生命を維持するために即時の行動をおこす必要性がある臨床徴候を示す患者と定義される。緊急性が高い可能性があるシチュエーションを表1に示す。緊急性が高いと判断する基準をあらかじめ覚えておくと、来院のぜひに関してある程度判断が下せるようになるため、電話応答を実施する獣医療従事者は覚えておいたほうがよい。またこれら緊急患者以外においても、生命をすぐに脅かすことはないが経過とともに重篤化する可能性がある場合があることを認識すべきである。テレフォントリアージは患者をみずに診察を行っていくため、慎重な質問をいくつか行い、適切な情報を効率的に収集していく必要がある。そこで得られた情報を獣医学的知識や臨床経験を活かして、すぐに病院を受診したほうがよいか、または数時間は待てるレベルなのかを判断していく。

　まず最初に患者の主訴を確認する。なぜ電話をかけてきたのか？言い換えれば何に関して最も困っているのかをまず抽出する。筆者の経験から夜間救急における代表的な主訴を以下に示す。

- 呼吸が荒い／咳をしている
- 発作をくり返している
- 震えている
- ふらついている
- ぐったりしている／動かない
- 突然倒れた
- 跛行している／上手く立てない
- 頻回に尿をしている／尿が出ていない
- 嘔吐／下痢をしている
- 食欲がない
- ○○を食べてしまった
- 発熱している／体が冷たい
- どこか痛がる
- 落としてしまった／踏んでしまった
- どこかから出血している
- 目を痛がる／目が赤い
- 呼吸が止まっている

　これらの主訴の確認後、患者のさらなる問題点の抽出、ならびに予想される病態の絞り込み、また動物の

状態（重症度）を把握するために質問を行っていく。トリアージの基本は生命を脅かす病態が存在するかの確認である。すなわち呼吸、循環、神経の異常の有無を確認し、これらに異常を呈している動物は緊急状態である可能性が高いということになる。また外傷、中毒、産科なども突発的に危険な状況に陥る可能性がある。これらを踏まえた獣医領域でのトリアージ方法としてVTL（Veterinary Triage List）が報告されている。このVTLは人医療におけるMachester Triage Systemを改編したもので、緊急性を動物の状態から5段階に分けて評価するものである。Ruysらは485頭の犬猫にてこのVTLを適応したところ、獣医救急医療に有用であったと報告している（図2）[2]。さらに札幌夜間動物病院にてこのVTLをテレフォントリアージに活用したところ、慣習的な方法と比較し、診断結果との一致率上昇、ならびにアンダートリアージの減少が認められたと報告している[3]。このことからVTLはテレフォントリアージに有用であり、なおかつ各段階におけるトリアージにおいてもVTLに示されている項目は確認すべきであると考えられる。

　加えて動物の性質（年齢、種、性別など）についての質問は欠かすことができない。なぜならそれら情報から疑われる病気が限定できる可能性があるためである。

- ・犬種／猫種：種特異的な疾患の可能性を考慮すべきである。たとえば大型犬で何度も吐こうとしている場合にはGDV（胃拡張胃捻転症候群）を考える必要がある。
- ・年齢：若齢動物や老齢動物は病気に罹患しやすい。また若齢の場合はウイルス感染症なども考慮しなければならないため、院内の衛生管理も同時に考慮する必要がある。
- ・去勢／避妊：性ホルモンに依存した疾患の除外／考慮において重要である。

　上記についての質問を行い、予想される病態や重症度評価を行っていく。また質問をするときのコツとして、飼い主はパニックになっていることもあることから、短い受け答えで済むようなクローズドクエスチョンが望ましく、また質問をしながら次に行うべき行動（指示）を決めておくとよい（**表2**）。また質問を行ううえで獣医療従事者は認識しておかなければならないことがある。それは飼い主は動物に関してはいわゆる「素人」であるという事実である。たとえば、テレフォントリアージの段階で粘膜色についての質問に対する答えとして「ピンク」と飼い主が答え、実際の診察時の

表2　テレフォントリアージにおける質問と行動の例

質問	追加質問	行動
名前、電話番号、動物の特徴（名前、年齢、性別、種類、体重）	初診患者の場合は住所をきく	過去の受診歴（カルテ）の確認 病院までの距離の確認
主訴	いつから症状が発現したか？ 症状は悪化しているか？ 特徴的な主訴に合わせた質問	息切れ、意識消失、大量出血、重積発作ではすぐの来院を即す
バイタルサイン	起立可能か？ 反応はあるか？ 心拍数と粘膜色 出血徴候はあるか？	昏睡、重積発作、粘膜蒼白が認められる患者はすぐの来院を即す 外傷患者は慎重に移送してもらう
呼吸状態	呼吸困難か？ チアノーゼはあるか？ 咳はあるか？	呼吸困難やチアノーゼが認められる患者はすぐの来院を即す 呼吸困難の患者は体位の制限をすべきではない
既往歴、投薬歴	薬の種類と投薬している薬用量	投薬している薬剤、ならびに可能であれば過去の記録を持ってきてもらう
一般状態	嘔吐と下痢の有無 腹囲膨満や圧痛の有無 排尿できているか？	排泄物を持ってきてもらう 症状を撮影してきてもらう など

獣医師による判断は「白」であったという相違が生まれる可能性、つまり飼い主は動物の評価を正確に反映する答えを返さない可能性があることを我々は理解しながらテレフォントリアージを行うべきである。

　さらにトリアージとは一見関係なさそうにきこえるかもしれないが、電話のみであることから、飼い主のキャラクター（悲観的、神経質、癇性、冷静、雄弁、寡黙など）をある程度把握できるとよい。筆者は電話口に出た際に飼い主の反応から飼い主のキャラクターを推測しながら、また併せて飼い主が患者に対してどのような考え方や気持ちをもっているのか等を理解するよう努めながら、コミニケーションをとるようにしている。またこちらが飼い主を認識しているということを感じてもらうことも、良好なコミニケーションを築いていくうえで重要であると考えている（例：飼い主の名字と患者の名前を復唱するなど）。患者の状態からどれくらいの時間を電話に費やすことが許容されるかも考えながら、いかにスムーズなコミニケーショ

犬と猫の臨床救急医療

緊急度	目安	呼吸	循環	神経	外傷	消化器	産科	泌尿器	全身状態
即時	すぐに診察を	重度呼吸困難 ・直接生命を脅かす ・進行性の悪化 ・粘膜蒼白 ・開口呼吸 ・湿気の多い呼吸、異常な肺音	ショック ・意識レベル低下 ・粘膜蒼白 ・CRT>2秒 ・乏しい脈圧 ・体温低下 ・頻脈(犬)徐脈(猫) ＊非代償期は犬猫共に徐脈。 CRT消失 大量出血 止まらないと死亡するくらい	発作(活動性) 無反応		腹部膨満(急性)	胎児がみえている		低血糖の疑い <Glu 60mg/dL インスリン治療中 幼若動物の傾眠 応答性低下、衰弱、凝視 直腸温41℃<or<36.7℃
緊急	15分 以内	中程度の呼吸困難 ・過去1時間悪化なし ・直ちに生命を脅かさない ・粘膜蒼白やピンク ・肺音異常あり ・断続的な開口呼吸(ストレス時) 急性の喘鳴音 ・呼吸時にゼー(ヒューヒュー) 皮下気腫	制御不能な出血 圧迫しても止まらない 動脈血栓塞栓症の兆候 麻痺、疼痛、無拍動、低体温 粘膜蒼白 腹部波動感(腹水)	意識レベルの変化 普通の意識状態ではない 異常行動(急性) 連続的に鳴く 群発発作 24時間以内に2回の発作 急性の視力低下	臓器の脱出 致死性の毒物注入 眼球突出 眼の外傷 (穿孔性or化学性)	毒物や異物の摂取 24時間以上持続する嘔吐、食欲不振	強い陣痛 過去の発作歴	尿道閉塞 急激な精巣の腫脹 (痛みを伴う)	点状(斑状)出血、紫斑 ケトーシス様り高血糖 重度疼痛 衰弱 重度脱水(8%<) 直腸温40.5~40.9℃
準緊急	30~60分 以内	軽度の呼吸困難 開口呼吸なし 酸素療法を必要とせず、局所的な異常肺音を示す	軽度の出血 圧迫しても、やや止まらない	急性の脊髄/末梢神経障害 頭部斜頸 過去の意識消失歴 (てんかん発作を除く)	中程度の毒物注入 口腔内異物 開放性骨折/変形 皮膚創傷(中~大規模)	異物摂取の可能性 連続的な嘔吐 メレナ	最近の外傷歴 妊娠動物にて膣から大量出血	赤色尿(尿道閉塞なし)	頭部前肢側屈曲 顔面浮腫 中程度の痛み 中程度脱水(5~8%) 重度のかゆみ 子犬子猫(12週齢以下)の食欲不振(12時間以上) 直腸温40~40.4℃
低緊急	2時間 以内			単発発作		しぶり 嘔吐			局所炎症 軽度の痛みやかゆみ 腫れ 直腸温39~39.9℃
非緊急	4時間 以内								

図2 VTL(Veterinary Triage List)[2]

ンをとれるかが大事である。

　テレフォントリアージの結果、飼い主に何か行動を指示したほうがよい場合は、獣医師による適切なアドバイスを与えるべきである。たとえば、心肺停止時の胸部圧迫や口ー鼻人工呼吸、重篤な出血時の圧迫止血、穿孔性外傷の場合は異物を引き抜かないように指示する、開放性の大きな創の場合は清潔な布で覆うなどが挙げられる。しかし、それらの行動時に飼い主が患者に咬まれる等のリスクもあるため注意を促すべきである。また、すぐの受診ではなく自宅にて経過を観察する場合、それまでの問診内容によって予想される病態から、どのようなことに気をつけて観察すべきか、どのような場合に再度の電話相談や病院受診連絡を実施すべきかなど、可能なかぎり明確なポイントを助言すべきである。

　最後に飼い主の現在地を把握することも重要である。病院までの距離やたどり着くまでの所要時間、予想される動物の状態を検討し、動物の緊急性に最も適した動物病院の受診をすすめるべきである。また病院到着までの時間も目安としてあらかじめ知っておくと後述の準備時に役立つ。

　上記を踏まえて患者の動物病院受診が決定した場合、病院の住所やアクセス方法、何を持参してもらうか（例：過去の検査データや投薬中の内服薬）等を説明する。緊張してしまう動物や痛みを示す動物に対してはケージや顔をタオルで隠してもらう（犬、猫）、ネットに入れてもらうこと（猫）などを助言する。また重篤な患者（とくに呼吸器系）や骨折や脱臼の可能性がある動物に対してはさらなる悪化防止のため可能なかぎり静かに移動してもらったほうがよいことを説明すべきである。重篤な状況であるほど移動に伴い急変する可能性があるため、慎重に動物を観察しながら来院してもらい、動物の状態に変化がある場合、可能であれば連絡してもらうよう伝える。しかし飼い主自身が焦るあまり交通事故をおこしてはならないので、車での来院の際は焦らなくても大丈夫であることを強調しておくこともときに必要となる。

　我々はテレフォントリアージにより得られた情報から、あらゆる状況に対応できるよう準備すべきである。動物の体格や種類から留置針や気管チューブのサイズ、酸素マスクや酸素ケージのサイズなどを推測し準備することができる。また自力での歩行が困難な大型犬である場合に備えてストレッチャーや移動用の人員を確保することも可能である。最適な準備ができている場

合には、待合室や診察室でのトリアージと並行して、検査・治療を迅速に開始できる。つまり最適なテレフォントリアージは救急医療の質を向上させるのである。そのためにもスタッフ間での情報共有はきわめて重要であるといえる（図3A）。

当院におけるテレフォントリアージ／電話応対の実際

　TRVA夜間救急動物医療センター（当院）ではテレフォントリアージを行ううえで、図に示す用紙をベースに行っている（図3B）。以前はより細かい項目を列挙していたが、テレフォントリアージにおけるスタッフ達の熟練度がより増したこと、ならびに細かすぎるがゆえに情報をとる時間がかかってしまう等の弊害が発生したことから、現在の形に落ち着いた。しかし、シンプルな用紙であるため、個人の技量により情報量が少なくなってしまうことが問題点として挙げられる。また必ず飼い主に説明しなければならない最低限の項目（料金など）はチェックできるようにしている。この用紙を使用することに加えて、最近では外部講師を招いて電話応対の院内セミナーを行い、その後セミナー内容も踏まえた電話応対マニュアルを作成した（図4）。このマニュアルは新人指導や電話応対品質の均一化のために使用している。

【ケース1】　1月25日　PM23:00
動物看護師「はい、TRVA夜間救急動物医療センター、看護師 ○○です」
飼い主「あっ！救急病院ですか？うちの犬の様子がおかしくて」
動物看護師「どうなさいましたか？」
飼い主「夕方に急に吐いた後から呼吸が速くなっていて、夜から徐々にぐったりしてきまして」
動物看護師「それは心配ですね。年齢、性別、犬種を教えいていただけますか？」
飼い主「15歳の男の子のミニチュア・シュナウザーです」
動物看護師「飼い主様のお名前とわんちゃんのお名前を教えていただけますか？」
飼い主「森ハリーです」
動物看護師「森様のハリーちゃんですね。今お母さんのことを認識して自分で動けますか？ハリーちゃんに声かけできますか？またベロの色はどうですか？」

犬と猫の臨床救急医療

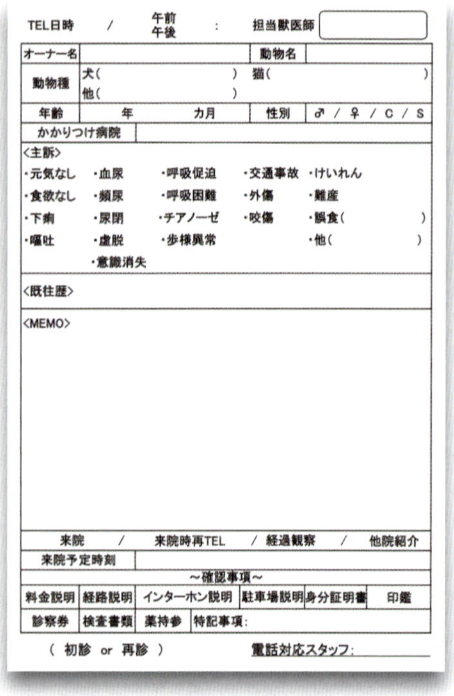

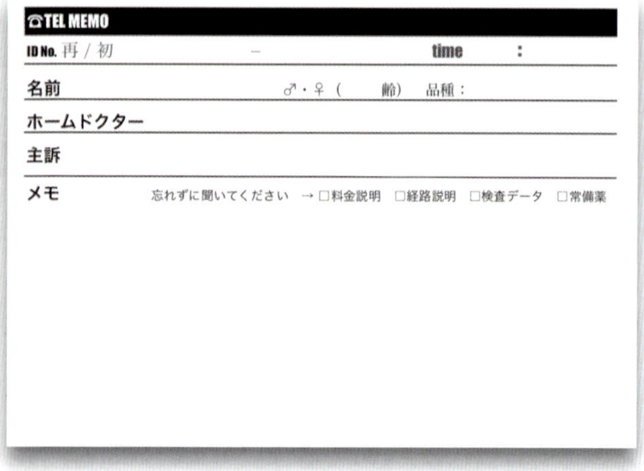

図3　TRVA電話用紙　A：過去　B：現在

飼い主「ハリー！ハリー！今こちらをぼーっとみてはいるのですが、呼吸が苦しいのかあまり動いてくれません。ベロの色もいつもより悪い気がします」

動物看護師「そのご様子ですと早急にご来院されたほうがよいかと思います。また何か持病はございますか？」

飼い主「持病はとくにありません」

動物看護師「当院の受診ははじめてですか？また森様はどちらに今いらっしゃいますか？」

飼い主「はじめてです。今世田谷区の〇〇です。タクシーで行こうと思います」

動物看護師「念のため当院の住所をお伝えしますね。東京都世田谷区〜になります。当院のwebサイトにも地図と住所が載っていますのでご参照ください。また夜間救急病院ですので一般の病院様より料金が割高になること、ご了承ください」

飼い主「わかりました。これから20分程度でそちらに着けるかと思います」

動物看護師「承知いたしました。呼吸が苦しそうですので、なるべく本人が楽な体勢で、そして目を離さないようにしてあげてください。万が一ハリーちゃんの様子が変わりましたら、すぐにご連絡ください」

飼い主「わかりました」

動物看護師「もし今飲んでいるお薬や過去の検査結果などがあればおもちください」

飼い主「わかりました。ではこれからうかがわせていただきます」

動物看護師「森様、気をつけてお越しください」

＊トリアージポイント
　呼吸の異常は緊急性が非常に高いため、最低限の情報の確認と早急な来院を促すべきである。

【ケース２】　〇月〇日　PM00：00

動物看護師「はい、TRVA夜間救急動物医療センター、看護師 〇〇です」

飼い主「うちの猫が1週間前から吐いてたりして、日に日に調子がおかしくなってきていて……救急病院を受診したほうがよいですか？」

動物看護師「飼い主様のお名前、猫ちゃんのお名前、性別、年齢を教えてください。また何か持病はありますか？」

飼い主「私は露木で、猫の名前はノンタです。9歳の男の子です。前に膀胱炎になったことがあります」

動物看護師「露木様のノンタちゃんですね。ノンタちゃんは近くにいますか？今どのような状態ですか？」

飼い主「いつもよりぐったりしていて、今日からご飯もお水も飲まなくなってきています」

【Column】テレフォントリアージ

電話対応マニュアル 2019年版

目標

- 「迅速」「正確」「丁寧」な対応を心掛ける
- 飼い主様に寄り添い不安を和らげる
- 飼い主様の意図をくみ取り、適切なアドバイス・行動をサポートする
- 経過観察時のポイント、緊急時の対応方法を伝える

マナー

① **3コール以内に電話に出る**
- 3コール以上鳴ってしまった場合は「お待たせいたしました」と言う

② **病院名・名前を名乗る**
- 「はい、TRVA動物医療センター、獣医師 or 看護師○○です。」

③ **飼い主様のお名前は復唱確認をし「～様」とお呼びする**

④ **どんなに短い間でも保留にする**
- 「少々」は30秒程度
- 「1～2分程お待ちください」
- 3分以上かかる可能性がある場合は、折り返し電話することをお伝えする
「申し訳ございません。時間を要しますので後ほど（おおよその時間が分かれば伝える）折り返しさせていただきますがよろしいでしょうか。」

⑤ **身内に敬称は使わない**
- TRVAスタッフの名前をお伝えするときには「院長の○○は～」「獣医師の○○は～」
- 外部の先生（循環器・外科・皮膚科）のお名前をお伝えするときには「△△科の○○先生は～」

⑥ **飼い主様に先に電話を切っていただく**
- 「くれぐれもお気をつけてお越し下さい」など気遣いの言葉をお伝えする
- 電話が切れていない時は、2～3回お名前を呼びかける
「電話が切れていないようですのでこちらから失礼します」と一声かけ電話を切る

丁寧な言い回し

- どうしましたか？ ⇒ いかがなさいましたか？
- あります ⇒ ございます
- します ⇒ いたします
- する ⇒ なさる
- じゃあ ⇒ では
- やっぱり ⇒ やはり
- いいですか？ ⇒ よろしいでしょうか？
- わかりました ⇒ かしこまりました、承知いたしました
- あとで ⇒ のちほど
- さっき ⇒ さきほど
- ちょっと ⇒ 少し、少々
- 言いました ⇒ 申し上げました
- 知りません 分りません ⇒ 申し訳ございませんが、存じません わかりかねます
- できません ⇒ 申し訳ございませんが、いたしかねます
- どうです？ ⇒ いかがでしょうか？
- 予定は？ ⇒ ご都合はいかがでしょう？

図4　TRVA電話対応マニュアル
本マニュアルの項目　・目標　・マナー　・言い回し
・困ったときのワンフレーズ　・気配りのワンフレーズ
・注意点　・心肺蘇生の指示方法　・電話対応のフローチャート
・紹介可能の他病院

動物看護師「それは心配ですね。呼吸は荒くないですか？苦しそうな素振りとかはないですか？」

飼い主「呼吸は大丈夫そうです。呼吸が苦しいって感じはしないです」

動物看護師「猫ちゃんは触らせてくれる子ですか？呼びかけには反応してくれますか？」

飼い主「はい。触らせてくれます。呼びかけにも反応してくれてます」

動物看護師「それなら身体が冷たいかどうか、とくに足先が冷えてないかを確認してもらえますか？」

飼い主「うーん。なんか、いつもより冷たいような気がします」

動物看護師「歯茎の色はどうですか？」

飼い主「ピンク色です」

動物看護師「吐いているとのことですが、何でも食べてしまう子ですか？つまり誤食をしてしまっている可能性はありますか？」

飼い主「可能性はありそうですが、最近はしてないと思います」

動物看護師「下痢もしていますか？」

飼い主「下痢はしていません。むしろ便秘気味かもしれないです」

動物看護師「おしっこは出ていますか？」

飼い主「そういえば今日はしていないかもしれません」

動物看護師「ノンタちゃんはお外に出かける子ですか？また同居の猫ちゃんはいますか？」

飼い主「今まで家のなかから出たことはないです。この子しか飼ってません」

動物看護師「わかりました。今の状況を獣医師に相談してみますので、しばしお待ちいただけますか？」

飼い主「わかりました。お願いします」

獣医師「お待たせいたしました。獣医師の〇〇と申します。露木様のノンタちゃんですね。先ほどの動物看護師さんからお話はきいています。少し心配な状況ですね」

飼い主「やっぱりすぐに受診したほうがいいんですかね？」

獣医師「僕たちとしては、ぐったりして身体が冷たかったり、いっぱい吐いていることでの脱水だったりが心配です。あと、男の子でおしっこが出てないことも心配です。それと1週間前から徐々に悪くなってきているのであれば、時間の経過とともに悪くなってしまう可能性も考えてしまいます。明日の午前中にかかりつけの病院さんを受診できそうですか？かかりつけの

病院さんはどちらですか？」

飼い主「かかりつけは〇〇動物病院です。明日も朝から仕事なので病院に行くのは難しいです」

獣医師「それであればノンタちゃんの状況も考えると早めの受診のほうがよいかと思います」

飼い主「そうですよね。やっぱりそちらの病院へ行こうと思います」

獣医師「わかりました。当院にご来院されるのははじめてですか？」

飼い主「はい、はじめてです」

獣医師「当院の場所はご存知ですか？」

飼い主「インターネットに載っていたのでわかると思います。タクシーで行きますが、場所は大丈夫だと思います。30分程度でそちらに着けると思います」

獣医師「承知いたしました。当院は夜間救急病院ですので一般の病院様より料金が割高になること、ご了承ください」

飼い主「わかりました」

獣医師「あと移動中なのですが、ノンタちゃんがなるべく冷えないようにしていらしてください。また過去の検査結果や今飲んでいるお薬があればおもちください」

飼い主「わかりました。それでは今から向かいますので。よろしくお願いします」

獣医師「また何かあればご連絡いただければと思います。露木様、気をつけてお越しください」

> ＊トリアージポイント
> 　呼吸以外の異常であること（本症例では循環の異常、消化器症状、排尿異常が疑われる）、そしてけいれん発作などの症状が現在進行形でおこっていないこと、電話での動物の状態から、比較的情報をとる時間はあるものと判断した。

　この2ケースからわかる通り、動物の状態により時間軸も考えながら、臨機応変に対応していかなければならないこともテレフォントリアージが難しい理由である。

おわりに

　テレフォントリアージは夜間救急病院受診において最初のコンタクトとなる。飼い主は、かかりつけ医ではない病院に並々ならぬ想いで電話をかけてきていることと思う。飼い主はただ心配なだけ（判断できない

【Column】テレフォントリアージ

不安などから）、我々はただ救いたい（安心してもらいたい）だけである。つまりお互いが目指しているゴール地点は同じである。筆者はテレフォントリアージが良好に実施できると、スムーズな診察へつなげること

ができ、ゴール地点までの流れがスムーズになると考えている。このスキルは獣医師のみならず、動物看護師にとっても必要なものとなるため、各病院にて先生方に指導していただければ、筆者としても幸いである。

──────── 参考文献 ────────

[1] Kenneth J. Drobatz, et al. Textbook of Small Animal Emergency Medicine 1st edition. Wiley-Blackwell, 2018
[2] Laura J. Ruys, et al. Evaluation of a veterinary triage list modified from a human five-point triage system in 485 dogs and cats. JVECC, 2012

[3] 成田ら，札幌動物病院における電話用トリアージリスト導入による電話トリアージの変化、第39回動物臨床医学会年次大会、2018

犬と猫の
臨床
救急
医療

救急集中治療編

Report
アメリカにおける救急医療および集中治療の実際

※MVM162号（2016年5月発行）
「『救急集中治療』とは？アメリカにおける救急医療および集中治療の実際」
掲載内容を一部更新して掲載

Report
東京大学附属動物医療センターにおける集中治療・救急の現場

※MVM176号（2019年1月発行）
「東京大学附属動物医療センターにおける集中治療・救急の現場」
掲載内容を一部更新して掲載

救急集中治療編
Report
アメリカにおける救急医療および集中治療の実際

The practice of emergency care and intensive care in the United States

上田　悠
Yu Ueda, D.V.M., DACVECC
カリフォルニア大学デービス校

はじめに

　日本で生まれ育った筆者にとって、英語や海外生活はまったく縁のないものでした。しかし獣医科大学入学後、欧米での臨床獣医学と専門医制度に興味をもち、22歳のときに一念発起、大学を中退し単身渡米しました。そしてアメリカで一から勉強し直し、2011年に晴れてワシントン州立大学獣医学部を卒業し、アメリカ獣医師資格を取得しました。その後、1年間の全科研修（インターンシップ）をオーバン大学で、そして3年間の小動物救急集中治療科の専門医研修（レジデンシー）をカリフォルニア大学デービス校で修了し、2015年に専門医試験に無事合格、救急集中治療専門医（Diplomate of the American College of Veterinary Emergency and Critical Care）となりました。現在は、同校の大学院で研究を行うかたわら、救急集中治療科で非常勤獣医師として勤務しています。

　本稿では、専門医として働く立場からアメリカでの救急集中治療とその現状、役割、そして今後の課題について紹介します。同時に救急集中治療について説明するうえで欠かせないチーム医療システムについて述べたいと思います。

救急集中治療とは

　欧米でEmergency and Critical Careとよばれる専門医療は救命医療、救命救急医療、救急集中治療と訳されることが多いが、本稿では救急医療と集中治療という2つの分野が欧米でいうEmergency and Critical Careという分野に含まれていることを明確にするために、救急集中治療とよぶことにします。

　現在の獣医救急集中治療学会（Veterinary Emergency and Critical Care Society、VECCS）は他の学会や協会に比べると歴史の浅い学会であり、1984年に前身の獣医集中治療学会（Veterinary Critical Care Society）とアメリカ救急医協会（American Association of Veterinary Emergency Clinicians）が統合される形で創設されました。そして1989年には19名の外科医と麻酔科医が集まりアメリカ獣医救急集中治療専門医学会（American College of Veterinary Emergency and Critical Care、ACVECC）が創設されました。VECCSとACVECCは別団体であり、VECCSは救急集中治療分野に関心のある獣医師、動物看護師、獣医学生などを会員にもち、主に獣医師と動物看護師の継続教育、学術雑誌の出版、そしてカンファレンスやシンポジウム運営を行っています。ACVECCの会員

は救急集中治療専門医に限られ、主に専門医研修（レジデンシー）プログラムの管轄、試験運営そして専門医認定を行っています。この他にも獣医救急集中治療動物看護学会（Academy of Veterinary Emergency and Critical Care Technicians）やヨーロッパ獣医救急集中治療学会（European Veterinary Emergency and Critical Care Society、EVECCS）そしてヨーロッパ獣医救急集中治療医学会（European College of Veterinary Emergency and Critical Care）などもカンファレンスや勉強会の共同運営を通してVECCSやACVECCと緊密な連携をとっています。近年の欧米各国では救急集中治療科とその専門医制度の必要性が広く認知されており、VECCSの会員数は1985年に200名でしたが、2015年の時点で4,200名を超えています。また毎年9月に開催される国際獣医救急集中治療シンポジウムにも多くの専門医、獣医師、動物看護師、医療スタッフが参加しています。2015年度のシンポジウムには過去最高の3,600名以上が計31ヵ国から参加しました。この数字からみて近年では欧米だけでなく南米、日本そして他のアジア各国でも獣医療の発展とともに救急集中治療科の必要性が認識されはじめているものと推測されます。

救急科と集中治療科の役割

　VECCSやACVECCによると、救急科は急病の動物を病気の種類や診療時間に関係なく診察し適切な治療を施し、とくに重篤な動物に対しては救命救急処置を行う分野です。いっぽう、集中治療科は内科系・外科系を問わず重度な循環器系、呼吸器系などの臓器不全に対して総合的・集中的な治療、看護を行う分野です。アメリカの人医療では救急医療と集中治療は別の専門分野とみなされ完全に独立した専門医療となっているようですが、獣医療では統合された専門医療として成り立っています。獣医療でこの2科が統合された理由はいくつかありますが、第一に人医療でも獣医療でも集中治療室（ICU）への入室経路として救急科からが最も多い、ということがあげられます。またこの2科の専門性は下記でも述べるように根幹的な部分で似ているところが多いということも理由であると思われます。そして救急集中治療科で働く獣医師やその専門医は病院のシステムによって救急科と集中治療科のいずれかで働く場合と、この両科をともに手掛ける場合

があります。筆者が在籍しているカリフォルニア大学デービス校では救急科と集中治療科は別の救急集中治療専門医が働いており基本的には別の科とみなされています。いっぽうで筆者がインターンシップを受けたオーバン大学では救急科と集中治療科は同室にあり、複数の救急集中治療専門医が両科を同時に手掛けていました。

　救急科では様々な傷病を負った患者を診ます。これらの患者のなかには急性中毒や重度外傷によって生命の危機に瀕した患者や、救急処置がただちに必要な眼疾患、神経疾患、消化器疾患などの徴候を呈した患者もいます。このため救急集中治療医は、全分野の基礎知識をもつ必要があります。そのなかでもとくに、急性中毒、異物誤飲、凝固障害、電解質異常、感染症、外傷、熱傷、急性呼吸器疾患、循環不全（ショック）、急性臓器不全、敗血症、心肺停止などの傷病の初期診断と治療が救急集中治療医学の専門分野として挙げられます。さらに、集中治療科では重症患者の集中治療や、状態が不安定な外科患者の術後管理も専門とします。救急集中治療医、とくに専門医はこれらの傷病やそれに対する診断と治療法について、エビデンスに基づいた専門知識や技能をもっていることが求められます。これら救急集中治療医の役割は、専門性という点から表現し直すと以下の3点に集約されます。

---

①トリアージ
②蘇生
③安定化

---

　①のトリアージ（Triage）とは、災害時医療でよく使用される言葉ですが、救急科においても傷病の緊急性・重症度に応じて患者と治療の優先順位を決定する際に用いられます。

　②の蘇生（Resuscitation）とは、重症患者の循環器系や呼吸器系などの病状改善を指します。

　③の安定化（Stabilization）とは、蘇生された患者の状態を長期治療・確定診断へとつなげるための継続的な治療を指します。救急集中治療科のなかでも救急科はこの3点のなかでトリアージと蘇生に重点が置かれており、救急医は内科的・外科的な知識や技術を用いて患者の適切なトリアージと蘇生を行います。一方で集中治療科は救急科に比べ、蘇生と安定化に重点が置かれており、高度医療や24時間体制の治療システムのもと重症患者や術後患者の蘇生・安定化を目指します。

犬と猫の臨床救急医療

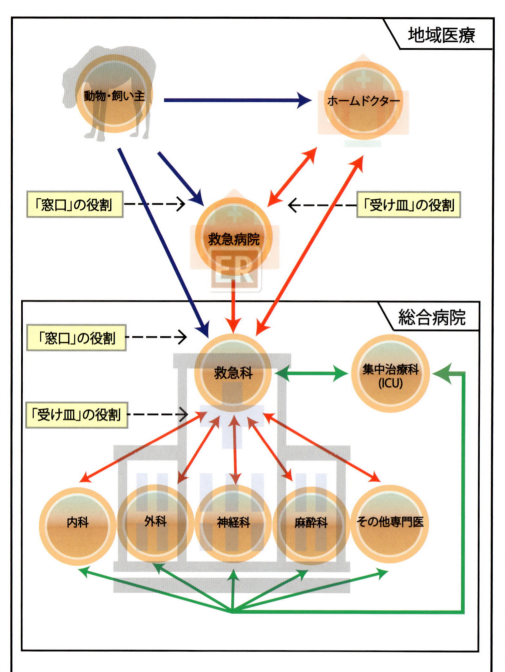

図1
救急病院または総合病院の救急科を介した動物・飼い主の主な流れ。↑は患者の緊急時における搬送先動物病院を表す。↑は救急病院または総合病院の救急科を介した動物・飼い主の転院や転科の流れを表す。↑は救急科や他科と集中治療科(ICU)間の患者の流れを表す

「窓口」と「受け皿」としての救急集中治療医の役割

　救急集中治療医は様々な症例を診る「ジェネラリスト」のような存在でありながら「スペシャリスト」であります。そして内科医や外科医などと同様、救急集中治療専門医は「チーム医療」の実践によって最も力を発揮します。アメリカの獣医療システムは人医療と同様にこのチーム医療を早くから取り入れてきました。そして救急集中治療科は病院内や病院間でのチーム医療を実践するうえで必要不可欠な専門科となっていま

す。チーム医療とは元来、獣医師、動物看護師、医療スタッフ、そして飼い主が1つのチームを形成し、連携することで患者中心の診療を行うという医療環境モデルを指します。また、チーム医療はそこからさらに大きな視点でも捉えることができます。すなわち、病院間での関係では1次診療（民間病院、プライマリーケア病院）、2次診療（民間総合病院）、3次診療（大学総合病院）がトップダウンではなく横一列の関係で様々な面で協力し合い獣医療を地域に提供します。そして2次・3次診療の総合病院内では複数の科からの専門医がチームを形成し動物・飼い主中心の診療を行

救急集中治療編　アメリカにおける救急医療および集中治療の実際

います。この総合病院内でのチーム医療システムのなかで、救急集中治療科は、病院の「窓口」であり、また病院内での患者の「受け皿」としても重要な役目を果たしています（**図1**）。アメリカの大学病院を含む総合病院では、予約なしで来院した患者は症状の程度にかかわらず基本的に救急科が診療します。そのため内科や外科などの他科はそれぞれの予約患者に集中することができます。救急科に来院した患者が入院を必要とする重篤な傷病をもつ場合は、救急科で初期診断・治療を開始し蘇生・安定化させた後、各専門医のもとに患者を適宜転科（Transfer）します。ここまでが救急科の「窓口」の役割です。いっぽうで各科に診察予約として来院した患者が、ショック症状、急性呼吸器不全などにより緊急の治療を必要とする場合は、救急科が患者の「受け皿」としてこれらの患者を受け入れます。また集中治療科は、容体が安定しない内科患者の24時間治療・モニタリングや外科患者の術後管理を引き受けることで「受け皿」としての役割を果たしています。そして術後管理を集中治療科医が引き受けることで、外科医は心配なく次の手術に集中することができます。

　アメリカには夜間病院を含む単科救急病院も多数存在します。これらの救急病院は、その地域内でチーム医療を考えた場合、総合病院内の救急科と同様、「窓口」と「受け皿」の役割をもっていることがみえてきます（**図1**）。地域によって差はありますが、アメリカではこれらの単科救急病院と別に、専門医が複数在籍する2次・3次診療病院が各地域に点在しています。救急病院に来院した患者は蘇生、安定化が図られた後、必要に応じて人材、設備が整った総合病院に転送されます。また、1次診療病院のホームドクターは自らの患者に緊急の問題がおこった場合、とくに患者が重篤である場合は救急患者を受け入れる体制の整った救急病院または総合病院を受診することを飼い主にすすめることが一般的です。そうすることで、患者は適切な治療をいち早く受けることができ、ホームドクターは人材、設備、費用といった面で時間外などの緊急往診に備える必要がなくなります。このようにアメリカではチーム医療システムが病院内、そして地域内の病院間で積極的に採用されています。そしてこのシステムを実践するうえで病院内でも地域内でも救急集中治療科は「窓口」と「受け皿」としての重要な役割を果たしています。

チーム医療における救急集中治療医の役割

　専門分野化はチーム医療の重要要素の1つであり、獣医療以上に人医療で進んでいます。先に述べたように救急科と集中治療科は人医療では別の専門科であり、さらに集中治療科もそのなかで呼吸器系、循環器系、神経外科系、熱症・外傷系と細分類化されています。このような専門性志向を取り入れたチーム医療がチームとして機能した場合、各専門医の知識や技術を患者中心として集約することができるため大変有効であり効率も格段によくなります。ここでその有効性を実際に救急科に来院した1症例を用いて検討してみたいと思います。

　来院20分前に交通事故に遭い、搬送されてきた基礎疾患に糖尿病をもつ10歳齢の中型犬雑種の症例です。救急医はトリアージにより呼吸困難、意識レベル低下を確認、即座に処置室に患者を搬送、初期診断により脳外傷と気胸の症状がみつかり、これらの症状に対する緊急治療が救急医によって行われました。蘇生・安定化が素早く行われた後、骨盤骨折が診断され脊椎骨折の疑いがX線診断によりみつかりました。ここで神経科医が脊椎骨折、整形外科医が骨盤骨折に対する診断・治療オプション、考えられる予後、そして見積もり費用を算出し、主治医である救急医はこれらの情報を集約し飼い主に診断・治療プラン、予後、見積もりを提示しました。飼い主の同意を得た後、患者は脳外傷と呼吸管理のためにICUに移動され、集中治療医と動物看護師によって24時間体制の治療・モニタリングを受けました。また内科専門医によって入院中に糖尿病を適切にコントロールするためのコンサルテーションが行われました。麻酔科医は、脳外傷、脊髄損傷、骨盤骨折に対して麻酔下での検査（MRI、CTなど）や外科的治療が必要と判断された場合、脳外傷や気胸などの状態を考慮したうえで麻酔プランを立てます。また神経科医、整形外科医、そして集中治療科医はディスカッションやラウンドを通して各疾患に対する内科的・外科的治療の優先順位や各治療間でおこり得る影響などを考慮した総合プランを立てます。この症例の場合、呼吸器疾患と脳外傷は内科的治療を行い、患者の容体が安定した時点で脊椎骨折の可能性をCT検査で除外、その後骨盤骨折に対して外科的治療が行われました。この患者は術後7日で退院、その後はホームドクターの元で長期的な疼痛管理、リハビリテーショ

ン、経過観察が行われました。

このようにチーム医療の実践によって、救急集中治療医、各専門医、ホームドクターによる、患者中心の診断・治療を提供し、そして1つの問題に対して総合的な観点から最善の治療を選択することが可能になります。しかし何らかの理由でチーム医療が適切に機能しない場合、この医療環境システムは携わっている獣医師や動物看護師そして動物・飼い主に対して逆に悪影響を与える可能性があります。こういったチーム医療の失敗は多くの場合、コミュニケーション不足が原因でおこります。たとえば上記の症例の場合、もし救急医、集中治療医、神経科医、整形外科医、麻酔科医の各専門医間で十分なコミュニケーションがとられなかった場合、総合的な判断が欠け、治療の優先順位が逆になったり、不必要な麻酔が行われたり、他の疾患に悪影響を与える可能性のある薬が投与される可能性もあります。そして一貫性のない説明をされた飼い主には混乱が生じ、治療計画の選択において適切な判断ができなくなるかもしれません。さらに退院後の長期治療計画について専門医からホームドクターへの説明が不十分である場合、不適切な治療がホームドクターによって行われ、外科的治療自体が台無しになってしまう可能性もあります。

単科救急病院でも同じことがおこり得ます。とくに夜間に患者が来院した場合、時間的にホームドクターや他専門医とのコミュニケーション手段がさらに限られる可能性があります。そのためアメリカでは一般的に患者を他病院へ紹介する場合、必要なカルテや検査結果をすべて紹介先に渡します。逆に患者が紹介先から退院する場合も同様にカルテ、検査結果、退院後治療方針などを紹介元の獣医師（多くの場合ホームドクター）に渡します。またホームドクターは普段から病気の状態、治療方針、処方された薬の種類・用途・副作用などを飼い主に十分に説明し、口述だけでなく詳細な退院の手引きを渡しておくことで、緊急時に救急医や他専門医とホームドクター間の情報共有をスムーズに行うことができるようにしておきます。このように救急病院において適切な診断・治療を迅速に行うためには何よりも十分なコミュニケーションと情報共有が必須になります。

救急集中治療専門医とは

このようにチーム医療は、密なコミュニケーションを基本とした信頼関係、協働志向があってこそ効果が発揮されるものです。だからこそ救急集中治療医とその専門医には専門知識や技術だけでなく、チーム医療に対する理解、そしてチームの一員として働くうえでのリーダーシップ、協調性、バランス感覚といった能力が必要とされます。

このような役割をこなせる知識、技術、経験をもつ獣医師を育成するために、救急集中治療科も内科や外科などと同様に専門医制度を採用しています。救急集中治療専門医になるには他専門医と同様に、1年間の全科研修（インターンシップ）を修了後、3年間のレジデンシーを修了する必要があります。このインターンシップやレジデンシーへは基本的にマッチングプログラムという制度に参加して採用されます。このシステムでは、応募者が希望のインターンシップやレジデンシープログラムを順番にリストアップし、いっぽうで受け入れる大学や民間総合病院も採用したい応募者を順番にリストアップし、相互の希望が最も適合する組み合わせをコンピューター上でマッチングさせることで採用場所が決まります。採用側は獣医科大学での成績、履歴書、推薦状、研究成果、その他の課外活動、そして人間性に基づいて応募者の採用リストを作成します。初期研修の全科研修医（インターン）はすべての科を2〜4週間ごとに回り、各科で専門医や専門医研修医（レジデント）から直接指導を受けます。また救急集中治療専門医の指導のもと、週末や夜間の救急対応を行い、臨床に必須な知識や技術を身に付けます。インターンシップ修了後、多くのインターンは1次診療病院や民間総合病院で職に就きますが、一部のインターンは専門医になるために、さらにレジデンシーに応募することになります。近年では獣医療の高度化やチーム医療の浸透による専門医志向の増加、そして海外からの応募者増加により競争率は大変高いものとなっています。一般的にレジデントは症例数、論文発表、症例発表など決められた要件を満たすことで専門医試験を受験する資格が与えられます。救急集中治療科では最低72週間、救急集中治療専門医の直接指導を受けることが義務付けられており、他の22週間は他科（内科、外科、眼科、神経科、循環器科など）の専門医に指導を受けることが求められます。症例に関しては緊急性の高い傷病を呈する患者の診断と治療（トリアージ、

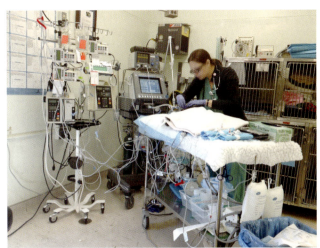

図2　集中治療科で患者に長期人工呼吸を施している様子

図3　救急科で患者に心肺蘇生を施している様子

蘇生、安定化を含む）、そして集中治療科では長期人工呼吸（図2）や人工透析などの高度医療を用いた集中治療を適切に施せるように専門医のもと厳しい訓練を受けます。また臨床訓練だけでなく、獣医学生、インターン、そして動物看護師への教育（講義、実習）や最低1論文の執筆も義務付けられています。これらの要件を満たすことで専門医試験を受ける資格が与えられ、例年約60〜65％の合格率である専門医試験に合格することで晴れて専門医として認定されます。

救急集中治療専門医の役割

2015年現在、300名以上の救急集中治療専門医が登録されており、様々な国、地域、病院で活躍しています。この救急集中治療専門医の役割は大きく分けて3つに要約されます。

第1の役割は臨床専門医として実際に専門知識や技術を用いて臨床現場でリーダーシップを発揮することです。第2の役割は獣医学生、研修医、獣医師そして動物看護師の教育です。そして第3の役割は研究、論文発表を通して獣医師界全般と救急集中治療医学の発展に貢献することです。

第1の役割：臨床

第1の臨床専門医としての役割は前述したようにチーム医療を実践するうえでは欠かせないものです。とくに救急集中治療科では一刻を争う重症患者に対して治療方針決定をする必要に迫られることが多々あります。そういった場面で救急集中治療専門医はリーダーシップを発揮することが求められます。たとえば心肺停止の患者が救急科に運ばれてきた場合、心肺蘇生（CPR）の陣頭指揮をとるのは救急集中治療専門医です（図3）。また集中治療科では様々な科の獣医師、専門医そして動物看護師とともに重症患者の治療を行います。その場合、専門医は専門知識だけでなく高いコミュニケーション能力を用いてディスカッションやラウンドをリードし、治療方針決定に貢献する必要があります。

第2の役割：教育

第2の役割である獣医学生、研修医、獣医師、そして獣医看護師の教育はどの科の専門医にも求められるものです。そのなかでもとくに救急科がその専門性上、幅広い知識や技術を身に付けることができることから、インターンや獣医学生にとって経験を積むのには最適の場であると考えられています。アメリカの獣医学生は最終学年である4年生次に1年間大学病院でローテーションを行いますが、救急科で最低2〜4週間を過ごすことになります。またインターンも大学病院では1年間の研修生活の約30％、一般総合病院での研修ではそれ以上の割合を救急科で過ごすことになります。さらに欧米のチーム医療の一翼を担っている動物看護師は獣医師によって決定された診断、治療、モニタリング方針を実践する重要な役割を担っており、ICUを24時間稼働していくうえで必須の存在です。その動物看護師の教育と知識や技術の共有も救急集中治療専門医の重要な仕事の1つです。

第3の役割：研究

第3に専門医は研究・論文発表を通して救急集中治療医学の発展に寄与することが求められます。救急集

中治療医学の専門誌Journal of Veterinary Emergency and Critical Care(JVECC)はVECCSから2ヵ月に一度発行されています。この専門誌を中心に救急集中治療分野の傷病、治療法についての研究発表、症例発表が行われていますが、その多くの論文に救急集中治療専門医が携わっています。また研究、症例発表だけでなく、エビデンスに基づいたガイドラインの作成と発表も専門医主導で行われています。その代表的なものが2012年に発表された小動物のCPRガイドラインであるRECOVER(Reassessment Campaign on Veterinary Resuscitation)です。このようなガイドラインを作成することは救急集中治療医だけでなく、他科の専門医、ホームドクター、動物看護師など獣医師界全般の教育や発展に貢献することになります。

救急集中治療の課題

このようにチーム医療が各科内、各病院内、そして各地域内で実践されているアメリカでは救急集中治療科とその専門医の役割は非常に大きく多岐にわたります。しかしまだまだ発展途上でもあり様々な課題があるのも事実です。現在、アメリカで人医療も獣医療も問わず問題になっているのは医療費の高騰です。ヒト医療とちがい獣医療の場合、医療費の高騰は獣医師の治療可能範囲に多大な影響を及ぼします。そして元来、臨床現場での安楽死数が日本を含めたアジア各国に比べて圧倒的に多いアメリカにおいて、経済的理由から安楽死を選択することは稀ではありません。治療費の高騰にはいろいろな原因がありますが、チーム医療や専門医制度化による人件費や設備費の増加が関与していることは否めません。すなわち、専門医制度化は、より多くの動物に高度医療を提供することに寄与するいっぽうで、高度医療の普及によって治療費がさらに高騰し必要な獣医療を受けられない動物が増える可能性があるのも事実だということです。

もう1つの課題は地域によって提供できる救急集中治療の質に大きな差があることです。高度医療を提供するには人件費と設備投資に多くの経費が必要です。そしてそれらを維持するにはそれなりの需要がないと成り立ちません。たとえば、長期人工呼吸器を一台購入するにはアメリカで約200〜400万円必要です。そして、その維持費(年間数十万円)や訓練に費やす時間も必要になります。しかし使用頻度が年数回しかないのであれば、費用や時間のことを考慮のうえ、購入は見送られる場合が多いと思います。問題は、患者が重度の急性呼吸器疾患や急性腎不全を呈し人工呼吸器や人工透析が必要とされる場合に、これらの機材をもっているかどうか、転院可能な地域内に持ち合わせている病院があるかどうか、そしてこれらの機材を適切に使用できるどうかが患者の生死に大きくかかわってくるということです。また、提供できる救急集中治療に差があるということは、そこで行われているレジデンシー教育の質にも差がでる可能性があるということです。こういった救急集中治療の質の差はおそらく各州の人口密度、景気、富裕の差に大きく関係していることだと思われます。

おわりに

救急集中治療医について議論をしていると、「スペシャリスト」より「ジェネラリスト」の面が強調される場面をよく耳にします。また救急集中治療医の役割は先述したようにトリアージ、蘇生、安定化であり、必ずしも傷病の確定診断、完全治癒が救急集中治療医のゴールではありません。そのため結果的に他の獣医師や飼い主に役割がみえにくくなってしまう場合があります。さらには救急科に来院した時点では初期病状がはっきりしない救急患者も多く、こうした患者の初期診断・治療においてしばしば移転先の獣医師から救急科医の知識不足を指摘されることもあるようです。人医療でもそれはおこり得ることで、昔から「後医は名医なり」ということわざがあります。このような不本意な指摘を受けないためには、他科の獣医師、専門医、動物看護師、ホームドクターそして飼い主と緊密なコミュニケーションを図ることが最も重要だと思われます。

個人的には救急集中治療科とその専門医制度を設けることはチーム医療を行ううえで必須であると信じて疑いません。しかし医療費や地域差などの面で問題があるのも事実であり今後の課題でもあります。また救急集中治療科も含めたチーム医療が欧米以外の国々の獣医療に対するニーズや風習に合うとは必ずしも限りません。本稿では欧米、とくにアメリカにおける救急集中治療の現状を1つのモデルとして紹介させていただきました。そして本稿が日本の獣医救急集中治療医学の発展に少しでも寄与できることを願ってやみません。

救急集中治療編
Report
東京大学附属動物医療センターにおける集中治療・救急の現場

Intensive care and emergency care in Veterinary Medical Center, The University of Tokyo

長久保 大
Dai Nagakubo, D.V.M.,Ph.D.
東京大学大学院附属動物医療センター　集中治療科・麻酔科

はじめに

より高度かつ細分化された治療を提供できるようになった現在の獣医療において、多臓器の重症疾患に対応する集中治療の必要性が増してきたことは自然な流れであるといえる。

東京大学大学院附属動物医療センター（以下、東大VMC）の集中治療科は、2017年春に外科系集中治療室（ICU：Intensive Care Units）を開設し、まずは手術後などの周術期管理を主としたユニットとして発足した。その後、2018年初頭からは外科系・内科系を横断した症例を扱うICUとしての機能を果たしている。

日本の獣医療では集中治療を行う独立したユニットを擁する施設はまだ少なく、多くの方々には馴染みが薄い分野であるかもしれない。そもそも集中治療とは何をどこまで対象とするものなのか。集中治療とは「外科系および内科系疾患を問わず、呼吸、循環、代謝、消化器、泌尿器などの急性臓器不全に対して、強力かつ集中的な治療とケアを行うことで臓器機能を回復させ重症患者を救命することを目的とする」（日本集中治療医学会編・集中治療専門医テキスト）と定義されている。

また、集中治療医とは「種々の臓器不全や多臓器不全を有する重症患者の全身管理とケアまた臓器不全を伴った患者の生命維持法について高度な知識と技術を有する専門医師」（日本集中治療医学会編・集中治療専門医テキスト）とされる。

集中治療の歴史は人医療においてもそれほど古くはなく、1953年にデンマークの市民病院に本格的なICUが開設されたのが世界の先駆けとなっており、これを指揮した麻酔科医Ibsenは集中治療医学の父とよばれている。

東大VMCの運営体制

現時点において東大VMCで集中治療科に所属する獣医師は6名（うち2名非常勤）おり、このうち筆者を含めた3名は麻酔科との兼任で、2名は集中治療科の専任となっている。また、動物看護師2名がICU業務を担当しており、診療日の日中はどちらか1名がICUの業務を行っている。

ICUの運営方法にはいくつかの形態がある。

「オープンICU」というシステムでは集中治療専門の医師は治療に参加せず、各科の主治医のみで患者管理を行う。いっぽう、「クローズドICU」というシステムはICUに入室したすべての患者に関して集中治療医が管理する形態である。

当センターでは現在セミクローズドの体制をとっており、各科の主治医と集中治療科の獣医師が協力して症例の治療にあたっている。集中治療科のスタッフが

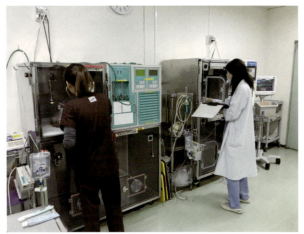
図1　ICUケージ

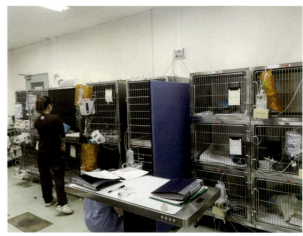
図2　一般ケージ

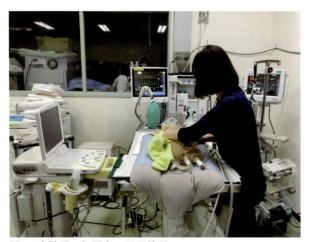
図3　麻酔器、処置台、周辺機器

関与する程度は症例ごとに異なるが、人工呼吸管理や循環作動薬などが必要となるような専門性の高い重症例の治療ではとくに重要な役割を果たしている。また、外来症例の院内急変に対しても集中治療科で対応を行うことが多い。

人医療のデータをみると、ICUに入室した患者の予後に関しては「クローズド」のシステムが最も優れているとされており、当センターのICU部門もクローズドの形態を目指すべきかもしれないが、現状ではマンパワーの問題などがあり、実現にはいたっていない。

夜間の入院管理に関しては、平日夜間は必ず1～2名の獣医師が常駐しており、24時間体制で管理を行っている。集中治療科のスタッフの人数が限られているため、週のうちとくに重症例や侵襲性の高い手術後の症例が多い日の夜間は集中治療科のスタッフが夜間も担当し、比較的重症例の少ない日を中心に週に1～2日は他科の先生方にも協力いただいて夜間の管理を行っている。

ICUのなかにはICUケージ2台（図1）、一般ケージ（図2）が設置されている。また、挿管管理を行う際に使用する麻酔器と処置台（図3）およびその周辺機器もそろえている。この他に部屋のなかにはスタッフ用のデスクや移動式の処置台、カルテおよび備品棚などもそろえてあり、この部屋の内で一括して症例の管理ができるようになっている。

東大VMCのICUにて対応している疾患の例を挙げてみる。人工呼吸管理が必要となる症例は月に1～2例ほどである。人工呼吸管理になった症例の主な要因としては誤嚥性肺炎、肺水腫（心原性、非心原性）、肺出血、上気道閉塞、中枢性の呼吸抑制などによる呼吸不全や、脳腫瘍や脳梗塞もしくは代謝性疾患からの重積発作が挙げられる。

ショックを呈しICUに来る症例では血液減少性ショックが圧倒的に多く、次いで血液分布異常性ショックもみられる。外科・内科問わず来院時の循環・呼吸に異常が疑われる場合にはICUにてトリアージを行うことも多い。

術後管理も大きなウェイトを占めており、週に10～15症例ほどを扱っている。輸血時の動物のモニターもICUで行っており、副反応がみられた場合は即座に対応が可能となっている。また、内分泌や電解質異常などを含めた多岐にわたる症例に対して、主治医と連携しながら治療・管理にあたっている。

集中治療科の展望

東大VMCの例でみると集中治療科があることによるメリットとして、入院管理の効率アップが一番に挙げられるだろう。重症例が入院する場合、これまでは各科の担当がそれぞれ管理を行っていることが多かっ

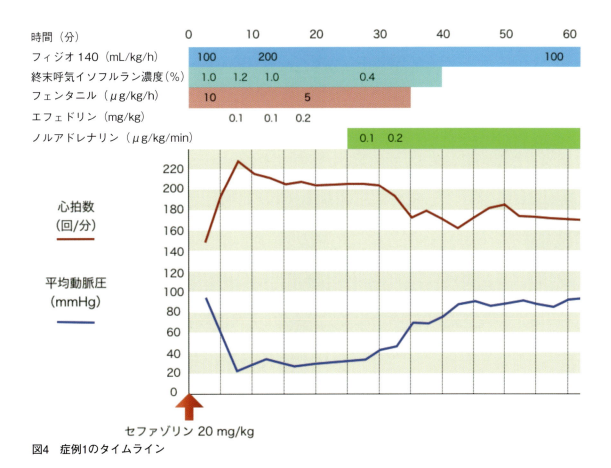

図4 症例1のタイムライン

たが、現在ではICUにて一括して管理を行うことができるため、作業効率的にも病態の管理のうえでも有効なシステムとなった。とくに入院症例の呼吸および循環の悪化に対する対応はこれまでに比べ早期介入が可能となっている。また、スタッフのライフワークバランスの向上の点でも一定の効果を挙げている。

今後、重症症例に対し、より充実した治療を行うために、さらなるスタッフ数の増員を考えている。ICUの業務のなかには症例のナーシングケアや栄養管理など動物看護師が重要な役割を果たすことのできる場面が多くある。人医療のICUをみても医師だけではなく、看護師はもちろん臨床工学技士、薬剤師、管理栄養士、理学療法士など多領域の医療スタッフがチームとなって治療にあたっている。獣医療における集中治療のこれからの発展のためには、集中治療に意欲的な動物看護師の増員および教育が必須であろう。

症例報告

以下に最近、東大VMC集中治療科で対応にあたった症例を簡単ではあるが紹介したい。

抗生剤によるアナフィラキシーが疑われた柴の例

症例は右後肢跛行を主訴に当センター外科を受診した避妊雌の柴である。当センター外科の初診時の年齢は14歳齢で体重11kgであった。整形学的検査とX線検査を行い、前十字靭帯の断裂が強く疑われ、飼い主の希望により当センター外科にてTPLO（脛骨高平部水平化骨切り術）を実施することとなった。

麻酔前の胸部X線検査および血液検査にて異常所見は認められなかった。

手術前日より入院し輸液を開始した。手術当日はアトロピン10μg/kgを投与したのち、フェンタニル5μg/kgとアルファキサロン1.5mg/kg(to effect)にて麻酔導入を行い挿管した。酸素-イソフルランにて維持を行い、導入から7分後にセファゾリン20mg/kgを静脈内投与した。心電図、非観血血圧、動脈血酸素飽和度、終末呼気二酸化炭素分圧、呼吸回数、1回換気量のモニターを行った（図4）。

セファゾリン投与5分後に突然の血圧低下（平均動脈圧22mmHg）と頻脈（心拍数224回／分）が認められた。これに対し集中治療科に連絡が入り、対応を開始した。

血圧低下と頻脈に対し細胞外液（フィジオ140）の投

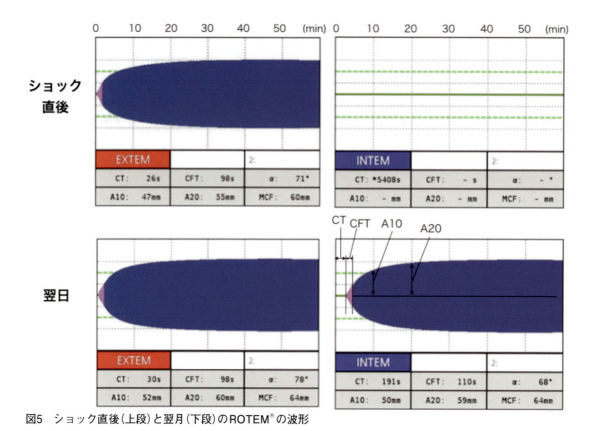

図5 ショック直後（上段）と翌月（下段）のROTEM®の波形

与（20mL/kg/h）とエフェドリンの静脈内投与を行った。エフェドリン0.1mg/kgを2回と0.2mg/kgを1回行ったが反応は弱く、ノルアドレナリンの投与を開始した。ノルアドレナリンを0.1μg/kg/minから開始し、0.2μg/kg/minまで増加させると血圧（平均動脈圧92mmHg）および心拍数（172回／分）は安定した。

この時点で手術の実施は困難と判断し、覚醒させることとした。イソフルラン投与中止後59分で覚醒・抜管し、覚醒後はICUケージ内にて管理を行った。この間に大量の下血が認められ、下血は覚醒後も持続した。

血液検査を行ったところ、CBC、生化学検査では大きな異常が認められなかったが、血液ガス検査にて乳酸アシドーシスが認められた（pH 7.227、乳酸2.57mmol/L）。また、凝固検査ではAPTTが220秒over（測定限度外）と延長しており、ROTEM®（Rotational Thromboelastometry）でも内因系凝固活性の顕著な低下が認められたが、その他の項目では異常が認められなかった。

ROTEM®は全血を用いて凝固過程における弾性粘稠度を測定するデバイスであり、図5に示したように横軸が時間を表しており、CTは初期フィブリン形成までの時間、CFTは血餅形成時間、A10およびA20はCTから10分後および20分後の血餅の硬度を、MCFは最大血餅硬度を表す[1]。図5の左列のEXTEMは外因系凝固経路を、右列のINTEMは内因系凝固経路の活性を評価している。図5上段はショック直後の測定結果で、EXTEMは正常な凝固活性を示しているのに対し、INTEMは測定時間内に一切の凝固活性が認められなかった。このことからショックにより内因系凝固因子の活性が著しく低下していることが疑われた。

覚醒後の呼吸状態は安定していたが、横臥状態のままであった。ショックの安定化および凝固因子の補充（下血による失血を懸念）などを目的に全血輸血100mL/kgとソル・コーテフ40mg/kgの投与を行った。

覚醒5時間後には起立可能なまで回復し、循環動態も安定したためノルアドレナリンの持続投与を終了したが、下血は依然として続いていた。

ショック翌日も下血は継続しており、超音波検査にて消化管運動の低下が認められた。APTTは22.4秒でROTEM®検査でも正常な内因系の凝固能が認められたため（図5下段）経過観察とした。その他の血液検査では血小板の軽度減少（189,000）とD-dimerの上昇（6.4μg/mL）以外に異常は認められなかった。

ショックの2日後には消化管運動および食欲は改善し、3日後には良便が認められた。5日後には一般身体検査および血液検査にて異常が認められなかったた

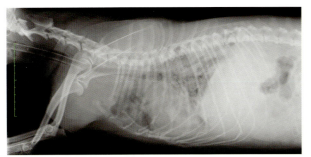
図6　症例2の入院11日目のX線検査所見

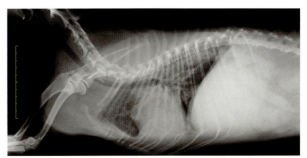
図7　症例2の入院14日目のX線検査所見

め退院となった。

　本症例では術前に循環および凝固能に異常をきたすような所見がなかったこと、また抗生剤投与までの麻酔維持に問題点が認められなかったことから、抗生剤によるアナフィラキシーが強く疑われた。本症例では血圧低下に対してエフェドリンとノルアドレナリンを投与した。筆者の経験上、ショックに対する昇圧のためにはノルアドレナリンの他にもフェニレフリン5〜10μg/kgの投与も有効である。いずれにしても症例がショック状態にあることの素早い認識と早期の循環作動薬の使用が重要である。また本症例では顕著な内因系凝固経路の機能低下が認められた。この反応がいずれのメディエータを介した反応なのか詳細は不明であり、その作用機序および対応に関しては今後も検討が必要である。

非心原性肺水腫に対し人工呼吸管理を行ったシェットランド・シープドッグの例

　症例2は活動性低下、発熱、血小板減少により当センター内科を受診した避妊雌のシェットランド・シープドッグ。当センター内科における検査にて多発性関節炎、膀胱炎と診断され、当日より入院となり治療を開始した。入院4日目に食欲不振、嘔吐を認め、腹部エコー検査にて十二指腸のコルゲートおよび膵臓の腫脹が認められ急性膵炎が疑われた。また呼吸数の増加が認められたが画像検査にて肺野の異常はなく、ルームエアーでSpO₂は100%であった。この時点では疼痛によるところが大きいと考えられたが、内科と集中治療科にて協議のうえ、ICUケージにて管理することとした。

　入院10日目までにはCRPは低下し呼吸状態の変化も認められなかったが、入院11日目に急激な呼吸状態の悪化が生じ、SpO₂の低下（30%酸素下でSpO₂ 86%）、肺エコーにてBラインの出現および肺の一部虚脱、X線検査にて肺野不透過性の亢進（図6）が確認された。

この時点で心エコー図検査では心不全は認められなかったため、非心原性の肺水腫が疑われた。自力では呼吸が維持できないと判断したため挿管のうえ、人工呼吸下にて治療を行うこととした。人工呼吸管理中は常に集中治療科のスタッフ立会いの下で麻酔維持と人工換気の設定を決定した。

　挿管中はプロポフォール（6〜15mg/kg/h）にて麻酔維持を行い、筋弛緩のためロクロニウム（0.5mg/kg/h）、鎮痛のためブプレノルフィン（20μg/kg TID）を投与した。呼吸筋の疲労と呼吸不全の増悪を防止するため呼吸管理は間欠的陽圧換気とし、肺胞の虚脱を防ぐためPEEP（5〜14cmH₂O）をかけて呼吸管理を行った。人工呼吸中の酸素化の評価のために適時、動脈血酸素分圧を測定しP/F比を算出した。挿管直後のP/F比は85と重度の低下を示していた。P/F比はPaO₂（動脈血酸素分圧）/FiO₂（吸入気酸素分圧）で計算される酸素化の指標である。急性呼吸促迫症候群（ARDS）の診断基準の1つはP/F比300以下であり、人工呼吸中の治療方針の決定にも用いられる[2]。ただし、このP/F比300という基準にはPEEPの設定が考慮されていないが、PEEPの設定によっても大きく変化することに注意が必要である。

　本症例は3日間の管理のあとに酸素化の改善（P/F比240、PEEP 4cmH₂O）が認められ、また画像検査においても肺の所見が改善（図7）したため抜管した。その後2日間ICUケージ内にて入院したあとに一時帰宅することができた。

　残念ながらその後、本症例は再度状態が悪化、肺出血が認められ、飼い主の希望により安楽死となった。

　本症例は炎症に起因した非心原性の肺水腫が強く疑われたため人工呼吸管理を行った例である。この症例のように膵炎などから非心原性肺水腫に波及する症例は当センターでも多く経験しているが、その予後は決してよくはない。この場合の治療のポイントは早期の人工呼吸管理とその間の原疾患の治療である。本稿で

犬と猫の臨床救急医療

は原疾患の治療やその他の支持療法などについては省かせていただいた。ICUにて24時間の監視体制下にあったため、いち早く呼吸状態の変化を察知し、早期の挿管管理に移行できたため一時的にせよ回復につながったよい例であるといえる。

おわりに

冒頭にも述べたように集中治療科は多臓器の疾患に対応する診療科である。このような臓器横断型診療科は、消化器科や循環器科のような臓器別診療科に比べ

アイデンティティが第三者に理解しにくいという特徴がある。集中治療が日本の獣医療でも成熟していくためには、その必要性を理解してもらうためのたゆまぬ努力が必要である。

─────── 参考文献 ───────

[1] TEG and ROTEM : Technology and clinical applications, David Whiting and James A. DiNardo, American Journal of Hematology, Vol. 89, No. 2, 2014

[2] Acute lung injury and acute respiratory distress syndromes in veterinary medicine : consensus definitions : The Dorothy Russell Havemeyer Working Group on ALI and ARDS in Veterinary Medicine, Pamela A. Wilkins, et al, Journal of Veterinary Emergency and Critical Care, Vol. 17 No. 4, 2007

Topics

PharmPress RECOVER CPR Training & Certification
〈救急集中治療専門医の視点から〉
〈動物看護師の視点から〉

※MVM176号（2018年5月発行）

「PharmPress RECOVER CPR Training & Certification～救急集中治療専門医からのレポートと提言～」
・
「PharmPress RECOVER CPR Training & Certification＜動物看護師の視点から＞」
掲載内容を一部更新して掲載

救急の現場から
診察室内で呼吸停止した犬の1例

※MVM178号（2018年9月発行）

「Rプラス—チーム医療編—ケース　01 診察室内で呼吸停止した犬の1例」
掲載内容を一部更新して掲載

特別座談会
Yagi氏と考える獣医救急医療

※MVM172号（2017年11月発行）

特別座談会「Yagi氏と考える獣医救急医療」
掲載内容を一部更新して掲載

犬と猫の臨床救急医療

Topics　PharmPress RECOVER CPR Training & Certification

〈救急集中治療専門医の視点から〉　上田 悠　Yu Ueda
Reports and recommendations from emergency intensive care specialists

〈動物看護師の視点から〉　八木懸一郎　Kenichiro Yagi
From the viewpoint of Veterinary Nurse

〈救急集中治療専門医の視点から〉

はじめに

　2018年1月23日～31日にかけて、獣医再評価運動（Reassessment Campaign on Veterinary Resuscitation＝RECOVER）心肺蘇生（Cardiopulmonary Resuscitation＝CPR）ガイドラインの発案者であり共同議長の1人でもあるDaniel Fletcher先生とRECOVERガイドライン作成コアメンバーの1人であるアメリカ獣医救急集中治療専門看護師のKenichiro Yagi氏、そしてアメリカ獣医救急集中治療専門医であるSabrina Hoehne先生と筆者を含めた4人で来日し、CPR実技講習を開催した（図1、2）。

　今回のCPRトレーニングコースにおけるWebコースと実技講習開催は、Fletcher先生、Yagi氏から直接学ぶことができる貴重な機会であっただけでなく、日本の救急医療に携わっておられる獣医師に対してアメリカ獣医救急集中治療学会公認のCPRトレーナー認定を実施することができたことから非常に意義があったと感じている。今後日本でも今回認定されたCPRトレーナーを中心として、世界基準であるRECOVERガイドラインの普及をすすめるうえで最良の出発点になったのではないかと思う（図3～5）。

　我々が獣医療に携わっているかぎりCPRを実施する機会は必ずあるであろう。そして心肺蘇生の成功率は最初に対処した獣医師の知識やスキルによるところが大きい。また獣医師だけでなく動物看護師や飼い主がCPRに参加する必要に迫られる状況もおこり得るであろう。今回の実習をはじまりとして、RECOVERガイドラインが各病院の獣医師・動物看護師そして最終的には飼い主にまで浸透してはじめて日本の獣医療全体での心拍動再開（Return of Spontaneous Circulation＝ROSC）率、生存退院率向上につながる。

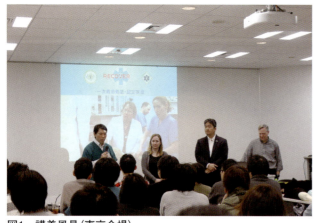

図1　講義風景（東京会場）

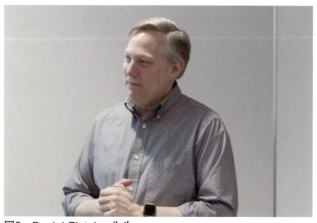

図2　Daniel Fletcher先生

Topics　PharmPress RECOVER CPR Training & Certification

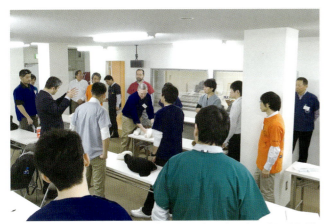

図3　トレーナーのための1次救命処置（BLS）の実習（大阪会場）

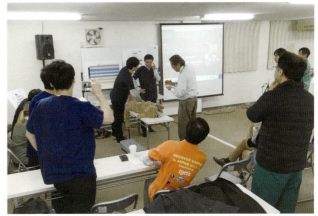

図4　トレーナーのための2次救命処置（ALS）の実習（大阪会場）

記念すべき実技講習に筆者も救急集中治療専門医の1人として参加する機会をいただいたので、その内容についてこの場を借りて報告をしたい。

RECOVERとは？

　獣医蘇生再評価運動（RECOVER）は広範に及ぶ文献調査などのエビデンスに基づく、統一した心肺蘇生（CPR）ガイドラインの作成を目的とし、獣医救急集中治療学会（Veterinary Emergency and Critical Care Society＝VECCS）とアメリカ獣医救急集中治療専門医協会（American College of Veterinary Emergency and Critical Care＝ACVECC）の共同プロジェクトとして始動した。そして、2012年にCPRを行うための準備と予防、1次救命処置（Basic life support＝BLS）、2次救命処置（Advanced life support＝ALS）、CPR時のモニタリングおよび心拍動再開後管理方法についてのガイドラインが発表された。人医療では、アメリカ心臓協会（American Heart Association＝AHA）やヨーロッパ蘇生協議会（European Resuscitation Council＝ERC）などの協会が集まり、国際蘇生連絡協議会（International Liaison Committee on Resuscitation＝ILCOR）が1992年に設立され、それ以降エビデンスに基づいた国際的な心肺蘇生ガイドラインが制定・改定されてきた。これにより心拍動再開（ROSC）率と生存退院率の大幅な改善がこの25年で達成された。獣医療においてもRECOVERによって作成されたガイドラインの普及による、ROSC率や生存退院率の改善が大きく期待されている。2018年現在、2019年のRECOVERガイドライン改定に向けてデータの収集と解析がすすめられているところである。

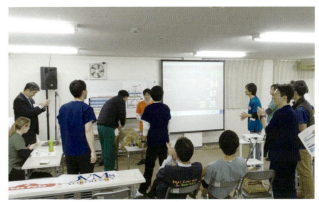

図5　図4と同じくトレーナーのためのALSの実習

CPRトレーニングWebコース

　今回使用されたCPR Webコースは、Fletcher先生を中心としたコーネル大学獣医学部の教員と研究者によって作成されたもので、RECOVERガイドラインに沿ったBLSとALSについての知識を習得することができる。このWebコースはACVECCによって監修されており、VECCS公認の修了証を発行している（図6）。内容はアメリカの獣医師や動物看護師に提供されているものとほぼ同じであるが、今回の日本でのセミナー開催に先立って日本語に翻訳されたコースが特別に作成された。このWebコース受講は実技講習を受講するために必須であり、Webコース各項に設けられている試験に合格しないかぎり、実技講習には参加することができない決まりになっている。これにより実技講習参加者全員が必要な基礎知識を持ち合わせていることが前提となり、より効率的そして実践的に実技講習を行うことができたと感じられた。

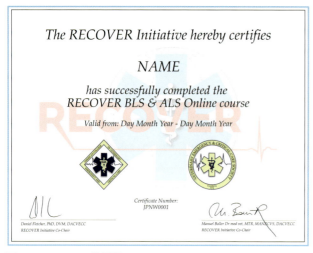

図6　Webコース修了証

CPRトレーニング実技講習

　CPRトレーニング実技講習では、最初の1時間半～2時間をかけて、CPR訓練用マネキンを用いてBLSである胸部圧迫、気道確保、人工呼吸（ロ―鼻人工呼吸、気管チューブ挿管）を、講師とCPR認定トレーナーの直接指導のもと集中的に練習した。練習後に試験が実施され、この時点で適切なBLSの手技を習得していなければ、その後に実施されるALSの実技講習に参加することはできない。これは1次救命処置がいかに重要であるかを意味しており、適切な1次救命処置なくして2次救命処置実施の意味はないということを示唆している。

　ALSの実技講習は、Fletcher先生が自ら作成した、症例に沿ったCPRシミュレーターを用いて、4～5人の獣医師からなるチームごとに講師と他参加者の前で実践してもらう形ですすめられた。このCPRシミュレーターは、心音や呼吸音の聴診、胸郭運動の目視、股脈圧の触知を行うことができるようになっている。さらに心電図波形、呼気終末二酸化炭素分圧（$P_{ET}CO_2$）、経皮的動脈血酸素飽和度（SpO_2）、血圧などは動物の状態やCPR実施状況に応じて遠隔操作できるようになっており、数値はスクリーンに随時表示・更新される。参加者は動物の状態評価、心肺停止（Cardiopulmonary arrest＝CPA）の診断、BLSとALSからなるCPRを実践し、リアルタイムで変わっていく動物の状態やモニタリング結果をもとに、どのように対処するかをチーム内で決定し実行した。そしてチームでいかに適切なCPRを実施できたかによって、ROSCを達成することができるかどうかが変わってくるという、結果を伴う実践的な練習であった。また、BLS講習と同様に、ALS講習でも実技試験が実施され、この試験に受からなければCPRトレーニング修了証は発行されない。今回の実技講習はFletcher先生が作成されたCPRシミュレーターを用いたことで、他のCPR実習では学ぶことができないより実際のCPR実践に近い形で学ぶことができたのではないだろうか。しかし実際に病院で毎回最善のCPRを施そうと思えば、今回得た技術を反復練習し最終的には考えなくても体が動くほど経験を積む必要がある。したがって、本セミナーで学んだことを各病院にもち帰って、同僚の獣医師とともにCPRの反復練習を積んでおくことはROSC率を改善するために必須である。

　以下では、今回の実技講習で学んだ内容のなかでとくに重要なポイントを紹介していきたい。

1次救命処置（Basic Life Support ＝ BLS）（図7～9）

心肺停止の診断

　BLSにおいて最初に行うことはCPAの診断である。CPAの診断において重要なポイントは、無反応状態の判断と呼吸の有無、この2つの情報を目視によって素早く判断するということである。実技講習では、CPAの診断時に習慣からか反射的に聴診器で心音を聴診しようとされていた先生が多くみられた。しかしCPAの診断には聴診器やエコーといった器材は基本必要としない。むしろこのような器材を使用することで、逆にCPR開始が遅れてしまう可能性がある。CPRトレーニングコースではCPAの認識を15秒以内に行うと明記されているが、実際にはより早い時間で認識ができるようになっておきたい（10秒以内）。判断が難しい症例もあるが、CPAが除外できない場合は15秒以内にとりあえずCPRを開始するという意識で取り組むことが重要である。この考えかたが推奨される理由として、CPR開始遅延がROSCを達成する可能性を著しく低下させること、CPAに陥っていない患者にCPRを一周期（2分）施した場合におこり得る問題が限定的であるという2つが挙げられる。

　CPAを診断したのち、次に実施することは助けをよぶことと胸部圧迫の開始である。今回のCPRトレーニングコースでは、CPA診断と同時に声を出して助けをよぶことを練習してもらったが、このような当

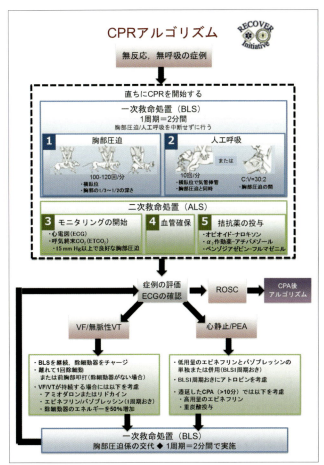

CPRアルゴリズム表
（注意）本CPRアルゴリズムは2018年1月、実技実習中に使用された内容。2019年、改定予定

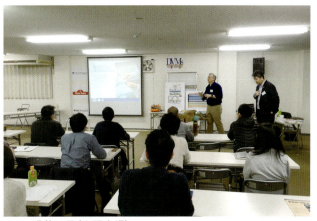

図7　講義風景（大阪会場）

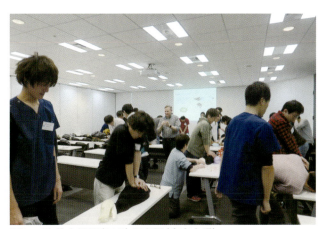

図8　1次救命処置（BLS）の実習（東京会場）

たり前のことでも練習時から行うことで、習慣が付き、実際のCPR時にも反射的に行うことができるようになる。とくにCPRは1人ではできない治療であり、助けをよぶことが遅れることでCPR開始の遅延、CPRの質低下、それに伴うROSC率や生存退院率の低下がおこり得る。このようにCPRの練習時には当たり前のことでも本番を想定して取り組むことが重要である。

胸部圧迫

BLSのなかでも胸部圧迫に関しては、以前に他の実習を受けたことがある参加者も多く、今回の実技講習の最初から適切な手技を身に付けておられた獣医師も多くみられた。しかし以前に実習を受けたことがない獣医師やCPRの経験がない獣医師もおられ、参加者のなかで胸部圧迫技術に大きな差があったように感じられる。胸部圧迫はCPRの肝となる手技である。たとえ適切な気道確保、呼吸管理、ALSを実践しても、胸部圧迫が適切に実施されていないと、供給された酸素も投与された薬剤も効果を発揮することはない。したがって今回の実習ではBLSの練習のなかでもとくに胸部圧迫の練習に長い時間を費やし、参加者全員に適切な胸部圧迫を実践できるようになっていただけたのではないだろうか。

胸部圧迫を行ううえで最も重要なことは、適切な圧迫回数（1分間に120回）と圧迫深度（胸郭幅の1／3～1／2）で行い、完全な胸郭再拡張を行うことである。実技講習時に多く見受けられた改善点は、圧迫深度（圧迫の強さ）の不足と、圧迫時に肘が曲がってしまうといった圧迫時の姿勢である。このような問題点は圧迫している本人はなかなか気付かないものであることから、CPR実践時にはチーム内で問題点を指摘しあうようにする。また、CPRを実施する診察台やテーブルが高すぎると適切な姿勢で胸部圧迫ができないことから、テーブルの高さを調節、足台を用意、CPRを地面で実施するといった方法を考慮する。圧迫部位は胸郭の形状によって心臓部位を直接圧迫するか（心臓ポンプ理論）、胸郭幅の最も広い部位を圧迫するか（胸

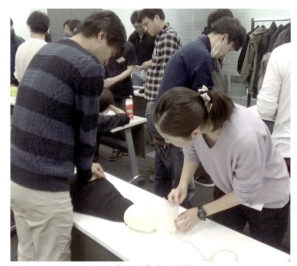
図9　BLS人工呼吸の様子（東京会場）

郭ポンプ理論）選択することになる。おそらく日本では小型犬や猫が多いことから、ほとんどの場合は心臓ポンプ理論によって胸部圧迫を行うことになるが、大型犬や円筒形の胸郭をもった中型犬では胸郭ポンプ理論によって胸部圧迫を実施することを考慮する。

気道確保・人工呼吸

　胸部圧迫とともに口―鼻人工呼吸と気管チューブを用いた気道確保と人工呼吸についても実技講習で時間を費やして練習した。口―鼻人工呼吸は実際に実践する機会というのは非常に少ないかと思う。しかし病院外で心肺蘇生を行う必要がある場合や、院内心肺停止時に何らかの理由で気道確保が即座に実施できない場合は考慮する必要がある。口―鼻人工呼吸を行ううえで重要なことは動物の頚部をできるだけまっすぐに保ち（首を地面やテーブルからもち上げない）、動物の口を手で閉じた状態で鼻から息を強く一気に吹き込むことである。適切に送気できた場合は、胸郭拡張がみられるはずである。この手技の一番の問題点は、人工呼吸のために胸部圧迫を一時停止する必要があることである。これによって胸部圧迫で生み出された血流が低下・喪失してしまう。したがって、口―鼻人工呼吸を実施する場合は換気をできるだけ素早く行い、胸部圧迫の一時停止をできるだけ短くすることに留意する。

　実際に我々が病院内でCPRを実施する場合は、気管チューブを使用した気道確保と人工呼吸を実施する場合がほとんどである。この手技において重要なことは、気管チューブ挿管時に、胸部圧迫を中断しないことである。また口―鼻人工呼吸とちがって換気時も胸部圧迫を中断する必要はない。そして気管チューブのカフを忘れずに膨らませる必要がある。気管チューブのカフを膨らませていない状態でCPRを行うと胸部圧迫による胸腔内圧上昇に伴い、送気した空気が肺胞まで送られず換気が十分に行われない。このように普段は当たり前に行うことをCPR時には忘れてしまうことが多いことからとくに注意する必要がある。

　口―鼻人工呼吸の場合は、30回の胸部圧迫後に2回人工呼吸を行い、気管チューブを使用した場合は、1分間に10回（6秒に1回）換気を行う。人工呼吸による胸腔内圧の増大は静脈還流障害および脳灌流や冠灌流の減少を引き起こすことから、人工呼吸回数は推奨される呼吸回数に留めておく必要がある。実技講習中にみられた問題点としては、12回胸部圧迫するごとに1回換気するといったように胸部圧迫回数を元に呼吸回数を決定している場面が見受けられたことが挙げられる。この方法で呼吸回数を数えてしまうと胸部圧迫回数が間違っていると呼吸数も間違ってくるということや、胸部圧迫回数につられて6秒のカウントが早くなってしまう可能性があるので、人工呼吸を担当している獣医師は胸部圧迫回数とは別に換気のタイミングを測ることをすすめる。

2次救命処置（Advanced Life Support＝ALS）（図10～14）

モニタリング

　ALSの核となるのは心電図を含むモニタリング、血管確保、薬剤投与である。とくにモニタリングは非常に重要であり、なかでも心電図使用と呼気終末二酸化炭素分圧（$P_{ET}CO_2$）測定の重要度については今回の実技講習でもとくにFletcher先生が強調されていた。

　まず心電図であるが、これは除細動が適応な症例か、不適応な症例かを判断するために欠かせない。したがって1周期の胸部圧迫（2分間）が終わるまでに必ず心電図を設置し、胸部圧迫者交代時に素早く心電図の波形診断を行う。そして除細動が適応となる、心室細動（Ventricular fibrillation＝VF）や無脈性心室頻拍（Pulseless ventricular tachycardia＝無脈性VT）の発生が確認できた時点で、できるだけ早く機械的除細動を実施する。逆に心静止（Asystole）や無脈性電気活動（Pulseless electrical activity＝PEA）であれば除細動は実施せず、エピネフリン（またはバゾプレシン）とアトロピンの投与を行う。心肺蘇生初期すなわち圧迫開始から2分以内にここまでの判断と処置

Topics　PharmPress RECOVER CPR Training & Certification

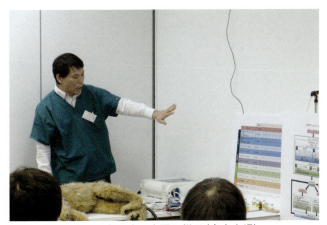

図10　2次救命処置（ALS）の実習の様子（東京会場）

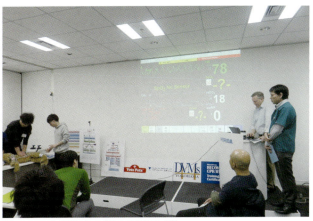

図11　ALS実習中の様子（東京会場）

ができるようになる必要がある。とくに除細動が適応であるVFや無脈性VTに対して、早急に適切な機械的除細動を行うことはROSC率改善につながると報告されているためその機会を逸しないようにしたい。今回のALS実技講習内で頻繁に指摘された問題点は、心電図の波形診断とその診断に基づく適切な処置が遅れたことであった。とくに除細動が適応である症例を見逃していたことが多かったと見受けられる。今後の課題としては、CPR時にみられる心電図波形の診断が素早くできるようになっておくこと、そしてそれに対する適切な対処方法を理解しておくことである。また、除細動器をもっている病院では、器材の使用方法について前もって調べておき、迅速かつ安全に除細動ができるように準備をしておくことをすすめる。

　$P_{ET}CO_2$測定とその評価方法についても実技講習内で何度も触れられた。CPR時の$P_{ET}CO_2$測定器は、気管チューブによる気道確保が適切に行われているかの判断、胸部圧迫効果の判断、ROSC達成の早期指標として用いることができる非常に有用なモニタリング機器であることから、CPRのために準備しておきたいモニタリング器材の1つである。$P_{ET}CO_2$測定器設置直後の数値がゼロである場合は、気管チューブの食道内への誤挿管、気管チューブの離脱やリークがおこっている可能性がある。また、$P_{ET}CO_2$が（人工呼吸・換気が一定で実施されている状況下で）15mmHg（猫では20mmHg）以上を示す場合は、ROSC達成に必要な心拍出量（正常時の25％程度が最大値）と血流が胸部圧迫によって生み出されている可能性が高いことを意味しており、ROSC達成の可能性が高いことを示唆している。もし$P_{ET}CO_2$がこれらの数値を下回る場合は、圧迫部位や深度などの胸部圧迫手技を変えて心拍出量

と血流を改善する必要がある。そしてCPR時における$P_{ET}CO_2$の急激な上昇は、ROSCが発生したことを示唆していることから、このような変化がみられた場合は胸部圧迫を継続した状態で脈圧（股脈圧）の確認を行い、脈圧が触知できれば胸部圧迫を中断しROSC達成となる。今回の実技講習では実際に$P_{ET}CO_2$の測定数値が、リークの有無、胸部圧迫の質、ROSC達成などの状況から変動し、参加者はそれに適切に対応する練習を行った。実習時に頻繁に指摘された問題点としては、$P_{ET}CO_2$測定器設置の遅延、$P_{ET}CO_2$数値変動の見落としが挙げられる。また胸部圧迫者自身はこれらの数値を随時確認することは難しいので、チーム内の他メンバーが代わりに確認をし、低$P_{ET}CO_2$値の継続や$P_{ET}CO_2$値の低下が不適切な胸部圧迫によると考えられる場合は、胸部圧迫者に対して胸部圧迫方法の改善・変更を指示をする。

　CPR時のモニタリングについてもう1つ指摘しておきたいことは、CPR時のパルスオキシメーター使用は無意味であるということである。CPR時は胸部圧迫やその他の処置によっておこる体動や低血圧（胸部圧迫によって生み出すことのできる心拍出量は最大でも正常時の25％程度）によって、パルスオキシメーターで正確な酸素飽和度（SPO_2）を測定することは困難である。

薬剤投与（昇圧剤、アトロピン、拮抗薬）

　CPR時の薬剤投与については、昇圧剤（エピネフリンやバゾプレシン）、アトロピン、拮抗薬の投与タイミングが実技講習中にポイントとしてあげられた。まず昇圧剤の投与についてであるが、心電図によって除細動が適応ではない症例（心静止、無脈性電気活動）で

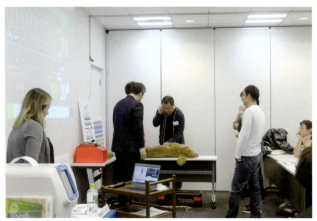

図12　ALS実習中の様子(東京会場)

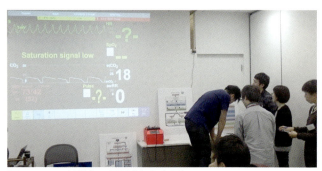

図13　ALS実習中の様子(東京会場)

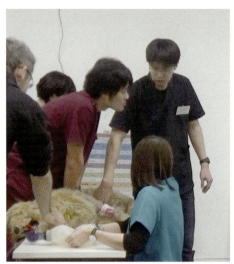

図14　ALS胸部圧迫の様子(大阪会場)

あることが確認された時点で投与を行うことがポイントである。CPA発生時に心電図がすでに設置されている場合(例：周術期、集中治療管理時)は、CPA発生時点で昇圧剤の投与が適応であるかを判断する。CPA発生時に心電図が設置されていない状態から胸部圧迫を開始した場合は、1周期の胸部圧迫を2分間継続している間に心電図リードを設置し、胸部圧迫者交代時に心電図の評価を行ってから昇圧剤投与が適応であるか判断する。RECOVERガイドラインでは低用量エピネフリンの使用がすすめられており、高用量エピネフリンの使用は生存退院率の低下を招く可能性が報告されていることから、使用は極力控えることが推奨されている。バゾプレシンとエピネフリンの使用については、いずれの昇圧剤も同等に有効であると報告されており、言い換えるとバゾプレシン投与がエピネフリン投与に比べてROSC率や生存退院率を改善したというエビデンスはないといえる。またアメリカやヨーロッパではバゾプレシンがエピネフリンよりも高価であることから、人医療における最新のCPRガイドラインからはバゾプレシンの記述が削除された。日本ではバゾプレシンが比較的安価な薬剤であるようなので、獣医療におけるCPR時にはエピネフリンかバゾプレシン投与の選択は担当獣医師の判断に委ねられることになる。

アトロピンの投与については、人に比べて犬猫で迷走神経亢進によるCPA発生の割合が高いことが報告されており、迷走神経亢進による徐脈からCPAに陥ったということが明らかな症例や、CPAの原因が不明である場合は投与がすすめられている。アトロピンの投与間隔は、RECOVERガイドラインでは胸部圧迫2周期(4分間)に1回の投与がすすめられている。しかし、アトロピンの半減期を考えるとそれほど頻繁に投与する必要がなく、おそらく15分に1回程度でよいと考えられる。したがってRECOVERガイドラインの改訂版ではアトロピンの投与頻度は変更されることが予想される。

今回の実技講習で使用した症例のなかにはCPA直前に鎮痛剤や鎮静剤が投与されていたケースがあった。このような症例では、たとえCPAの原因が明らかに他にあったとしても、薬剤の影響が少なからずある可能性があるので、拮抗薬(ナロキソン、フルマゼニル、アチパメゾールなど)の投与を血管確保と同時に迅速に実施する。今回の実技講習では拮抗薬投与の遅延が頻繁に見受けられた。CPRは時間が経てば経つほどROSCを得る可能性が低下する。したがってROSC率を上昇させるためにできることは早期に確実に実施することが非常に重要であり、拮抗薬投与も適応であればできるだけ早期に実施することを忘れない。

除細動

除細動器を使用した電気的除細動は、前述したよう

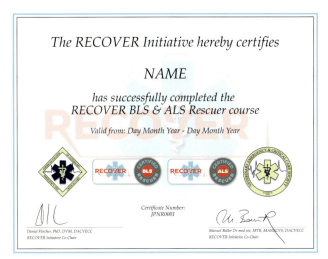

図15 実技講習合格者に交付された認定証

に心電図診断においてVFや無脈性VTが認められた場合に実施する。実技講習では電気的除細動が適応であるかの判断から通電するまでの手技を練習したが、そのなかでみられた改善が必要な点は、除細動実施のタイミングである。すなわち心電図によって除細動が適応であるということが判断された時点で迅速に除細動を実施することを忘れない。心電図がすでに設置された状態でCPAが発生した場合は、胸部圧迫を開始する前に心電図評価を素早く行い、除細動が適応である場合は迅速に除細動を実施する。CPA時に心電図が設置されていない症例では、心電図を最初の胸部圧迫周期（2分）内に設置し、胸部圧迫者の交代時に素早く心電図評価を行い、除細動が適応であれば迅速に除細動を行う。いずれの場合でも除細動器の準備・充電をしている間は胸部圧迫を継続することを忘れない。そして、除細動を実施した直後は心電図の確認をするのではなく、すぐに胸部圧迫を再開し2分間継続（除細動実施から2分間）、次の胸部圧迫者変更時に心電図評価を行い、VFまたは無脈性VTが継続している場合は除細動を再度実施する。除細動が適応である心電図波形が10分以上持続（電気的除細動を5回以上実施）する場合は、リドカインやアミオダロンといった薬剤の投与を考慮してもよいが、このような場合でも、VFや無脈性VTが継続するかぎり電気的除細動を2分ごとに継続して実施することを忘れない。持続的（10分以上）なVFや無脈性VTに対して電気的除細動を実施したうえで、さらに昇圧剤（エピネフリン、バゾプレシン）投与を追加することも考慮してもよいが、場合によってはVFや無脈性VTを悪化させてしまう可能性があることから使用は極力控える。機械的除細動の熱量は毎回50％ずつ増加してもよいが、最大熱量は単相性除細動器で10J/kg、二層性除細動器で6J/kgまでに抑えることが望ましい。

今後の流れ

今回はRECOVERに基づくCPRトレーニングのWebコースと実技講習の開催と同時に、実技試験に合格した参加者に対してアメリカ救急集中治療学会（VECCS）公認のCPRトレーニング修了証を交付した（図15）。この修了証が発行されたのは日本国内ではじめてであった。また実技講習に先立って、救急医療現場で働いておられる獣医師に対してCPRトレーナー認定証の交付も実施した。これまでのところ、CPRトレーナー育成・認定はアメリカの救急集中治療専門獣医師、救急獣医師、救急動物看護師に対してのみ実施されており、アメリカ国外の獣医師が認定されたのは今回がはじめてであった。2019年にはRECOVERガイドラインの改訂版が発表される予定であるが、これに伴い日本でも新しいエビデンスに基づいたガイドラインの普及が望まれる。今回の講師であるFletcher先生やYagi氏を通したVECCSやACVECCとの連携、新しく認定されたCPRトレーナーの獣医師の努力によってRECOVERガイドラインが迅速に日本で普及することが期待される。そして将来的にはRECOVERガイドラインに沿ったCPRデータを収集し、日本から海外に情報発信を行い、日本の獣医療そして世界の獣医療、そのなかでも救急集中治療分野の発展に大きな貢献ができると信じている。今回のCPRトレーニングセミナーはその出発点として非常に重要な機会であったと確信している。

また救急医療、とくにCPRを実施する際は獣医師のみによる対処には限界があり、獣医師と動物看護師が一緒にチームを組んで対処することが現実として必要となる。そのためには動物看護師が医療行為に参加できるような法整備を訴え続けると同時に、動物看護師に向けたCPRトレーニングプログラムも近い将来必要になってくるであろう。さらに、未来の獣医師や動物看護師である学生に対しても今後は必須カリキュラムの一部としてCPRを学べる機会をつくっていくことが、本当の意味でのRECOVERガイドライン普及につながると考える。

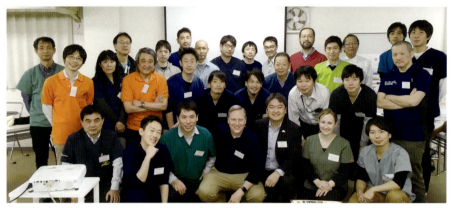
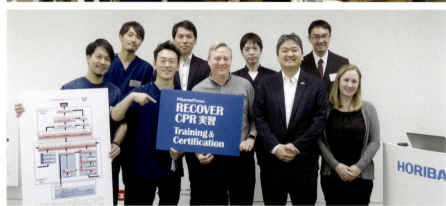

集合写真（上：大阪会場、下：東京会場）

おわりに

　本稿では2018年1月に開催されたCPRトレーニングの実技講習とそれに先立つWebコースの内容や重要なポイントの解説を筆者の感想を交えて書かせていただいた。今回のセミナーに講師として参加したことで感じたことは、参加された獣医師の間でCPRに対する知識・技術・経験に大きな差があったということである。これは当たり前のことであるが、いっぽうで動物や飼い主の立場からするとたまったものではない。とくにCPRといった緊急時は、飼い主が病院や主治医を選ぶことはできない。その場にいる獣医師（そして動物看護師）がCPRの施術者になるのである。だからこそRECOVERガイドラインの普及が必要であり、いついかなる場合でも適切なCPRを実施できるように準備をしておくことが獣医療に携わる者として最低限の役割であることはいうまでもない。今回のCPRトレーニングセミナーを起点として、ここからRECOVERガイドラインが日本の獣医療全体に普及することを期待したい。

Topics PharmPress RECOVER CPR Training & Certification

〈動物看護師の視点から〉

はじめに

2018年1月24〜26日に大阪および1月29〜31日に東京においてPharmPress RECOVER CPRセミナーが開催された。2012年6月に発表されたエビデンスに基づき、犬・猫の心肺蘇生方法をまとめたものがRECOVERガイドラインである。RECOVERイニシアティブは、心肺蘇生方法の世界基準となるようアメリカを拠点に活動している。アメリカでは2016年度に本格的なRECOVER Rescuer(レスキュアー＝救助者)の認証とInstructor(インストラクター＝教育者)の育成を開始し、世界的に普及させるため、アメリカ国外にも目を向けている。

セミナー開催の経緯

筆者がRECOVERにかかわるようになったきっかけは、2012年6月に開催されたEvidence-based Veterinary Medicine Association学会で、RECOVERガイドラインをつくり上げたDaniel Fletcher先生の講義をきいたことであった。獣医療に関する心肺蘇生法に対する課題、疑問、質問などに可能なかぎり答えるため、100名以上の専門獣医師が協力し合って作成したガイドラインと、心肺蘇生を行いながらでも次のステップがわかるアルゴリズムをみせられた。感動すると同時に、自分の勤務するAdobe Animal Hospitalでは心肺蘇生に標準化されたプロトコールがなく、獣医師やその場にいるスタッフ、シフトの時間帯等によって、成功率やチームとして患者に対して満足できるCPRを実施できる場合とできない場合に大きな差があることを実感した。その後Adobe Animal Hospitalにおいて、RECOVERガイドラインをもとにつくったプロトコールを使ったトレーニングを80名ほどに施し、心肺蘇生後に悔いが残らなくなることを期待した。また実際、トレーニングの効果がわかるようにデータをとりはじめた。2013年度International Veterinary Emergency and Critical Care SymposiumでははじめてのRECOVER CPRの認証実習を手伝うことになる。その次にFletcher先生に会ったのはイギリスで当院のデータを発表したときであった。何度かRECOVERのトレーニングをともに行い、2017年の6月には

RECOVERのプログラムディレクターの任に正式についた。そしてRECOVER心肺蘇生法を世界に広めるために最初にインストラクター養成のための実習を行ったのが日本となる。

世界初の外国でのインストラクター認証に日本が選ばれた理由の1つには、葉月会の佐藤昭司先生とのご縁があり、東京大学の西村亮平先生、TRVA((一社)東京城南地域獣医療推進協会、Tokyo Jonan Regional Veterinary Medicine Promotional Association)の中村篤史先生、カリフォルニア州立大学デービス校の上田 悠先生たちによる日本での救急医療発展についての熱い議論などもあった(後述)。RECOVER CPRを日本にもっていくことで救急医療をさらに刺激する意図もあった。そして(株)ファームプレス主催の実習を、RECOVERの創立者の1人であるFletcher先生、デービス校からはアメリカ救急・集中治療専門獣医師の上田 悠先生、Sabrina Hoehne先生とともに行うこととなる。

セミナーの内容

RECOVER CPRは、無反応の患者の評価を行い、心肺停止が診断されたあとの胸部圧迫、人工呼吸を使ったBasic Life Support(BLS＝1次救命処置)とモニタリング、静脈確保、投薬、心電図波形の診断、除細動、などを含むAdvanced Life Support(ALS＝2次救命処置)に分かれている。BLSとALSのレスキュアーとしての認証を得るためには、知識を身に付けるためWeb講習を受けたあと、Fletcher先生が開発されたシミュレーターマネキンを使用した実技講習を受け、実技試験に合格しなくてはならない。Web講習の受講者は、1週間ごとに1講座を受講、6週間でBLSとALSの知識を修得する。Web講習の受講者300名以上のうち約30名がRECOVER認証インストラクターになるためのトレーニングを受け、新しく認証されたインストラクターたちとともに、実技講習を通して150名のRECOVER認証レスキュアーとして認証された。

インストラクター認証の講習は、日本全国で救急医療を行っている現場の先生方と大学病院で麻酔・集中治療などを専門とされる先生方を招待し、大阪での実技講習シリーズの初日に行われた。インストラクター講習の内容は、Fletcher先生自身にBLSとALSの実技講習を施してもらったあと、インストラクターとし

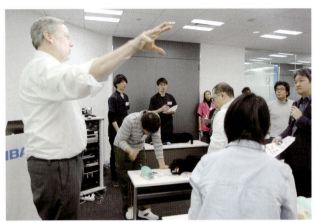

図1　コーネル大学のFletcher先生ご自身による実技講習

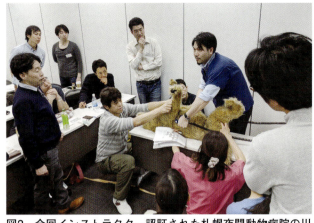

図2　今回インストラクター認証された札幌夜間動物病院の川瀬広大先生も講師として活躍された

ての心構え、レスキュアー認証の実技試験の実施方法などを解説した。

　現時点で使用可能なシミュレーションのソフトウェアやマネキン、この先RECOVER認証インストラクターたちに購入可能になるオープンソースのシミュレーションソフトウェアとシミュレーターのパーツなどの説明も行った。インストラクター認証には2012年度のRECOVERガイドラインの日本語訳を行った酪農学園大学の山下和人先生、東京大学の西村亮平先生たちも参加され、充実した実習となった。インストラクターとして認証された30名のうち、10名ほどには大阪と東京でのレスキュアー認証実技講習に講師として参加してもらうことで、Fletcher先生のもとでRECOVER CPRのトレーニングの経験を積んでもらい、今後、日本でRECOVERガイドラインの普及のために活動できる状況をつくり上げた（図1〜3）。

動物看護師への普及

　アメリカの専門動物看護師として1つ興味深かったことは、実習を行う際、動物看護師を参加者の対象に含むべきかとの質問が上がったことである。アメリカでは動物看護師がCPRに参加することは当たり前だ。しかし日本では法律上、そして立場上参加すると問題になるかもしれないという意見が挙がり、考慮することになった。アメリカでの心肺蘇生を行う状況をみてみると、獣医師1〜2名と動物看護師3〜5名で実施している動物病院が多く、獣医師だけで心肺蘇生を十分に行うことは不可能である。Adobe Animal Hospitalでは担当の獣医師から独立して機能するCPRチーム構成をとっており、CPRチームが心肺蘇生を担当し、獣医師は診断・治療と飼い主とのコミュニケーションに専念することになる。そのCPRチームのリーダーの役割は、担当以外の獣医師あるいは動物看護師のどちらでも果たせることになっている。未発表のデータではあるが、3年間の期間で、獣医師または動物看護師がCPRリーダーの役割を果たした心肺蘇生の成功率にちがいはみられない。獣医療、そしてとくにCPRはチームで行うものであって、その点においても今後、動物看護師の職域が広がっていくことが期待される。

おわりに

　日本の獣医師と動物看護師の方々、RECOVER認証レスキュアーの実習に参加された方々の感想からみて、エビデンスによって基準化された動物の心肺蘇生法はアメリカでも日本でも必要であることを確認した。患者のために最良の方法で治療を施すことに対する我々の熱意と責任感は、言葉を越え世界的に共通であることを実感できた充実した6日間であった。また、今回の実習をきっかけに日本のRECOVER実行委員会のコアメンバーとなる方々を確認できた。これからも日本の救急医療を行っている現場の先生方、大学病院の麻酔、集中治療、動物看護などの専門科の先生方に、RECOVERの普及と2019年に予定されているガイドラインの更新、今後の心肺蘇生に関する研究に参加していただけることが楽しみである。

Topics　救急の現場から

診察室内で呼吸停止した犬の1例

A canine case of respiratory arrest in the examination room

小吹　貴之
Takayuki Obuki, D.V.M.
熊谷夜間救急動物病院

症例プロフィール

品種：フレンチ・ブルドッグ
年齢：8歳齢
性別：避妊雌
主訴：けいれん発作
来院時：頻呼吸・虚脱・意識昏睡状態
既往歴：けいれん発作

　既往歴にけいれん発作があり、1年半前から内服治療を行っていたが、けいれん発作は度々おこっていた。来院1週間前からけいれん発作以外にも顔のこわばりなどが認められるようになってきていた。来院3時間ほど前の午前1時からふらつき・呼吸促迫を認め、飼い主判断でかかりつけ動物病院から処方されていた坐薬を投与するも震えが止まらない・失禁するなどいつもと様子がちがっておかしいとのことで夜間動物病院を受診。

来院～診察室内での様子

　来院時は飼い主に抱かれている状態であり、頻呼吸・虚脱・意識昏睡状態であったため緊急性は高いと判断

し直ちに診察を開始。体重8.8kg、体温37.8℃、心拍数60bpm、頻呼吸、可視粘膜色良好、両側股圧触知充分。既往歴にけいれん発作があり、長時間けいれん発作が続いていた可能性が高いと思われたため、直ちに血管確保と同時に採血を実施。しかしその処置終了直後に、飼い主の目の前で突然呼吸停止となった。

行動

①動物を抱えて直ちに気管挿管のできる場所へ移動

　→その際、飼い主と一緒に移動。理由として患者が目の前で呼吸停止に至ったときに飼い主と患者を引き離すことは不信感を抱かせることにつながるため。

②移動は待合室を通る

　→動線上最短距離をとらず、あえて待合室を通ることには賛否両論があると思われるが、待合室にいる他の飼い主たちにも緊急事態がおこっていることを知らせることにより、待ち時間が多少長くなっても理解を得やすくするという目的がある。移動時間は5秒ほど。

③直ちに心臓マッサージ開始、気管挿管を行い人工呼吸開始

　→この時点で呼吸停止は確認できていたが、心拍が

犬と猫の臨床救急医療

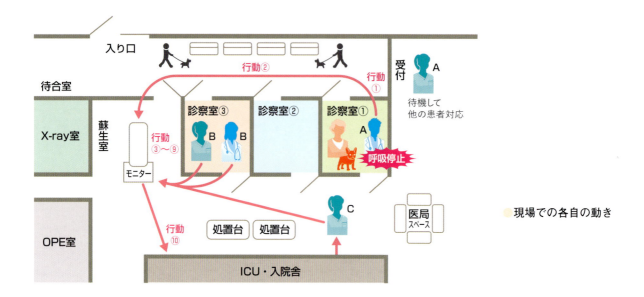

獣医師A
臨床7年目、夜間3年目。今回の患者の担当医。呼吸が止まったので大声でスタッフを集めながら犬を抱えて待合室を移動した。

動物看護師A
経験豊富。エマージェンシー対応中は他の飼い主や患者の様子に気を配り、電話などの対応や受け付けを行う。

動物看護師C
臨床4年目、夜間1年目。1番に現場到着。獣医師Aの指示に従い記録の記入、飼い主の誘導を行った。

獣医師B
臨床6年目、夜間3年目。他の患者を診察していたが、大声をきいて駆け付けた。気管挿管を行った人物。

動物看護師B
経験豊富。獣医師Bと処置中であったが、その動物をいったんケージに戻し、駆け付けた。ECGの設置、気管挿管補助を行った。

今回の飼い主

今回の症例

● ERタイムライン

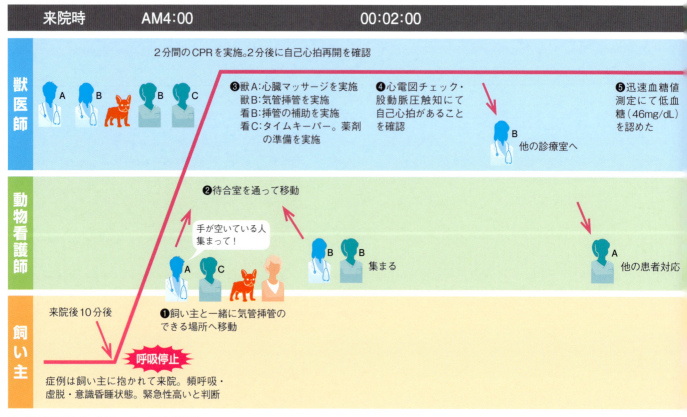

※一番大切なことは、心臓マッサージと気道確保

Topics 救急の現場から 診察室内で呼吸停止した犬の1例

あるかまでは確認できていない。しかし、突然の虚脱・呼吸停止を目の前にして悠長に心拍動があるか聴診・脈圧触知などで確認していると、心停止であったときには不利益になる（1秒でも早く心臓マッサージを開始したい）。ここでは心臓マッサージをとりあえず開始し、マッサージを行いながら心電図モニターを取り付け、マッサージ開始後2分で心電図チェックをするほうがよいと判断した。と同時に気管挿管を行い人工呼吸管理（$O_2$100％にて）を開始している。移動中に患者が呼吸停止したことを大声で他のスタッフにもアピールしているため、気管挿管する現場にはすでのほかのスタッフも到着している。

④2分後の心電図チェック・触圧にて自己心拍があることを確認

→依然として自発呼吸はないが、自己心拍があることを確認。この時点で非観血式血圧測定を行い、175/102（126）mmHgであることを確認した。心腔内ボリュームに問題はなく循環血液量は十分と判断。基礎輸液として乳酸リンゲル液3mL/kg/hr CRI（持続定量点滴）開始。

⑤迅速血糖値測定にて低血糖（46mg/dL）を認めた

→長時間のけいれん発作重積によりおこった低血糖と判断し、20％GLU液10mL/head/IVを実施。GLU液投与後の血糖値は113mg/dLにまで上昇を認めたが、依然として昏睡状態が続いた。

⑥頭蓋内圧亢進の可能性を考えマンニトール1g/kgの投与

→来院時の徐脈とそこからの呼吸停止、その後のやや高めの血圧測定値などは頭蓋内圧亢進徴候であると考え、頭蓋内圧を降下させる目的でマンニトール1g/kgを30分かけてCRI実施。賛否両論があると思われるが、ここでは同時に頭蓋内圧亢進に対してデキサメサゾン0.25mg/kg/IVを実施している。

⑦人工陽圧呼吸管理

→自発呼吸が消失しているため、そのまま人工陽圧呼吸管理を実施。呼吸回数15～20回/分、一回換気量10mL/kg、従量式呼吸管理、尿道カテーテルを挿入し尿量モニタリング（約1～2mL/kg/hrを維持）、体温は直腸温で37.0～37.5℃を維持、体勢は伏臥姿勢、角膜が乾かないように人工涙液軟膏を塗布、心電図モニタリングにおいて明らかな不整脈はなく洞調律。

⑧約1時間後に弱いながら自発呼吸の再開を確認

→人工呼吸開始から約1時間後、弱いながらも自発呼吸の再開を認めた。その後少しずつ外界からの刺

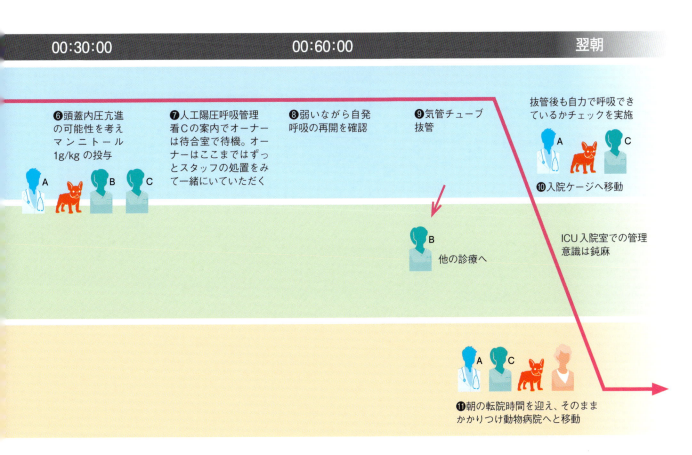

激に対しても反応がみられるようになった。エアーコンプレッサーを用いて吸入酸素濃度を低下させてもSpO₂は99%を維持。自発呼吸のみで呼吸ができることを確認し、人工陽圧呼吸管理を終了。

⑨ **気管チューブ抜管**

→気管チューブを抜管し、酸素フローバイにて呼吸状態をチェック（短頭種であるため、抜管後の窒息などに注意）。

⑩ **入院ケージへ移動**

→意識レベルは鈍麻であり自力起立歩行などはできないが伏臥姿勢を保っており、そのままICU入院室での管理へ移行。

⑪ **朝の転院時間を迎え、そのままかかりつけ動物病院へと移動**

本症例について

けいれん発作へ対する今回の考え方

本症例は、来院時にはすでに虚脱・昏睡状態であったため、どのような経過でその状態に至ったのか定かではないが、飼い主からの稟告聴取から考えると一番想像しやすいシチュエーションとしては、長時間続いたけいれん発作重積ではないかと判断した。実際に、夜間診療の現場ではけいれん発作を主訴に来院される患者はとても多いと感じている。その程度は様々で、1回数分のけいれん発作をおこし病院到着時にはなんの症状もない症例から、今まさに現在進行形でけいれん発作重積が続いている症例も多く来院される。今回のフレンチ・ブルドッグの症例はさらにその先のステージにすすんでしまった状態で来院したと考えた。

てんかん発作重責（Status Epilepticus：SE）は、5分以上続いているけいれん発作、もしくは発作と発作の間に正常な意識状態を取り戻さないようなけいれん発作のことをいう[1]。原因としては、特発性のものから何らかの代謝障害・熱中症・頭部外傷・腫瘍性疾患・炎症性疾患など様々であるが[2]、SEの患者に対して救急で最も大事なことはけいれん発作の鎮静化とそれ以上の脳へのダメージを防ぐことである。抗けいれん薬としては、ジアゼパム0.25〜1mg/kg/IVが第一選択薬[1,3]としてチョイスしやすい。ジアゼパムは脂溶性が高く中枢神経系への分布がとても速いので、来院時にまだけいれん発作が持続しているような患者では血管確保後に投与している。血管確保が困難な症例では、ジアゼパム0.5〜2mg/kgを直腸内に投与することもできる[1,3]。

SEがはじまって最初の30分間は代償期であり、この時期の脳は増加した酸素や糖の消費を脳への血流を増やすことにより補っているが、この状態が持続すると体温上昇、乳酸アシドーシス、低血糖、電解質異常などがすすんでいく。そして30分以上経過すると非代償期へと移行し、血液脳関門の破壊・脳浮腫などが生じてくる。脳血流減少、神経細胞死、不整脈、肺高血圧、ミオグロビン尿などが認められるのもこの非代償期である。さらに進行し60分以上経過すると、頭蓋内圧亢進に加えて多臓器不全がおこり死への転帰をたどることが多い[1]。

本症例の場合、すでにけいれん発作は終息しているように思われたが正常な意識状態ではなく、稟告や検査所見などからSEの代償期はすでに過ぎていると思われた。とにもかくにも血管確保と血液検査は必須と判断し処置を行っているところで呼吸停止を認めたため、呼吸が止まっているのであれば呼吸させなければ命が保てないので、そのまま自然の流れで気管挿管を行い気道確保→人工呼吸管理となった。飼い主の目の前でおこった出来事なのでそのままインフォームを行いやすかったが、そういった危機を予測せずに飼い主と患者を離して処置をしていた場合、問題になりやすいので注意が必要である。既往歴として約半年前から抗けいれん治療を開始しているとのことであったが、どのような内服薬を飲んでいるのか、また何が原因でけいれん発作がおこっていたのかはまったくの不明であった。来院時の徐脈、その後の測定でやや高い血圧、昏睡状態となっている意識状態などから頭蓋内圧亢進状態であると判断し、人工呼吸管理中の脳圧降下治療を開始した[3]。本症例のSEの原因が脳腫瘍などであれば、それが直接の原因となり頭蓋内圧亢進を引き起こしている可能性もあるし、SEが長時間続いたことにより細胞障害性浮腫を生じている場合でも頭蓋内圧は亢進すると考えた。マンニトール1.0g/kg 30分かけてCRIを行うのと同時に、脳浮腫の軽減を狙いデキサメサゾン0.25mg/kg/IVも実施している[1]。

心臓マッサージの考え方

気管挿管後にはすぐに心臓マッサージを開始している。CPA（心肺停止）かどうかは心臓マッサージ開始後2分のときに確認しているが、そのときにはCPAではなかったことを確認している。RECOVER 2012（Reassessment Campaign on Veterinary

Resuscitation 2012) によると、心臓マッサージの開始にCPAであるかどうかの確認に時間をかけると、それだけで蘇生率が下がるとの記載がある。CPAでない患者に心臓マッサージを開始したところで大きな有害事象は生じないので、まずCPAを疑った場合には心臓マッサージを早期に開始し、その後確認するという方法をとることが望ましい。気管挿管をする場面では人員がしっかり確保できるように、院内のスタッフ全員にわかるような大きな声で緊急事態であることを伝える。そうすることにより、他の診療中のスタッフにも緊急事態であることを伝えることができる。

低血糖の考え方

本症例の低血糖は、おそらくけいれん発作の原因というよりは長く発作が続いた結果におこったものであると考えた。糖液投与後も定期的なチェックは必要と思われる。SEの患者は長時間けいれん発作が続いたことにより高体温になっていることが多い。その場合は熱中症を併発していると考えて、そちらの治療にも早期にあたる必要があり、かつ、熱中症自体が致命的な結果を引き起こすことがあることを必ずインフォームする必要がある。

気管チューブ抜管について

自発呼吸開始後に気管チューブを抜管したが、SEが長かった短頭種の患者では咽喉頭の浮腫・炎症など

から上部気道が閉塞し窒息する可能性があるため、気管チューブ抜管後の呼吸状態を必ずモニタリングする必要がある。万が一自力での呼吸が気道の問題で困難である場合は、気管チューブを再挿管しなくてはならないかもしれない。

おわりに

今回の症例は、『虚脱して来院した症例が、診察中に突然呼吸停止にいたった1例』である。おそらく最も大事なことは、『呼吸していないのだから、まず呼吸をさせよう』という単純なことだと思われる。今までずっと経過をみていた症例ではなく初診外来で来院されているシチュエーションであれば、突然虚脱で来院し、突然目の前で呼吸が停止しても、すぐに原因がわからないのは当然であろう。なので、こういう場合は色々考えずにまずは症例の安定化を第一に考え、それと同時並行して原因特定に向けて動いていくことが重要だと考える。

――――――――― 参考文献 ―――――――――

[1] Cochrane SM (2007)：Management of status epilepticus in the dogs and cat.WASAVA Proceedings.Sydney.
[2] Natasha O.Seisure Management (2005)：Diagnostic and therapeutic principles.The north american veterinary conference-2005 proceedings.
[3] Smith JD et al (2005)：Status epilepticus in dogs.Standards of care.Emergency and critical care medeicine.7 (9) .1-6.

犬と猫の
臨床
救急
医療

Topics 特別座談会
Yagi氏と考える獣医救急医療

Special round-table discussion of Veterinary emergency with Mr. Yagi

獣医救命救急医療学会とアメリカ獣医救命救急医療学会により行われたRECOVER（獣医蘇生再評価運動）[※1]の作成に関わられたKenichiro Yagi氏、米国獣医救急集中治療専門医の上田 悠先生、日本の獣医救急医療の最前線で活躍されるTRVA夜間救急動物医療センターの中村篤史先生、そして座長にはRECOVERのCPRガイドラインの翻訳に携わられたお一人でもある日本獣医麻酔外科学会の西村亮平先生をお迎えし行われた、「獣医救急医療」についての座談会の内容を紹介いたします。

Yagi氏の現在のご活動内容

座長 西村亮平先生（以下、西村）：Yagi先生は、アメリカの動物看護スペシャリストとしてご活躍ですね。

Kenichro Yagi氏（以下Yagi）：はい、獣医師ではなくアメリカ救急専門の動物看護師です。2008年にカリフォルニアで動物看護師としての資格を、2011年に救命救急の看護師スペシャリストの資格を取得し、さらに2013年に小動物内科の資格をとりました。

西村：Yagi先生は、病院ではどのようなお立場なのですか。

Yagi：私はAdobe Animal Hospitalという動物病院に勤務しています。病院内では、8年ほど前からはICUのスーパーバイザー、3年ほど前からICUのマネジャーとしてのポジションにいます。

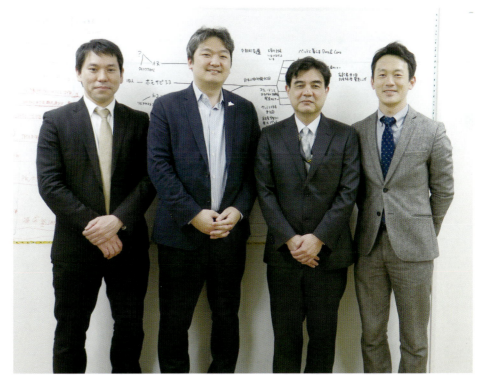

左から上田 悠先生（UC DAVIS）、Kenichiro Yagi氏（Adobe Animal Hospital）、西村亮平先生（東京大学）、中村篤史先生（TRVA夜間救急動物医療センター）

スーパーバイザーになったときに血液バンクにかかわる役割をもらいました。色々と調べあげて、発達させ

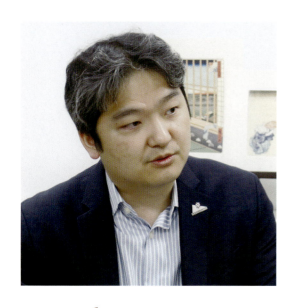

て、今は自分たちのドナープログラムがあり、遠心分離機ももち、人の血液バンクと同じ器具を使って、クオリティをなるべく高くするようにしています。
西村：今、一番力をいれていらっしゃることは？
Yagi：アメリカの動物看護師スペシャリストとして、どんどんと新しいプロトコールを取り入れてトレーニングすることに、今は一番興味をもっています。

その1つがRECOVERのCPRのガイドラインをもとにしてプロトコールをつくって、大規模なトレーニングの仕方を新しくとり入れて、その効果についてデータをとっていくことです。
中村篤史先生（以下、中村）：データをとられてみて、どのようなことがわかりましたか？
Yagi：トレーニング前とトレーニグ後では、結果はあまり大きく変わってはいなくても、CPRをやっているときに非常に落ち着いている、自分が意図的に治療を施しているというスタッフの自信につながっているということがわかりました。CPRのガイドラインが作成されるまでは、基準がバラバラだった。また、終わったときに嫌な気分になるという経験は少なくありませんでした。
中村：なるほど、ガイドラインができたことで、メンタル面でよい結果がみられたということですね。
Yagi：もちろん、データをとっているので、結果についてもわかっているということも、大きい価値があったと思います。

もう1つ貢献できていると思うのは、人工呼吸器の取り入れです。プロトコールもつくってトレーニングも実施し、自分が勤務するAdobe Animal Hospitalでも実施するようになりました。

RECOVERをインターナショナルにしたい、グローバル化していくことを目標としています。

ですので、現在の私の活動としては、1つは病院内だけでなく、病院の外で教育もしています。またもう1つは病院外の団体ともかかわりをもち、団体ではIVECCSを開催しているVECCSの書記をして、それからAVECCTという動物看護師のスペシャリストの資格を出している団体があるのですが、そこで会計をしています。それから、NAVTAのアメリカの全国看護協会では、アメリカの動物看護師の統一に一番力を入れています。
西村：アメリカの動物看護師には、認定された資格があるのですか。
Yagi：大まかにいうと、アメリカは50州のうち39州は州の政府が管理し、10州が民間の団体が資格を管理し、1州がまだ資格がありません。タイトルプロテクションという法律があって、そのうちの1/3ほどの州が法律上資格をもっていないと動物看護師とよべないようになっています。

獣医救急医療について

西村：獣医救急医療に話をすすめましょう。

アメリカでは動物看護師はどのような役割を果たしているのですか。Yagi先生と上田先生、教えてもらえますか。
上田 悠先生（以下、上田）：そこはじつはあまり統一化がされていないという現実があるんですが、Yagi先生の動物病院はどうですか。たとえばICUでは。
Yagi：ICUでの動物看護師の働きというと、当院は

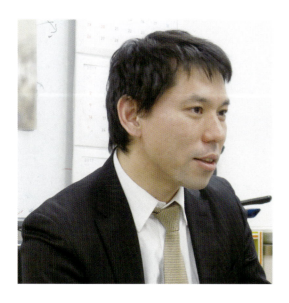

ユニークなところがいろいろあって、ICU内での担当医がいないんですね。ケースごとのプライマリーな獣医師はいるんですけど、その人たちと動物看護師がコミュニケーションをとる形になっています。ICU内では動物看護師だけで働いています。獣医師側が治療のプランをつくって、オーダーを出し、それを実行する動物看護師たちがいる。

しかし、そのオーダーをこなすだけではなくて、自分で考えながら、アセスメントをしながら、ステータスが変わっていっているのを獣医師に知らせる。動物看護師自身ももいろいろ知識をもっているので、この症例ではこういうことをしたほうがよいのではと獣医師に伝えて、チームとして働いているのが当院の体制ですね。

西村：それは獣医師と動物看護師で1対1のチームですか？　もう少し人数は多いのですか？

Yagi：獣医師に対しては比率はあまり考えていないんですけど、当院ではとにかく、ICU内に少なくとも3人はいるようにしています。大抵の場合4人はいるようにして、24時間体制なので、24時間のうち18時間ぐらいは5〜7人います。当院のICUは広いワンフロアを、ゾーン、エリア分けし、でき上がっています。獣医師対看護師の比率は、各ケースによって変わります。ちなみにICU内がすべて埋まってしまうと36ケースぐらいはとれる。

西村：36ケースもですか。

上田：さっきYagi先生はユニークとおっしゃいましたけど、アメリカの一般の動物病院で、Yagi先生のところと同じようなシステムをとっているところは、どれぐらいあると思いますか。

Yagi：ユニークだと思ったのは、担当医がいないという点のことですよね。一般の動物病院ではわかりませんが、大学の動物病院ではあたりまえのような感じがしますけど。

上田：デービスでは、たとえばこの薬を4時間に1回投与しなきゃいけないとか、獣医師がやることをすべて書いて、それを実践するのが動物看護師。でも、何か問題があったら担当の獣医師のところに電話がいって、獣医師が何をするかを決定する。どういうふうなモニタリングをするか、何か変更がないかというのを決定するのは獣医師というスタイルです。

それで一般化されているわけじゃないですが、基本的には獣医師が決定・指示をして、動物看護師が実際のモニタリングと治療を行っているのがたぶん一般的

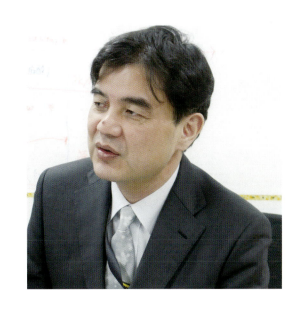

なスタイルだと思うんですよね。

西村：日本はどうですか。

中村：資格自体が十分でないし、法律的にも日本の動物看護師たちは守られていないというのが現状です。基本的な仕事が受付業務だったり、掃除、入院室のクリーニングだったりというところが日本の一般的な動物看護師の業務内容と思われます。それ以外ですと保定だったり、獣医師が採取した血液を検査に回す作業だったりなど、診療のお手伝いという形ですよね。ダイレクトメールを作成したり、各種案内を飼い主にアナウンスメントするとかということが、今の日本では、一般的なところなんじゃないかなと思うんです。

西村：救急の現場でもそうですか？

中村：そうですね。当院は夜間の救急医療センターですが、獣医師の手も足りず、救急で来院する患者が同夜に一気に増え、きわめて混んできたときに、それを

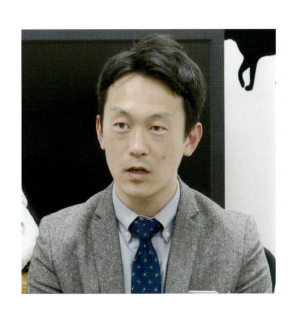

犬と猫の臨床救急医療

さばくには、動物看護師の力を借りざるを得ない。最も力になってもらっているシーンです。その他、診療のなかで力になってもらっているのは、やはりモニタリングですよね。入院動物の呼吸数、あとは心拍数、排便、排尿だったり、動物の状況を評価してもらうということが、我々獣医師が、最も動物看護師にお願いしている仕事です。獣医師は治療のプランを組む、あるいは診療の処置をする、飼い主との対応をする。そして実際に動物を一番近くでみてくれるのは動物看護師という形になります。

Yagi：アメリカでも、動物看護師の活躍できるシーンの差が非常に激しい。おそらく私の働いている動物病院は、とてもよく動物看護師を活用していると思います。現実的にみてみるとどこの動物病院も、当院の動物看護師が行っているようなことを当然のようにやっているかというと、そうでもありません。

Yagi氏の今後の目標

西村：今後はどのような活動を？

Yagi：アメリカでの動物看護師の資格の統一化に集中していきたいと思います。私はアメリカで今、最も重要なことだと思っています。話題になっていますが、呼び方を「ベテリナリーテクニシャン」から「ベテリナリーナース」に変えていきたい。今は「テクニシャン＝技師」という言葉が使われているんですが、「ナース＝看護師」という言葉を用いてもらうように、そうした動きに参加していきたいです。獣医師からの指示をこなすだけではなく、自分で考えて、アセスメントをして、獣医師とコミュニケーションをとりながら、チームの一員として自分の考えをトリートメントプランのなかに入れていくというのがナースの仕事なんだと思うんです。また、呼び名を変えるだけではなくて、動物看護師の資格をとる人たちの水準を上げたいんですね。その先には何があるかというと、人の看護職と医者には、「フィジシャンズ・アシスタント」というものと、「ナース・プラクティショナー」という職業があるんですね。それは中間の職業であって、看護師は同じように診断、処方、手術、予後の判定とかできないんですけど、ナース・プラクティショナーになると法律上ある程度できるようになっている。私はアメリカの動物看護師ですが、そういうのも獣医業界に必要になってくるんじゃないかと今考えているところです。

西村：アメリカの動物看護師の資格統一について、本格的に動く時期について教えていただけますか。

Yagi：今計画を立てています。それに賛成してくれている力強い団体と、一緒になって推進していきたい。とにかく団体、協会、賛成してくれる人たちに集まってもらって、大きなつながりをつくって、皆で団結をして、そのアプローチをすすめようとしています。

西村：今日はありがとうございました。

犬と猫の
臨床
救急
医療

著者一覧

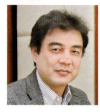

西村　亮平
Ryohei Nishimura, D.V.M., Ph.D.

東京大学大学院　農学生命科学研究科

1981年に東京大学を卒業。1984年同学院博士課程の中途で助手に。その後、助教授、教示を務める。1994〜1995年にアメリカのミシガン州立大学獣医学部小動物臨床学客員教授。一貫して麻酔・鎮痛学の研究に携わるいっぽうで、軟部組織の外科医として働いている。

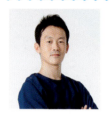

中村　篤史
Atsushi Nakamura, D.V.M.

一般社団法人東京城南地域獣医療推進協会
TRVA夜間救急動物医療センター

2006年北里大学卒業、東京大学動物医療センター内科研修医、酪農学園大学附属動物病院内科研修医、埼玉県岩槻区高橋犬猫病院勤務医を経て、現在TRVA夜間救急動物医療センター。関心をもっている獣医学分野は救急医療全般（ショック、中毒、FASTなど）。

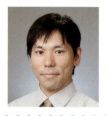

上田　悠
Yu Ueda, D.V.M., DACVECC

カリフォルニア大学デービス校

2011年にワシントン州立大学を卒業。オーバン大学（アラバマ州）でのインターン研修後、カリフォルニア大学デービス校で専門医研修を受ける。2015年に米国獣医救急集中治療専門医試験に合格し専門医となる。現在はカリフォルニア大学デービス校でスタッフ獣医師として救急集中治療科で働きながら、大学院で研究に従事している。得意分野は、呼吸器疾患、循環器、酸塩基・電解質異常である。

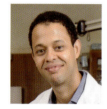

Guillaume Hoareau
D.V.M., DACVECC, DECVECC

カリフォルニア大学デービス校

2008年にトゥールーズ国立工科大学獣医学校（フランス）を卒業。ペンシルベニア大学でのインターン研修後、カリフォルニア大学デービス校で専門医研修を受ける。2012年にアメリカ獣医救急集中治療専門医試験に合格し専門医となる。現在は同大学のスタッフ獣医師として救急集中治療科で働きながら大学院で研究に従事している。救急集中治療のなかでも呼吸器疾患、内分泌疾患、外傷を得意分野とする。

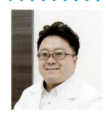

荻野　直孝
Naotaka Ogino, D.V.M.

ALL動物病院行徳
日本獣医輸血研究会

2007年に北里大学を卒業。ACプラザ苅谷動物病院　市川橋病院にて獣医長として勤務。院内の献血・輸血システムの構築、維持に関するプロジェクトのリーダーをしている。日本小動物血液療法研究会では事務局として活動。現在はALL動物病院グループの代表および日本獣医輸血研究会事務局長を務めている。

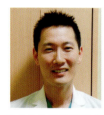

金園　晨一
Shinichi Kanazono, D.V.M. DACVIM(Neurology)

どうぶつの総合病院

2004年　岩手大学農学部獣医学科卒業、2013年University of Missouri, College of Veterinary Medicine神経科-神経外科レジデント修了、アメリカ獣医神経科専門医取得、同年より、どうぶつの総合病院　神経科にて勤務。

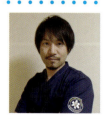

川瀬　広大
Kodai Kawase, D.V.M., Ph.D.

札幌夜間動物病院

千葉県生まれ。2007年3月酪農学園大学獣医学部卒業、同年4月愛知県茶屋ヶ坂AH入社、2012年7月北海道ハート動物医療センター／富良野アニマルクリニック入社、2014年1月札幌夜間動物病院入社、現在に至る

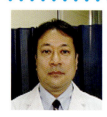

神津　善広
Yoshihiro Kouzu, D.V.M.

北摂夜間救急動物病院

1988年日本大学卒。1988〜1990年中川獣医科病院（横浜市）勤務。1990〜1996年ダクタリ動物病院会（東京都）勤務。1996〜2005年アメリカ海軍横須賀基地勤務。2006年〜北摂夜間救急動物（大阪府）勤務、現在にいたる。

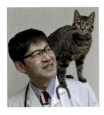

小嶋　佳彦
Yoshihiko Kojima, D.V.M.

小島動物病院アニマルウェルネスセンター
ヤマザキ動物看護大学

麻布獣医科大学獣医学部卒業。麻布大学大学院獣医学研究科修了（獣医繁殖学）。日本獣医学会評議員（獣医繁殖学）。動物看護師統一認定機構委員。小島動物病院アニマルウェルネスセンター名誉院長。ヤマザキ動物看護大学客員教授。

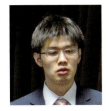

小吹　貴之
Takayuki Obuki, D.V.M.

熊谷夜間救急動物病院

2012年岩手大学農学部獣医学科卒業。2012年〜2015年日中の小動物臨床業務に従事。2016年〜夜間救急診療に従事し現在にいたる。

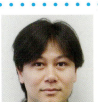

佐野　洋樹
Hiroki Sano, BVSc, DACVAA

Senior Lecturer in Veterinary
Anaesthesiology, Massey University, NZ

2006年に日本獣医生命科学大学を卒業し、翌年は同大学付属動物医療センターで研修を修了する。その後渡米し、コーネル大学獣医学部麻酔科レジデントを経て、ペンシルバニア大学獣医学部で麻酔科講師を務めた後、ニュージーランドのマッセイ大学獣医学部で麻酔科上級講師として現在にいたる。

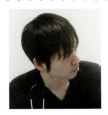

杉浦　洋明
Hiroaki Sugiura, D.V.M.

DVMsどうぶつ医療センター横浜
救急診療センター

2006年東京農工大学卒（微生物学研究室所属）、2012年まで浜松市木俣動物病院に勤務した後、DVMsどうぶつ医療センター横浜 救急診療センターへ。2015年に救急診療センター医長に就任。

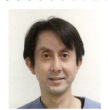

高橋　雅弘
Masahiro Takahashi, D.V.M.

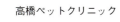

高橋ペットクリニック

1997年に日本獣医畜産大学大学（現日本獣医生命科学大学）を卒業。埼玉県の動物病院にて研修後、2001年より高橋ペットクリニック（福岡県）に勤務。興味ある分野は内視鏡、超音波そしてCT検査などの画像診断である。

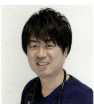

長久保　大
Dai Nagakubo

東京大学大学院附属動物医療センター
麻酔・集中治療部

麻布大学獣医学部獣医学科卒業、東京大学大学院獣医学専攻博士課程修了。現在は東京大学大学院附属動物医療センター特任助教を務める。得意分野は循環管理、疼痛管理、凝固異常。

塗木　貴臣
Takaomi Nuruki, D.V.M.

一般社団法人東京城南地域獣医療推進協会
TRVA夜間救急動物医療センター

2009年に日本獣医生命科学大学を卒業後、埼玉県、東京都の開業病院にて勤務。その後TRVA夜間救急動物医療センターにて勤務を開始し、2015年に副院長に就任し、現在にいたる。救急集中治療の中で興味がある分野は呼吸器疾患、敗血症関連である。

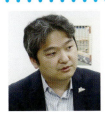

八木懸一郎
Kenichiro Yagi, MS, RVT, VTS(ECC, SAIM)

Cornell University College of
Veterinary Medicine

アメリカ・カリフォルニア州のAdobe Animal HospitalでVTS（Veterinary Technician Specialist）として救急医療の現場で19年間活躍。現在コーネル大学でシミュレーション使用のトレーニングを実施。VTSであるとともにCPRと輸血を専門としている。日米で、著書、講演多数。

犬と猫の臨床救急医療

2019年7月28日　発行
定価　本体18,000円＋税

発 行 所　株式会社ファームプレス
発 行 人　金山宗一
　編　集　吉田由紀子
　　　　　〒169-0075　東京都新宿区高田馬場2-4-11　KSEビル2階
　　　　　注文専用TEL 0120-411-149
　　　　　TEL 03-5292-2723　FAX 03-5292-2726
　　　　　http://www.pharm-p.com/

印 刷 所　広研印刷株式会社

©株式会社ファームプレス　2019

落丁・乱丁は、送料弊社負担にてお取り替えいたします。

本書の無断複写・複製(コピー等)は、著作権法上の例外を除き、禁じられています。
購入者以外の第三者による電子データ化および電子書籍化は、私的使用を含め一切
認められておりません。